THE GHOST IN MY BRAIN

脳はすごい

ある人工知能研究者の脳損傷体験記

How a Concussion Stole My Life and How the New Science of Brain Plasticity Helped Me Get It Back

クラーク・エリオット
Clark Elliott, Ph.D.

高橋 洋 訳

青土社

脳はすごい　**目次**

第2部　認知の構成要素　065

第3部　戻ってきた私の影　221

脳はすごい　ある人工知能研究者の脳損傷体験記

頭部に損傷を負い困難な生活を強いられるようになった無数の人々に本書を捧げる。回復の望みはある。

ドナリー・マーカス博士による前書き

最初にお会いしたとき、クラーク・エリオットは、私にとって謎であった。ガラス張りの玄関越しに観察していると、彼は、ドアのノブに手をかけるだけのために二分を費やしていた。ごく単純な評価テスト（線画の写し）を課しただけで、それを遂行するあいだ、彼の体は奇妙な格好にねじれていった。この聡明な人物に、かくも些末《さまつ》な課題を与えたことで、私の心は痛んだ。臨床への神経科学の応用（CAN）を何十年もの長きにわたり実践してきたなかでも、彼のケースはとりわけ際立っていた。ある日二時間の評価セッションを行なっていたとき、私の心には「何人もの第一線の医師が見落とすような、いかなる脳の状態が、八年前の自動車事故によって生じたのか？」という疑問がふと浮かんできた。彼の脳の配線を再構築する計画を練っていたとき、「認知と運動に関するクラークの奇異な振る舞いのほとんどは、視覚システムにかかるストレスに結びついている可能性があり、その方面で高い評価を受けている、私の同僚の検眼医デボラ・ゼリンスキーと協力し合いながら治療を進めるべきだ」と悟った。そしてその翌週、彼はゼリンスキーのオフィスを訪ねた。

クラークは理想的なクライアントだった。脳の複雑性や、感覚入力と行動の関係についてよく理解していた。とても協力的で、彼のために作成したむずかしい認知課題や、脳のパズルを毎日忠実にこなしていった。もっとも重要なこととして、彼が自身の行動の変化を丹念に記録していたことがあげられる。というのも、私はそれを参照しながら、日常生活や仕事に対するコントロールの能力を回復できるよう、課題を通して迅速に彼を導くことができたからだ。

クラークの語るストーリーは注目に値する。回復過程を克明に綴《つづ》った彼の記述は、軽度から中度の外傷性脳損傷（ＴＢＩ）を抱えた、「歩行可能な負傷者たち」と呼ばれる何百万もの人々を代弁し、かつ彼らに希望を与える。人間の脳の可塑性は、長所にも短所にもなる。人間の脳でも生存に関わる部位は「固定配線」されているが、（新皮質に位置する）認知を司る部位はされていない。つまり、思考し、計画を立て、希望を抱き、夢を見、言語や数学を理解し、自己や他者を認識することを可能にしている脳の部位は、高度な可塑性を持つ。

この可塑性によって、人間は考えを変え、自己の行動をコントロールすることができる。しかし、脳の損傷によってもっとも多大な損失を被《こうむ》るのもこの部位である。細胞の極微の損傷が脳全体に分散しているために、従来の脳スキャン技術では発見できないケースもあり、このような状況は、医師と患者の双方にとって大きなフラストレーションになり得る。

知能の高い外傷性脳損傷患者が、自分の記憶が今までどおりでないことに、あるいは、かつてはいとも簡単に解決できた問題に取り組むのが困難に感じられるようになったことに気づく頃には、すでに大規模な脳のダメージがミクロのレベルで生じている。それらの症状は医学的に検証し得ず、したがって治療不可能であるため、彼らは一般に歩行可能な負傷者と見なされ、症状がどのくらい長く続くのか、またどれくらい悪化するのかがわからず、苦痛、フラストレーション、屈辱に耐えて生きていかねばならない。私のところにやって来るクライアントの治療を目的に開発した「強い心の設計」システムは、可塑的で再構成可能な脳の性質に依拠し、学習と行動の変化を促すために注意、意図、繰り返しを強調する、神経認知モデルに基礎を置くプログラムである。

クラークの認知の再構成を成功に導いた治療の開発に寄与した、二人の研究者の名前をあげなければならない。私は一九八一年に、ルーヴェン・フォイヤーシュタイン教授の手で、私の治療の基盤をなす理論的枠組みとシステムを知った。このシステムでは、ツールとして、論理構造によって組織化された非文脈依存視覚パズルが、また技法として、脳の構造を変えるための媒介的な調節が用いられる。私が「知能は可塑的であり、（……）認知はいかなる年齢においても変えられる」ことを学んだのは、フォイヤーシュタイン教授からだった。また、NASAのクリスティーン・ウィリアムズは、一九九八年から二〇〇五年にかけて、第一線の科学者、エンジニア、物理学者（まさしくロケット科学者）と協力し合う機会を提供してくれた。私がNASAのために作成した、三〇〇〇にのぼる紙と鉛筆による道具（さらにはほぼ一万に達する子ども向けの道具）は、クラークが高度な認知機能を取り戻すにあたって役立ったフレームワーク、手順、ワークブックへと結実した。

敬具

ドナリー・マーカス

www.designsforstrongminds.com

デボラ・ゼリンスキー博士による前書き

自動車事故によって脳の機能にダメージを受けたクラーク・エリオットは、心と身体の能力を回復するために長く困難な旅路についた。彼の示した回復は、彼自身の決意の固さと、マーカス博士と私が開発した新しい治療テクニックの有効性を証明するものであった。ある意味において、クラークの語るストーリーは、一歩ずつ忍耐強く回復の過程を歩もうとする彼の粘り強さによって際立つ。しかしそれと同時に、視覚入力は脳の機能に影響を与え、それを通して脳と身体システムの協調を促進することができるという見方を例証する。メガネと心の働きは脳の機能を変えることができ、脳の機能は身体の機能を変えられるとするこの主題を敷衍《ふえん》する本書は、必ずや読者の目を開かせることであろう。

対象物を「見る」ことを可能にする中心視覚は、最後に活性化され、もっとも速度の遅い視覚経路を構成するにもかかわらず、視覚機能を評価する際に、誤って第一の対象として扱われることが多い。他の経路には、対象物のための文脈を脳に提供する周辺視覚や、感覚能力や代謝をコントロールする内部システムに外界を結びつける、多数の非イメージ形成網膜経路がある。後者の経路は、識閾下《しきいきか》で網膜から身体へと情報を伝達し、バランス、姿勢、ホルモン、神経伝達物質、概日《サーカディアン》リズムなどに関する重要なシステムに影響を及ぼす。あらゆる非イメージ形成信号経路の作用は、周辺視覚、さらにはそれを通して中心視覚の能率を調節する。クラークが負ったもののような脳の損傷は、これら三つの主要な視覚システムのバランスに壊滅的な打撃を与える場合が多々ある。

ニューロオプトメトリック・リハビリテーションと呼ばれる分野における私の仕事は、一九二〇年代のハリー・ライリー・スピットラーの業績、および一九三〇年代のA・M・スケフィントンの業績に基づく。スピットラーは、特定の色の周波数が身体の機能に影響を及ぼすことを、また、スケフィントンは、対象物をはっきりと見ることができるにもかかわらず視覚的に不快感を覚え、メガネの着用を拒んでぼやけた視野を好む人がいることを論じている。目は心と身体の両方に結びつくという考え方は、視覚処理と運動発達の関係を特定したジェラルド・ゲットマンや、ピアジェの概念を用いて、学究的な心の発達と身体の運動刺激を結びつけたハリー・ワックスらの著名な検眼関係研究者の手によって、さらなる発展を見た。一九八〇年代に、検眼医のブルース・ウルフとジョン・トーマスは、目が脳の機能に通じる多数の門戸の一つであり、同期した多感覚処理への入口と出口を持つという見方を提起した。一九九〇年代に、わが師のアルバート・A・サットンは、目を単体でとらえてはならないと私に教えてくれた。その一〇年後、私は意図、注意、非注意のあいだの相違を論じたセルウィン・スーパーの啓発的な著書を読み、リハビリテーションの概念に対する理解をしっかりと固めることができた。二〇一四年の時点で、一二五人を超えるヨーロッパの医師が、自分たちの考えを拡張して、「目／耳の相互作用は、メガネによって調整可能である」とする見方を取り入れようとしている。[*1] これはまた、私が開発したZ - ベル診断テストの基盤をなす見方でもある。

ここ数十年の臨床研究の成果の一つに、治療用メガネの利用によって既存の神経学的な習性を打破し、意識的な気づきのもとで新たな習性を発達させるという手法がある。カスタマイズされたレンズを用いるニューロオプトメトリック・リハビリテーションは、種々の形態の損傷を負った患者を支援し、バランス、運動制御、発作活動、実行機能に関する問題など、長引く症状からの回復を促進する。現代の神経科学の成果と検眼を結びつけながら、網膜の神経回路について論じる多数の論文が、脳と身体システムの統合に言及している。ニューロオプトメトリック・リハビリテーションの核心には、そのような研究の成果をいかに有効に活用して、患者の生活の改善を図れるかという問いが存在する。先見の明のあるババク・カテブ博士は、トランスレーショナル医療〔研究室での基礎研究の成果を臨床の場に応用すること〕と呼ばれる学際的な概念に基づいて、ワールド・ブレインマッピング・アソシエーションを設立した。今年の国際ミーティングでは、ニューロオプトメトリーは、呼び物のテーマの一つになるだろう。というのも、最新の網膜の研究によって、検眼が脳と身体の機能に深い影響を及ぼし得ることがはっきりと示されたからだ。

クラークの驚くべきストーリーは、脳に外傷を負った瞬間から、ほぼ一〇年後の回復に至るまでを丹念

＊1 これらの研究者の肩書きは次のとおりである。ハリー・ライリー・スピットラー：D.O.S.（Doctor of Optometric Science）, M.D., Ph.D. A・M・スケフィントン：O.D.（Doctor of Optometry）, D.O.S., Sc.D.（Doctor of Science）, F.A.A.O.（Fellow, American Academy of Optometry） ジェラルド・ゲットマン：O.D., D.O.S., Sc.D. ハリー・ワックス：O.D. ブルース・ウルフ：O.D. ジョン・トーマス：O.D. アルバート・A・サットン：O.D., M.S., F.C.O.V.D（Fellow, College of Optometrists in Visual Development） セルウィン・スーパー：D.Optom.（Doctor of Optometry）, D.Ed.（Doctor of Education） ババク・カテブ：M.D., Ph.D.

に記録したノートに基づく。彼は、視空間処理と、人間を人間たらしめる認知の働きの関係のみならず、困難に満ちた回復の詳細な過程を、段階を追いながら克明に綴る。彼が語るストーリーを追うことで、読者は、心と目の関係について、さらには、脳にさまざまな形態の問題を抱えた人が、注意深く処方された特殊なメガネの恩恵を受けられることについて、よりよい理解が得られるはずだ。

デボラ・ゼリンスキー

www.mindeyeconnection.com

著者のノート

なぜ本書を書いたのか？

私は本書を、脳に損傷を負いその事実を知っている人、実際には脳の損傷を負いながら、（本書でこれから述べるような生活の様相を認識するまで）まだその事実を知らない人、脳の損傷を負った家族や友人がいる人、そして単に、地球上でもっとも強力な計算装置、すなわち人間の脳の驚嘆すべき働きに関心のある人を対象に書いた。

最近、外傷性脳損傷（ＴＢＩ）を負って戦場から帰還した元兵士、リーグやヘルメット製造業者の責任を問うプロスポーツ選手、スポーツが原因で脳震盪《のうしんとう》を起こした若者など、私と同様に脳震盪症を抱えた人々の語るストーリーが、メディアで頻繁に取り上げられるようになってきた。アメリカ国内だけでも、毎年数百万件のＴＢＩが報告されていることを考えれば、それはその規模において、流行病に匹敵すると言えよう。それにもかかわらず私たちの社会は、脳震盪が人生を変え得る重大な損傷で、情動障害、疲労、学習障害などの長引く症状や、一生涯続く社会的な問題を引き起こし得るという事実を、ようやくしぶしぶと認め始めたにすぎない。

私の経験から言えば、あるタイプのTBIに対する現在の標準的な治療は、最新の効果的な治療方法を取り入れきれていない状況にある。「脳の可塑性（脳のある部位を、損傷を負った他の部位の代わりに機能すべく鍛錬できると考える）」の最新の研究成果を取り入れている優秀な医師が大勢いるのは確かだ。とりわけスポーツ選手や兵士の頭部負傷の治療にあたっている医師には、そのことが言える。しかし残念なことに、第一線の神経学者や、一流という触れ込みのリハビリセンターを含め、博士号を持つ医療関係者や医療施設の多くは、脳震盪症の正確な診断や治療ということになると、現時点では時代遅れと言わざるを得ない。これは、相談する相手がいないと思い込み、本来は避けられる苦痛を味わい続けねばならない人々にとっては、ゆゆしき事態である。

私がなしとげた回復の基盤となる科学について説明する本書後半部は、自分や家族が、注意欠陥障害（ADD）などの注意障害を抱えているのではないかと感じている人にも、とても有益な情報になると思う。私は回復の過程で、その種の注意障害の多くの症状が、脳震盪症の症状と大幅に重なるということを悟った。私の学生やその他の人々から聞いたさまざまな話を総合すると、これらの注意障害は、軽傷を含め先行する頭部損傷に、その原因が求められる場合もかなりあると考えられる。「確かに、この問題が起こり始めたのは、自動車事故に遭遇した（／スキーをしていて転倒した／サッカーをしているときに脳震盪を起こした）あとでのことだと思う」という主旨の発言を、私は何度聞いたことか。

すぐに記憶から消え去る頭部の軽い打撲が原因で生じた小さな脳の変化でさえ、奇妙な癖がつく、同時に複数の作業をうまくこなせない、あるいは単に老化したように感じるなどといった些細《ささい》な様態で、その外観を示す場合がある。五年前に玄関前の濡れた舗道で転倒したことが、ときおり周囲と自分がずれているように感じることや、仕事をうまく進められなくなったことの原因である可能性を考慮する人が、いったいどれくらいいるだろうか？

私は人工知能と認知科学を専攻する大学教授として、認知再構成を基盤とする、最先端の検眼治療技術の背後にある考えを含め、本書で紹介する脳の機能に関連する概念を学生と共有してきた。そのような講義を終えたあとで、少なくとも二人の学生が、情報処理に関する自身の問題のゆえに、非常に大きな関心を持って私に話しかけてくるのが常だったが、この事実は注目に値する。というのもそれは、脳震盪症者〔以後、脳震盪症を抱えた人を意味する「concussive」を脳震盪症者と訳す〕が経験している脳の問題が（私の場合よりも症状ははるかに軽いかもしれないが）、とりわけその種の問題を隠すことに長けた知能の高い人々のあいだでは、一般に考えられている以上に広く浸透していることを示唆すると考えられるからだ。

脳震盪症者が共有する症状の一つとして、非人間になったと感じることがあげられる〔この感覚については本文で詳しく論じられる〕。もちろん脳震盪症者も、普通の人間のように歩き、話し、行動するのだが、心のなかでは普通であるとは感じていない。十全な人間たることの意味を伝える脳の基本的な部位が、階段を転落したり、スポーツ競技場の壁に激突したりした瞬間に消え失せてしまったのだ。そしてその代わりに、かつての自分をなつかしむ奇妙なノスタルジーの感覚だけが残される。

脳震盪症とは無縁な健常者は、日常生活を送ったり思考したりするあいだに脳が実行している無数の小さな処理を、ごく当たり前のものとしてとらえている。しかし脳震盪症者は、これらの処理を実行するシステムの途轍《とてつ》もない複雑性を統御する能力を失い、その結果、基本的な認知、運動機能ばかりでなく、自己のアイデンティティや、社会における自らの位置に対する、より包括的な感覚をも喪失している。この事実は、私たち脳震盪症者を変わり者にする。脳震盪症者は、肢切断患者の幻肢《げんし》症候群と、半側《はんそく》空間無視を呈する患者の片側世界の喪失をかけ合わせたような経験をしている。幻肢を経験する肢切断患者は、かつて五体満足であった頃のことを常時思い出させられる。また、半側空間無視を経験する人は、自己と世界の一部を失い、喪失感は持ちながらも、もはや何が失われたのかを想像さえできない。私は長いあいだ、これら二つの徴候を合わせ持つ辺獄《リンボ》に住んでいたのだ。

本書は、脳震盪症者として私が歩んだ、悲惨ながらも非常に興味深い経験を物語る。ほぼ一〇年にわたり、ドアを通り抜ける、階段を下りるなどといった単純なことにも苦心惨憺《さんたん》しているときでさえ、私はつねに、日常生活で起こっているできごとや、ダメージを受けた脳がそれを理解しようと努めるあり方を観察し、分析し、記録していた。こうして記録したノートは一二〇〇頁に及び、それによって私は、自分自身を経年的な認知実験の被験者にし、心と身体の関係や心と外界の関係を探究することができた。またそれと同時に、健康な人々の脳の働きについても多くを学び、この驚嘆すべき計算装置に対する畏敬の念を深められた。

本書のタイトル〔原題は *The Ghost in My Brain*〕は、「機械の中の幽霊〔邦訳では「Ghost」は「幽霊」とはせず「影」とした〕」という言い回しを意識しており、ゆえにフランスの大哲学者ルネ・デカルトの心身二元論に対する間接的な当てつけが意図されている。デカルトは、これら二つが別のものだと主張した。つまり彼に従えば、心は身体とは別に存在するのである。オックスフォードの哲学者ギルバート・ライルはその考えに異を唱え、一九四九年にはこの表現を用いてデカルトの二元論を揶揄《やゆ》した。この問いは現在でも論争中だとはいえ、私は個人的な経験から〔これから語る、シカゴでのある雪の日の体験など〕、心と身体が密接に関係し合っていることをまったく疑っていない。しかし本書のタイトルの意味は、二元論に対する揶揄にとどまらない。本書を読めば、ここで言う「ゴースト」が、真の自己、すなわち事故の瞬間に流浪を強いられるようになった「私」に対する感覚であることがわかるはずだ。事故から何年もが経ってから、私は脳の可塑性という新たな原理に基づく認知の治療を受け始めた。それから何日かが経過したある夜、デポール大学の私の研究室の外で、影《ゴースト》が帰還するのを感じた。私の古い自己、どうしてももう一度取り戻したかった自己の影が戻ってきたのだ。私は、もはや非人間として暮らす必要がなくなったことを悟り、喜悦の涙に浸った。

本書は、奇妙で、畏敬の念を起こさせ、苦痛に満ち、悲劇的で、魅惑的な、脳の損傷の世界をめぐるツアーを提供するが、このようなケースでは珍しくも、ハッピーエンドで終わる。とはいえこの結末は、既存の治療にとらわれた（あるいはまったく治療を受けていない）多くの脳震盪症者にも、正しい道を選択しさえすれば本来起こり得るものなのである。

私に可能な唯一の方策は、脳震盪症の症状と折り合って生きていく方法を学ぶことだと地元のシカゴ医師会の専門家に言われたのは、四年前のことにすぎない。それがほんとうなら、私は大学教授の職を辞さねばならず、どんな職業にもつけず、貧困に追いやられ、子どもの養育権を失い、おそらくは州の保護を受けなければならない身になっていたはずだ。

しかし今日の私は、シカゴ地区で活動する二人のすばらしい研究者／臨床家の提供する大胆な治療によって、ほぼいかなる症状にも悩まされなくなった。二人とも、特定のタイプの外傷性脳損傷に関する最先端の脳科学に精通している。パズルを用いて脳の再構成を促進する治療の専門家ドナリー・マーカス博士と、視覚皮質にアクセスし、メガネの処方を通じて脳の経路の再成長を促す治療の専門家デボラ・ゼリンスキー博士の努力によって、私はかつての人生を取り戻すことができた。

それではさっそく、私のストーリーを紹介しよう。

第1部　脳震盪

深夜

二〇〇二年初頭の極寒の日、まもなく午後九時になる頃、私は、シカゴの中心街にあるデポール大学のダウンタウンキャンパスで、三時間にわたる人工知能の講義を終えた。完全に消耗していた。すぐに家に帰りたかったのだが、六階の教室から建物を下りて通りを渡り、自分の研究室に這《は》うようにして入り、そこで電気もつけず身じろぎもせずに休憩し、エバンストン〔シカゴ近郊の都市〕の自宅に帰る決心をするまでに二時間がかかった。午後一一時になってようやく、研究室の建物を出て、五ブロックほど離れたところにあるコロンバスドライブの駐車場へと、激しい風に逆らいながら歩いて行った。

その二年半前、私は、シカゴ近郊のモートングローブで信号待ちをしているときに、運転していた車が追突された。比較的小さな事故ではあったが、そのために脳震盪を起こし、脳にダメージを受けた。このダメージのせいで、これから物語るシーンは私にとっては日常茶飯事と化していた。そのとき私は、学生が教室を出たあと、演壇のうしろに長時間座り、研究室に戻ってからは床に横たわってまったく何もしないでいた。時間の経過はまったくわからなくなっていた。それから幾重もの奇怪な試練に耐えながら近くのグラントパークを横切って駐車場にたどり着き、車を運転してわが家に帰らねばならなかった。

その夜、ミシガン湖のほとりは凍《い》てついていた。だが、「無事に帰れるだろう」と思っていた。エルトレイン〔高架軌道を通じてシカゴに乗り入れている鉄道〕の高架軌道のそばに立つ、ウォバッシュのデポール大学の建物を出たときには、ゆっくりとではあれ着実に歩を進めていた。ジャクソン大通りの角を曲がると、街灯に照らされて明滅する雪が頭の周囲を舞い始める。遅くまで働き、ようやく家路についた人々の運転する車が、私のそばを通り過ぎる。やがて私は、混沌《こんとん》とした風景のなかを歩くのに困難を覚え始め、超高層ビルの谷間を舞う突風のために、身体のバランスをうまくとれなくなる。そのため車の流れを避けるようにして、ビルの側壁にしがみつきながら前進する。かくして二ブロックほど歩いただけで、私の脳は再び疲労し始める。

真夜中のミシガン通りを渡る前に、街角にたたずんで一息つく。しかしそれでも、街路の中央の島にたどり着いたときには、一休みして何回か信号が切り替わるのを待たねばならなかった。「この調子だと、駐車場にはとてもたどり着けそうにない」と思い、いったん引き返すことも考える。しかし引き返せば、どうやって家に帰るか、どこに寝るのかを考え直さなければならないが、私にその余力は残されていなかった。「それも面倒だ。公園を横切りさえすればいいんだ」と思い直した私は、そのまま駐車場まで歩くことにする。

イリノイ・セントラル鉄道の踏み切りを渡り、ゆるい上り坂を進んで次のブロックに達する頃には、歩みはさらに遅くなる。やがて私は、雪に覆われた公園のへりにたどり着き、そこから反対側にある駐車場に向かって公園を斜めに横断し始める。今や雪の上をひきずりながら内またで歩く私の足取りは、一歩を踏み出すごとに一〇センチ進むのがやっとだった。あごは垂れ下がり、歩くにつれ私の頭は左右に揺れていた。

そうこうするうちに、私はドリーズーム効果に似た視覚の異常を感じ始める。ドリーズーム効果とは映像作家が使う用語で、たとえばヒッチコックの映画『めまい』（米一九五八年）の冒頭の、屋上でのチェイスシーンで用いられている。ジェームズ・スチュアート演じる主人公は、転落しないよう、必死に雨どいにぶらさがっている。地面を見下ろすと、背景のシーンはゆがみ、前景の大きさは変わらないのに、地面は遠ざかっていく。映画ではなく現実世界で、それと同じようなシーンが、たった今私の眼前で繰り広げられているのだ。自分にそれを止めるすべはない。一歩足を踏み出すたびに、到達目標は二歩下がっていくように見える。

このような心身の衰弱によってもたらされる困難にもかかわらず、私はこの手のできごとを体験するあいだ、偉大な機械が目の前で分解していく様子に、ある種の驚異の感覚を覚えることがよくある。私は、フィルターのかかっていない世界が形作られる魅惑的な構造の、たぐいまれなる観察者と化すのだ。私を取り巻く秩序立った関係性は、奇異なパターンを次第に増大させながら、無秩序へと瓦解していく。時間は、眠りを引き起こすかのような、奇妙でばらばらな何ものかに変容する。かくして、凍りついた一瞬々々を数珠つなぎにした不気味な幾何学的構造《ジオメトリー》が出現する。

この薄暗い迷宮の内部から、私はかろうじて思考のエンジンに燃料をくべ、何とか公園を横切って行く。闇のなかで黒ずんだ白い背景から、これから踏み出す一歩々々の形状を心のなかに注意深く描き出し、それに従って足を強引に踏み出していかねばならない。左足、右足、左足、右足……。だが、周囲の光景は次第にばらばらになっていく。そして、捉えどころのない断片を一貫した光景へとつなぎ合わせる能力が失われるにつれ、歩行能力も失われる。

四〇分が経過すると、私は完全に歩みを止めた。駐車場まで四分の三の道のりを消化できたが、まだ出発点から四ブロックの位置までしか達していない。脳の資源が尽き果ててしまったのだ。巧妙な論理も、体力も、はたまたむき出しの意志ですら、意図と足の動きのギャップを埋められなかった。

今日の午後出勤したとき、公園で立ち往生する危険は十分に承知していたが、深い義務感から休講にすることは考えなかった。大学教師としての仕事が好きなのはもちろんだが、私の稼ぎに一〇人の生活がかかっていた。子どもも五人になろうとしていた。そんな状況で職にあぶれることは論外だ。この夜のできごとを含め、数々の試練に耐えること以外、他にどんな選択肢があるのか？　そしてこのときも、長い人生経験から、成り行きにまかせる以外、私にできることはほとんど何もないことはよくわかっていた。

この時点で、私の内的世界は崩壊をきたしていた。「距離」、「左」、「右」などといった概念は、あいまいな記憶と化していた。文脈を欠いた個々のできごとが、どこからともなく立ち現れ、どこへともなく後退していく。知覚のフィルターは失われ、広大な地平の内部で、自分の身体がどこで終わり、外界がどこから始まるのかがまるでわからない。

さてどうしたものか？　このような悲惨な状況にもかかわらず、人工知能を専攻する大学教授の、少なくとも上っ面だけはまだ私に残されていた。困難な問題を解決することが私の仕事だ。私は足を見下ろし、無駄だと知りつつ自分に向かって「歩け！」と叫ぶ。要するに、人を前に進ませる神秘的なイニシアチブを失っていたのだ。それを取り戻すためには、脳を休ませねばならない。「雪の上に横になろうか？　そうすれば、少なくともダメージを負った前庭系《ぜんていけい》〔内耳《ないじ》の一部を構成し、平衡機能を司る〕を休ませられる」と一瞬思うが、「この寒さでは二度と起き上がれなくなるかもしれない」と考え直す。

　結局私は、遠くを凝視しながら身じろぎもせずに突っ立っていた。あごは緩み、両腕はバランスをとるために外に開き、まったく何もせず苦痛に耐えながらゆっくりと凍えていく。そのとき私は、ある種の視覚の平穏、すなわち脳が必要とする認知の休息を与えてくれる外界の静けさを求めていた。だが、瞑想《めいそう》状態に陥らないよう注意しなければならない。というのも、瞑想は注意力と、無のなかに象徴的構造を感じる能力を必要とするが、これらはいずれも、空間イメージの形成を要し、それによって、残されたわずかな脳の資源を枯渇させる結果を招くからだ。必要なのは、それとはまったく異なる種類の無、たとえて言えば、六月の晴れわたった暖かい日の午後二時三〇分に、小学生を倦怠《けんたい》で責め苛《さいな》むような、まったくありきたりの無であった。

　真夜中が近づき、私は激しい震えを抑えられなくなる。さらに二〇分が過ぎると、つまり研究室を出て一時間後、「私の人生もこれで終わるのか。とうとう私も、シカゴの厳冬の一犠牲者として統計データにカウントされるのか」という思いが頭をよぎる。そして、心のなかで肩を落とし、諦めの気分になって、「風が吹きすさぶ酷寒のなかで、身動きがとれずに一人ぼっちで死ぬとは、何たる孤独な死か！」と思い始める。そのときふと、自分の無力を恥ずかしく思う。何しろ、ただ一歩を踏み出せばそれで済むことだ。だが、それすらできない。

　私は、何らかの神経の働きによって自分の手を奇妙な形に保っていた。人差し指と親指を外側に向けて

「L」字型に突き出し、他の三本の指を下方に折り曲げていたのだ。明らかにこれは、身体がバランスを保とうと努めている証しなのであろう。そこで私は、詰め物をした皮のグローブのなかで、こぶしを故意に握り締め、手を暖めようとしたのだが、この程度の動作で既存の神経プログラミングに抗することさえ、私に残された最後の力を奪う破目《はめ》になる。私の身体システムはシャットダウンしつつあったのだ。

「クラークよ、もっと頭を使え。解決策をひねり出せ。だが脳は使うな。前方に見える目標と身体を結びつけ、そこへ向かって足を動かすために、あらゆる心の資源を確保しておかねばならないからだ」。だから私は、潜在意識から魔法のように解決策が湧きあがるのを期待した。そうなれば脳を使って考える必要はない。しかし、そうするには何をすればよいのかがまるでわからない。

私は骨の髄まで疲れ切っていた。そして、意識することを禁じられた思考の断片が渦巻く心の大釜のどこかで、来る日も来る日も、今回のように、ごく単純な動作をするときでさえつねに奮闘しなければならないことに疲れ切っている自分に疲れ切っていた。しかしこれは、情動的な疲労ではない。そもそもたいていの日には、私は自分の楽天的な気質を失わずに、明らかに変わってしまった自分の未来が、これからどう展開していくのかに多大なる関心を寄せる、注意深い観察者ですらあり得る。むしろ私の疲労は、思考による身体の攪乱《かくらん》からくる、深い消耗なのである。

そのとき、草の上に降り積もった雪の白く柔らかい毛布にくるまって横になりたいという強い衝動がこみ上げてくる。皮肉にも私は、死の危険に気づいていながら、その意味をもはや見る（「see」の訳。本書を読み進めればわかるとおり、著者は、共感覚者に匹敵するほどの視覚的な認知能力を備え、視覚表象によってものごとを理解する傾向を持つ（たとえば音でさえ視覚的にとらえられる）。したがって、本書における「see」は文字通り「見て理解する」ことを意味し、一律に「見る」と訳した）ことができなくなっていたのだ。時間についても、暦についても、結末についても、そして時間軸の右端が無で終わることに関しても、何も考えられなかった。自己と外界の境界が消失したのと同様のあり方で、生と死の区別も失われた。理解するには、あまりに途方もなく、困難で、あいまいだった。私は、ただ刺すような風に背を向けて縮こまり、消えてしまいたかった。

ところが皮肉なことに、どうやって横になればよいのかが私にはわからない。垂直面と水平面の関係を見失い、横たわるには自分の身体を三次元空間のなかにどう位置づければよいかがまるでわからないのだ。脳震盪症を抱えた私の脳は、運動や、運動の継続に対する理解を欠いていた。それに対する幾何学的な理解が「得られ」なければ、私は動作を開始することができず、動作を開始できなければ、雪のなかに横たわって死ぬことさえできない……。

問題の大きさ：偉大なる人間の脳

人間の脳は、偉大な装置だ。そして、それが支える人間の心は、とてつもなく複雑である。この装置の持つ驚異的な（天文学的な！）計算能力をまず考慮に入れなければ、外傷性脳損傷（ＴＢＩ）、すなわち脳震盪症[*1]を被《こうむ》ったときの影響の甚大さを十分に理解することはできない。

スーパーコンピューターの研究者には、人間の脳をモデル化するには、ＥｘａＦＬＯＰＳの処理速度（浮動小数点演算を一秒間に一〇〇京回実行できるだけの処理能力）を要すると見積もる者もいる。具体的に言うと、これは五〇〇、〇〇〇万台のデスクトップコンピューターをネットワークにつないだのに等しい。しかも現代のデスクトップコンピューターは一台でもきわめて強力で、一九六〇年代や七〇年代に、何千人もの従業員を抱える大企業を支えていた大型汎用機よりはるかに高度だ。もう少し違う言い方をすると、五〇〇〇万台のデスクトップコンピューターを数珠つなぎに並べると、地球を半周し、さらに五〇〇〇キロメートルほど先にまで達する。

脳のシステムをシミュレートしようとしているわれわれAI研究者にとっては、この数字でさえたいしたものではない。人間の真のすごさは、システムの設計面、言い換えるとソフトウェア構成と、それが保持する情報にある。

五歳の頃を思い出してみよう。あなたは当時住んでいた家の玄関の前に立っている。さて、ドアは何色か？　内側に開くのか、それとも外側か？　ドアにはガラス窓がはめ込まれているのか？　玄関前に踏み段があるだろうか？　踊り場は？　ノブかラッチか？　ちょうつがいはどち側についているのか？　あなたは、これらをまざまざと思い出せるだろうか？

人間の記憶容量の見積もりは、研究者によって大きく異なる。そもそもそれをどう定義すべきかすら明

＊1　外傷性脳損傷（TBI）、軽度外傷性脳損傷（mTBI／MTBI）、脳振盪後症候群（PCS）等のあいだにある、症状の持続性、初期の無意識の状態、グラスゴー・コーマ・スケール〔国際的に使用されている意識レベルの評価方法〕のスコアなどに関する相違について、論争とまでは言えないとしても、多くの混乱が生じているようだ。症状の持続性の測定に関しては、完全に間違っているケースも多々ある。医学や法律の専門書ではない本書では、「脳の損傷を引き起こす頭部外傷」という、もっとも単純なTBIの定義を、脳震盪とほぼ同義のものとして扱う。

確ではない。というのも、たとえば記憶からの情報の取り出しは、同時にその変更でもあるからだ。だがどう見積もっても、記憶が恐ろしく巨大である点に間違いはない。

この数値を明確にイメージするために次の例を考えてみよう。自分が持つ記憶のすべてを、一二ポイントのフォントで紙の両面に書き写したとする（一文字一バイト）。当然ながら、記憶量が多ければ多いほど必要な紙の枚数は増える。よって記憶量は、紙の束の高さによって測れる。では、それはどのくらいになるのか？

ハーバード大学の研究者たちは、莫大《ばくだい》な量の情報をDNA分子に蓄積できた。もし私たちの脳がDNAのみから構成されているのなら、その記憶容量は、先の紙の束の尺度で言えば、一一、四八五、七九五、四五四マイル（四、〇〇〇、三九〇、六二四キロメートル）に達する。これは地球を一〇万周する距離に等しい。ということは、私たちの生物学的システムは、膨大な量の情報を蓄積し得る！　しかし人間の記憶容量に関する現実的な見積もりの多くは、これよりはるかに小さい。月へ往復するのに少々足りない程度なのだから。

しかしここでもっとすごい奇跡について考えてみよう。月までの二三八、〇〇〇マイル＋その半分の一一九、〇〇〇マイル＋六〇〇マイル＋一二〇〇フィート＋八インチ＋五八ページ＋二段落分（正確な値を示しているとは考えられないが、マイル換算でそのまま訳した。一マイルはおよそ一・六キロ、一フィートは三〇・四八センチメートル、一インチは二・五四センチメートル）の情報のなかから、どうやって二〇年間見たことのなかった玄関のドアについての情報を見つけられるのか？　どうしてまさにそこを見ればよいとわかったのか？しかも一秒以内に。というのも、長いあいだ使っていなかった情報を思い出すには、たいていそのくらいの時間がかかる……。

要するに、人間の心に関してもっとも驚くべきことは、単にハードウェアの性能の高さのみならず、その上で動く真にエレガントなシステムの設計のすごさなのだ。

しかし、人間性の本源たる心について語り始めると、数字はもっと驚くべきものになる。レスター大学のジェームズ・ネルムス、デクラン・ロバーツ、スザンヌ・トーマス、デイヴィッド・スターキーの見積もりでは、人間の心の状態に寄与し得る情報のすべてをとらえるには、二・六トレデシリオン（一〇の四二乗）ビットを要する。[*2] 彼らの面白い論文の表現を借りれば、スタートレック流のテレポーターを用い、ただし高速インターネット通信のビットレートでそれだけの情報を伝送するには、宇宙の年齢の数十万倍の時間がかかる。

ならば、人間の脳に対する脳震盪のダメージをシミュレートするためには、五〇〇〇万台のデスクトップコンピューター、五〇〇、〇〇〇マイル分積み重ねられた紙、そして人間の心を構成する、無限とも言えるほど大量の情報をかき集めたうえで、ハリケーンを発生させてネットワークをズタズタにし、メモリの大きな部分をボロボロにし、がけ崩れを引き起こして何十万台ものコンピューターを破壊しなければならないだろう。

このように考えると、問題の大きさが見えてくる。私が追突されて脳震盪を起こしたときのように、頭部に一撃を被《こうむ》るだけで、私たち人間を生み出した、想像を絶するほど複雑なシステムの持つ計算能力に、

*2 “P4_4 Travelling by Teleportation” *Journal of Physics Special Topics*, November 06, 2012, https://physics.le.ac.uk/journals/index.php/pst/article/view/558/380

途轍もない障害がもたらされる。

幸いにも、この偉大な装置は可塑性を備え、時間が経過するうちに、あっちから少し、こっちから少しと資源を拝借しながら自身を再構成し、失われた機能を回復できる。もちろんこれから見ていくように、いったん停止したプロセスを再開させるには、ときに少しばかり巧妙な手段を必要とするのも確かだが。

万華鏡を通して見る

時間はどんどん過ぎていくのに、私はまだグラントパークのなかで突っ立ったままだった。今や脳ばかりでなく、低体温症のために、心も疲れ果て鈍くなりかけていた。身体はあらゆる努力を放棄しようとしていた。足と手の指の感覚は失われ、気が遠くなりそうだった。

今や問うべきは、「手遅れになる前に動作を開始するにはどうすればよいか?」であった。

そして魔法が生じる。私は風にあおられて前に押し出される。転倒しないよう左足が前方に動く。右足、左足、……。それから、私の車が置かれているはずの、はるか彼方の場所を凝視する。「そこに向かうんだ」と自分に言い聞かせる。あごはさらに落ち、舌は口のなかで垂れる。凍てついて足の裏は、感覚がなくなっている。人差し指は、バランスをとろうと再び頭をもたげてくる。私はゾンビのように、ひざを曲げて摺《す》り足で歩く。こうして、意志の力で駐車場に向かって数センチずつ前進する。

一瞬々々の私の世界は、雪のなかから突き出した草の葉、暗闇で黒ずんだ木の枝、遠方のあかり、夜陰などといったイメージの断片から構成される。何もかもがバラバラだ。ドリーズーム効果が威力を発揮し、私の車は一〇メートルくらいのところにあるはずだと直感的にわかっていたが、依然として一キロメートルくらい先にあるかのように見える。足は再び止まる。やけになった私は戦略を変更し、すぐそばに車があると感じているその場所に到達するよう、ただ足を動かすことにする。そしてついに、混沌とした感覚から成る長いトンネルを抜け出せた。だが、やっと第一の試練が終わったにすぎない。

今度は、第二の試練が始まる。まず車のドアロックを開け、車内に入り、エンジンを始動させねばならない。しかし私は、これらの作業に取り掛かれない。そのときの私は、「中央」という概念を失っていた。「円」「目標」「中央」「内部」などに関する視覚的な理解、つまり内的表象も失っていた。これらの概念なくしては、手をドアロックの位置に伸ばす、鍵穴にキーを差し込むなどといった動作を行なえない。

この状況は、健常者には少しばかり理解しづらいかもしれない。私の目に問題があるわけではないし、私には何をすべきかがわかっている。キーを鍵穴に差し込んでドアを開ければよいのだ。問題は、すべきことの形状を空間的、認知的に把握できないことにある。私はドアを開けようとして、ドア、鍵穴、自分の手、手に握られているカギを凝視する。ところが、それを達成するための現実的なプランがまったく思い浮かばない。「中央」という概念が、自分の脳のどこかに存在することはわかっている。その存在を感じることもできる。にもかかわらず、それにアクセスできないのである。私は、「ドアのカギを開けられないと、研究室まで歩いて戻り、あとでもう一度やり直さなければならない」と思う。足を引きずりながら車の前面に回り込み、バンパーを背にして凍結した街路に滑り下りる。研究室にはとても戻れない。何の方策も思い浮かばない。いくら待っても何のアイデアも湧いてこない。

そのとき万華鏡の内部から、魔法がもう一度生じる。私は、硬直しひきつった身体を立ち上がらせる。

そして最後の力を振り絞って、目を皿のようにしながらドアから一〇センチメートルくらいのところに立ち、あたかもこの世に方向など存在しないかのごとく右手でやみくもに円を描きながら、ついに鍵穴を見つけてキーを差し込み、ドアを開けることができた。

これで第二の試練をくぐり抜けられた。

しかし第三の試練が待っていた。今度は、自分の体をうまく操りながらドアを通り抜けて車内に入らなければならない。ところが、私はそれを見ることができない。車内に入るための開いた空間を把握できなかったのだ。「車のなかに入れ、愚か者! 考えるな、ただなかに入って座りさえすればいいんだ!」と自分を叱咤《しった》する。しかしどうしても私にはそれができない。立ち尽くして虚空《こくう》を見つめていると、目の前にぽっかりと開いた穴に落ちていくかのように感じ始める。奮闘のために、私の目は大きく見開く。

しばらくすると、私はドアに対処する妙案を思いつく。通常のやり方が無理なら、回転しダンスをしながら入ればよい。そう思ったのだ。しかし今や、開口部が見えないばかりか、右方向に回ることもできなかった。私が見ている世界の右側は、先細りしながら消え失せている。だから私は、ドアや座席からは離れていく左方向に回り始め、人差し指を突き出し、頭を横に傾け、体を揺らしながら一回、二回、三回と回転する。誰かが見ていたら、とても奇妙な動作に見えたことだろう。そしてついに、自分の体を織り込むようにして車内に入れた。

ありがたいことに、イグニションキーはいとも簡単に差し込むことができ、五分以内にエンジンを始動できた。ダッシュボードの時計を見ると、一二時半だった。つまり研究室から五ブロック離れた場所にたどり着くのに、一時間半を要したことになる。

へとへとに疲れ切り、そのうえ言いようのない空腹を抱えていた私は、車をアイドリングさせたまま午前二時になるまで、暖かい車内で外の木々を見つめながら、身じろぎもせずに座っていた。そのあいだに一度パトカーがやって来て、疑い深い警官が窓から首を出し、なぜエンジンをアイドリングにしたままじっと座っているのかを訊《き》いてきた。外は非常に寒かったために、結局この警官は車外に出ず、かくして私を「叩《たた》き起こした」あと、パトカーに乗ったまま去っていった。

そのあとすぐ、疲労から十分に回復した私は、家に向かって車を走らせた。私はそれまで、認知の状態が悪化した状態で車を運転したことがなかった。それでも脳が十分な休養を取れていれば、車を運転することに問題はない。実のところ、ハンドルを握ったときに過度に衰弱していなければ、運転自体はかえって回復を促進するくらいだ。前方の凝視と、消失点から伸びてくる道路の両側に沿って周辺視野越しに流れ込んでくる風景の規則的な動きは、障害を和らげてくれるらしい。方位の把握と、運転時の判断は単純なものではないが、その夜は、いつもの道に沿って何も考えずに車を走らせ、およそ三〇分で無事に家にたどり着けた。

これで第四の試練も何とか通り抜けられた。しかし苦難はまだ終わったわけではない。

玄関から一〇メートルほどの場所に駐車したのに、車を降りて家に入るまでにさらに一時間がかかった。ようやく午前三時半になって、私は荷物を床に降ろし、靴を脱ぎ、階段を上って寝室に入り、ベッドに横たわることができた。しかしまったく眠れなかった。脳がかくも疲れていると、夢を見る際に生じる視覚処理が大きな負荷になることを、私は知っていた。そして気分が悪くなるのだ。だから眠らずに、ベッドに横たわったまま、凍りついた木の枝を窓越しに一時間ほど凝視していた。かくして脳が十分に回復すると、授業を終えてから七時間半を経たのちに、ようやく眠りにつくことができた。

脳震盪症者としての私の一日が、こうして幕を閉じた。

追突事故

一九九九年九月二七日、それまで四三年間慣れ親しんできた私の世界は、突然終焉を迎えた。

その日私の運転する車は、イリノイ州モートングローブの、オークトン通りとグロスポイント道の交差点で、小雨が降り続くなか二台の車のあとについて信号待ちをしているときに追突された。デポール大学の郊外キャンパスへ講義をしに行く途中のことだった。

突然、一台のチェロキー（ジープ）が濡れた路面のせいでスリップし、私が運転していたマツダセダンの後部に突っ込んできたのだ。その際私の頭は、ヘッドレストに当たってボールのようにはずみ、前方に投げ出された。一瞬星が見え、それから一秒ほど目の前が真っ暗になった。私は意識がもうろうとしていたが、交通量の多い交差点を出て曲がり、グロスポイント道の路肩に車を止めた。動転してはいたが、それは小さな自動車事故に遭った人なら誰もが感じるようなたぐいのものだった。

事情聴取のためにモートングローブ警察の警官がやって来たので、私は車を降りて彼と話をした。

「車に戻って救急車が来るのを待ちなさい！　今呼んでいる」と彼は言う。私には解せない。彼は何をそんなに心配しているのか？

救急車を待つあいだ、私はチェロキーの助手席に座り、運転手の女性と世間話をしていた。彼女は、以前の事故ではそれまで乗っていた車をお釈迦《しゃか》にしてしまったのだそうだ。私は財布のなかから運転免許証を取り出して彼女に見せる。だが、どうにも腑《ふ》に落ちない。というのも、心の一部では、すでに彼女に免許証を見せたと理解していたからだ。事実、数分前に見せていた。これはあたりまえのことだ。誰かに免許を見せていたら、その事実を覚えているはずである。このケースでは、私は免許証を彼女に見せたことを知っていたのだが、私の心の別の部位、すなわち彼女に免許を見せるよう私に促した部位は、「その仕事はすでに完了している」というメッセージを受け取れないでいた。そのため私は、免許を見せたことに確信が持てず、「私の免許を確認したいですか？」ともう一度彼女に尋ねたのだ。そしてさらに、しばらく経つと再び同じ質問を繰り返していた。

　その後も、この種の状況がよく起こる。何かを知りながらも、それを知っているという事実を、会話の形成、認知的思考プロセス、身体的行動などに関する低次の処理を中止、変更するために、まさにその情報の入手を必要としている別の脳の部位が知らずにいるのだ。このように、概して私は、そのとき何が起こっているのかを正確に知り、のちに思い出せ、その際に生じた脳損傷に起因する奇妙なプロセスについて記述すらできる（そのことは、たった今、一四年前のこのできごとをはっきりと思い出せることからもわかる）。にもかかわらず、かくして観察可能なプロセスを変えられないのである。

　そうこうしているうちに救急車が到着する。二人の若い救急救命士が、私を救急車のなかに座らせ、検査し始める。一人は背が低く、もう一人は高い。

　背の高いほうが「自分の名前がわかりますか？」と訊く。

　私は考える。簡単な質問に思えるが、何も頭に浮かばない。心の内部にあるいつもの場所を探っても、何も出てこない。「おかしい！」一分ほど経ってから、ようやく「クラーク・エリオット」と答える。

「エリオットさん。私たちと病院に行って、チェックを受けたほうがいいでしょう」。

「いや、それはできません。私には授業があります」。

すると背の低いほうが、「エリオットさん。失礼な言い方をすれば、あなたはたった今一発くらったばかりなのです。あなたを病院に連れていかねばなりません」と言う。

私はほほえみながら、「心配していただけるのはありがたいのですが、私は大丈夫です。今晩授業があるからほんとうに病院には行けないんです」と答える。

実際、痛みはたいして感じなかった。私は、一二年間にわたり一〇〇〇回は講義をしてきたが、休講にしたことは一度もなかった。私に講義をすっぽかさせるのはそう簡単なことではない。学生は、三時間の講義が始まるのを今か今かと待っていることだろう。私は奇妙な感覚を覚えたが、奇妙に感じないことが、い、い、い、い、い、い、い、い、どのような状態なのかを思い出せない。

救急救命士たちが、私に何をしてほしいと考えているのかが皆目わからない。いつものあり方で見ることができないのだ。だから、病院に行くことを断固拒否する。

すると背の高いほうが、「そうですか。あなたがそう言うのなら仕方がありません。この書類にサインしてください。そうすれば病院に行く必要はありません。ほんとうは行くべきですが」と言う。それから私は救急車を降り、自分の車に戻る。

今度は警官がやって来てドアをノックし、窓をおろすよう合図する。「保険証を見せてくれませんか」と彼は言う。保険証は車のなかにあるはずだ。私は、しばらくじっと座っていたあと、小物入れを開け、紙の束を取り出す。しかし私にできるのはそこまでだった。目の前にある紙の束を凝視したまま、それをいったいどうすればよいのかがわからず途方にくれる。

警官は、保険証がどこにあるのかを私が正確に知っていることがわからない。保険証は自分の手のなかにあったにもかかわらず、私は、そのとき手にしていた他の五つのアイテムから保険証をなぜか区別できないために、それを手渡せないという困った状況を彼にうまく説明できない。彼は待ちきれなくなり、保険証の代わりに免許証を取り上げる。この行為は、その夜それを取り戻しに行った際に、大きな面倒を引き起こす。

警官は、署への行き方を教えてくれる。道順はとても単純で、角を二回ほど曲がればよかった。ところが驚いたことに、私にはその指示がまったく理解できない。だからとにかくそれをメモに書きつけておき、講義を終えてから署に行って保証金を積み、免許証を取り戻すことにする。

わが愛車マツダの後部は完全につぶれていたが、それでも順調に走った。赤いテールレンズは割れていたが、ブレーキライトはまだ機能した。だから私はそれに乗って、これまで何度も利用してきた道を通り、特に何も考えずに大学に行くことができた。一三キロメートルほど、渋滞した道路を通らねばならなかったが、幸運にもデポール大学のオヘアキャンパスに行くには左に一度曲がるだけでよかった。その夜、それから大学に着くまでの経緯を何一つ思い出せないことを不思議に思っていた。

その日の夜間の講義のことは切れ切れにしか覚えていない。私はいつものテーマを、座りながら自動操縦モードで講義した。何度か講義を中断し、机に頭を伏せて休まねばならなかった。多人種から構成されるデポール大学の大学院生は優秀かつ模範的だが、自動車事故によって引き起こされた私の奇異な行動をネタにジョークを飛ばし合っていた。私も含め、それがゆゆしき事態だとは誰も考えていなかったのだ。

講義後、私はすぐには立ち上がれなかった。さらに奇妙なことに、教室のドアを通って廊下に出ようとすると、なかなか出られない。一階に下りる階段にたどり着くと、体が凍りつく。目は正常に機能しているはずなのに、階段が見えないように感じられる。足はまったく動こうとしない。一〇分後、ちょうど通りがかった人の助けを借りて、手すりにしがみつきながら階段を下りることができた。しかし今度は、回転ドアの幾何学的構造がよく理解できない。

外に出たら出たで、まったく見当識をなくす〔「disorientation」の訳で、時空間的な見当をつける能力の喪失をいうが、文脈的に方向感覚に限定できる場合には「方向感覚の喪失」とした〕。講義棟の二面に沿って単純に仕切られた、十分に照明された駐車スペースには、もう車はほとんど止まっていない。それでも、私は自分の車を見つけられない。こんなことはこれまで一度もなかった。空間配置に対する感覚がまるでなく、駐車場を歩き回ってもどこに自分の車があるのか皆目見当がつかない。それどころか、私は「車が車であること」に対する感覚さえ失い、駐車場を歩き回るあいだに何か物体に出くわすと、それが車であることがわかるまでしばらくかかるようなありさまだった。

どうやら私は自分の車を見つけられたらしい。というのも、その後それに乗って家に帰った事実があるからだ。だが、どうやって見つけたのかはまったく思い出せない。

私の目標は、ＡＴＭに立ち寄って、保証金を払うために現金を引き出し、署に行って免許証を取り戻すことだった。現金を引き出すのに二〇分がかかった。私は注意を集中し、手を、そしてキャッシュカードを見る。それから暗証番号とはいったい何かを考えながらディスプレイを眺め、作戦を練る。問題は、現金を引き出す一連の手順が見えないことだ。それが見えなければ、腕や手は動かせない。そのときの私は真剣そのものだったので、些細な操作にいつまでも時間をかけるべきではないということにすら思い当たらなかった。頭が混乱しているとはまるで感じなかった。自分が何をしているのかを正確に把握していたし、私の観点からすれば、これらの行為は、むずかしいパズルを一ステップずつ理路整然と解くのに等しい、まったく首尾一貫した作業だったのだから。実のところ私は、通常私たちが知覚から振るい落としている、現実世界の生《なま》の構成要素に過敏に気づくことができた。これは、妄想とはまったく逆である。しかしそれと同時に私は、「自分に問題があることをまったく認識できない」という、今や自分の人生の一部になった現象の一つに支配されていた。

　次に、署に行って運転免許を取り戻さなければならない。それには、デンプスター大通りから南に三ブロックほど行きさえすればよい。しかしそのとき、他にも何かが失われていることに気づく。

　それまでの私は、地球表面の東西南北（NSEW）のグリッド配置と、それに照らしての方角認識に関してほぼ完璧な感覚を持っていた。どちらが北かが一瞬でもわからなくなると不安になり、ただちに方向感覚を取り戻すべく努力した。しかし今や、生まれて初めてNSEWグリッドに対する感覚が完全に失われ、どちらが北かがまったくわからなかった。この方向感覚の完全な喪失は、その後八年間続く。

　そのため、理由がまったくわからないまま、一時間にわたり、車を運転しながら警察署を探してあたりをグルグルまわっていた。「どの通りがデンプスター大通りの南に位置しているのだろう？」「東西方向に伸びる街路はどれだろう？」などと考えながら。

　この時点で、私はもう一つ奇異な感覚を覚え始める。次のように、いや増しに判断が鈍くなってきたのだ。左折か右折かの判断は次第に遅くなっていく。ぜんまいがほどけて緩んできたかのような奇妙な感覚を覚える。眠くはないのに、動作がますます鈍っていく。ところが不思議なことに、頭のなかの声、すなわち自己や、自分の行動に関する内的対話は、ほとんどリアルタイムかつ全速力で機能し、心はあらゆる事象を観察している。

やがて私は、署の建物を発見する。ことの成り行きは正確には覚えていないが、警官に飲酒運転を疑われるのではないかと恐れていたことは、今でもはっきりと覚えている。[*3] 残った認知のリソースを振り絞って平静さを装い、長時間の仕事を終えて疲れ切っていることを、そしてその日自動車事故に遭ったことを警官に説明する。説明を信じてもらえないのではないかと心配になったが、担当の警官は信じることにしたらしい。私は急いで警察署をあとにし、外に止めてあった車にじっと座ったまま、「平静さを装うこと」によって引き起こされた疲労から回復するのを待つ。数分が経過すると、車を運転する気力が戻ってきた。

明らかに私は、認知面で大きな困難を抱えていたとはいえ、泥酔しているときのように運転能力に支障をきたしてはいなかった。方向感覚の喪失や、疲弊すると、どこに行くべきかなどの選択的判断に確信を持てなくなるという形態の機能不全には気づいていたが、運転能力と緊急時の反応能力にまったく問題はなく、外界に対する反応時間もいつもどおりだった。たとえば、眠気がひどくて安全運転ができないと認識したり、そんなときには運転をしないと適切な判断を下したりすることは、ごく普通にできた。[*4]

三時間の運転ののち、わが家には午前一時に戻った。三時間のうちには、霧に包まれて位置がまったくわからず、やみくもに走り回っていた二時間を含む。車から出るのにも、玄関にたどり着くのにも一苦労する。さらには玄関ドアのカギを開ける際にも、原因不明の困難を感じる。
極端な疲労にもかかわらず、あまりにも落ち着かず、何かがおかしく感じられて眠れない。だから靴を脱いで、しばらくイームズチェアに座って休む。当時の私は、建て直し中の家に一人で住んでいたので、誰の助けも借りられなかった。

記憶は、それから翌朝一〇時まで飛んでいる。そのとき私は、身体に激しい疲労を覚えながら、そのまじっと椅子に座っていた。つまり、変だとはまったく思わずに、夜通しその状態でいたのだ。

それから立ち上がって出かける支度《したく》をしようとした。ところが悲しいことに、体が動かない。自分の体に向かって「立ち上がれ！」と命令する。しかし体は言うことを聞かない。私は途方にくれ、「いったいこれはどういうことだ？」と自問する。頭は難なく左右に動かせる。ところが、立ち上がるよう自分に言い聞かせても何も起こらない。腕も動かせない。体が麻痺《まひ》しているのではないことは直感的にわかった。単に体が言うことをきかないのだ。

とても長い三分が経過したあとでようやく、私はわずかな動作を開始できた。するとすぐに立ち上がっ

＊3　これらのできごとに関する記憶があいまいなのは、重要な意味があるように思える。というのも、その種の記憶のあいまいさは、以後に関しては当てはまらないからだ。どうやら、自分の人生に関する「記憶の欠落」は、事故の直後にのみ特徴的に見られるらしい。

＊4　この時期にはおよそ八万キロメートルの走行実績があるが、車を運転しないという判断を下したり、運転する前に休んだりしたこともあってか、違反切符をもらうこともなければ、事故を起こしそうになったこともない。

て普通に歩けるようになった。ところが小一時間が経つうちに、動作を開始できないという奇妙な現象をさらに何度か経験する。「事故のために、筋肉が思ったより大きな衝撃を受けたのだろう。筋肉の疲労と痛みで、体が反応しないに違いない」と自分自身に言い聞かせ、不安を振り払った。

何かがおかしい

事故の二日後の水曜日、チェロキーを運転していた女性が契約する保険会社の事務所に電話をかけた。顧客担当の話を聞いていると、彼女が何を言っているのかがだんだんわからなくなる。電話なので片方の耳からしか相手の言葉を聞けないために、さらには、心的イメージを形成する働きが会話のスピードについていけなくなったために、平衡感覚《バランス》を失い、吐き気を催す。それでも何とか、事務所の住所をメモし、「至急。アポ」と添え書きすることができた。

電話を介してのわずかな会話だけで、私は早くも消耗する。

午前も終わりつつあり、「さあ、これから仕事だ！」と何度も自分に言い聞かせた。しかしできることといえば、せいぜい昼食の準備をすることくらいだった。

午後にさしかかると、何もしていない自分に無性に腹が立つばかりでなく、「何かがおかしい。朝からずっとそうだ」という強い感覚が芽生え始める。だが、何がおかしいのかがわからない。この感覚はますます強くなり、いらいらしてくる。そのうちフラストレーションが高じて、居間に突っ立ったまま、その原因を究明しようとする。意識を集中し、一五分ほどかけて、あたりを見回しながらヒントを探す。そうこうしているうちに、頭の上部と、頭蓋のすぐ下の首のうしろのあたりが痛み始める。息を止めて、痛みに耐えようとする。その努力で汗が吹き出し、無理をしたために疲労がかさむ。だが、ついに答えは見つかった。六時間前に起きたときに、靴をあべこべに履いていたのだ。

ことここに至り、つまり事故から二日が過ぎてようやく、私は自動車事故の衝撃で筋肉が痛むという以外のおかしな現象が起きていることに気づく。朝からずっと靴を左右あべこべに履いていた事実に気づくのに、一五分間の熟考を要するのは、何かがおかしい証拠ではないだろうか？ それでもなお、何かがほんとうにおかしいということが私には理解できない。どうしてそんなことがあろうか？ とにかく「理解」できないのだ。表面上は、すべてがうまくいっているように思えた。

かかりつけの医者に電話すると、彼は、病院に行って検査を受けるべきだと、模範的な回答をする。保険会社ではなく病院にすぐに行くべきかどうかを検討し始めるが、どうしたことか何をすべきか判断が下せない。

「変だ！ 保険会社か病院のどちらかを選べばいいだけなのに」と私は思う。なのに、それができないのだ。妙案が浮かぶまで一〇分ほど椅子にじっと座っていたが、何も思い浮かばない。結局特に何も考えずに、まず車の件に焦点を絞ることにする。機動力なしに忙しい一日を過ごす破目になることへの恐れが、私にそう決心させたのである。

それからメモしておいた住所に車で向かう。今の私には、運転は恐ろしくむずかしい。信号の色、車の匂い、フロントガラスのしみ、道路沿いの木が風に吹かれてそよぐ様子など、周囲の細かな状況に注意を払ううちに時間感覚がゆがみ始める。保険会社のオフィスに着く頃には、頭痛がひどくなっていた。二日間ほとんど何も身の回りのことをせずに、みすぼらしい格好をし、自分でもみじめに感じていた。ひげも剃《そ》っていなければ、服も着替えていなかった。二〇分くらい車のなかで外を見つめながらじっとしていたあと、事務所に入り、受付係と話をする。背の高い無愛想な女性で、「また短気な客を相手にしなければならないのか」といった顔つきをしている。

「こんにちは。エリオットといいます。私の車のことで、今朝お電話しました」と私は切り出す。

「そうですか。何のご用でしょう？　アポは取りましたか？」と彼女は尋ねる。

「それが、よくわからないのです」とためらいながらゆっくりと答えたあとで、私は、「御社と契約している女性の運転する車が、私の車に突っ込んできたのです。すぐに来るよう言われました」と言う。

「アポを取っていないのなら……」、次第に彼女が何を言っているのかがわからなくなる。

「すみません。もっとゆっくり話してください。何を言っているのかがよくわかりません」と私は懇願する。

難聴だと思ったのか、彼女は大きな声で話し始める。ところが私は、事故以来の聴覚異常のために、大きな声で話されると苦痛を感じるようになっていた。彼女は話すスピードを緩めず、それどころか、いらいらし始めた彼女が発する子音は、次第に打楽器の音のようになり、私にはそれが、頭を小さなハンマーでコツコツ叩かれるように感じられる。そのせいで、彼女が何を言っているのかが、ますますわからなくなる。

彼女は、私をにらみつける。「しばらくお待ちください」と言ってから、扱いがむずかしい顧客の対係とおぼしき別の女性に相談しに行く。この女性は、コンピューターで何かを確認してから、私のところにやって来る。

彼女は、「エリオットさん。アポは金曜日の予定です」と、頭にガンガン響くような大きな声で言う。私はたじろいで、彼女が言ったことを理解しようと努める。「金曜日?」　私にはその意味がわからない。曜日に対する感覚がまったく失われていたのだ。目の前に「金曜日」という単語が見えたが、他には何も浮かばない。

「ここで待っているので、誰かに車の状態の確認をお願いできませんか?　車はすぐ外に止めてあります」と私は尋ねる。

すると彼女は、私をにらみながら大きな声で「わが社は……」と言い始める。話についていこうとしても、何を言っているのかが私にはさっぱりわからない。

「え?……すみません。……何?」と私はためらいながら訊く。言葉は切れ切れになり、発音も不明瞭になる。

すると彼女は、さらに大きな声で、速射砲のごとく話し始める。「わが社は……」。彼女の顔はこわばり、怒りに満ちてくる。私は手で耳をふさぎ、目を閉じる。

私が耳をふさいだ瞬間、彼女は突然黙り込む。明らかに気分を害したようだ。「ただちにここから出ていってください」と要求する。

いったい何が私に起こっているのか?　さっぱりわからない。まるでトワイライトゾーンにいるようだ。彼女にどう説明すればよいのかが皆目わからない。「話についていけるよう、彼女がもっとおだやかにゆっくりと話してくれさえすれば、うまく説明できるのだが……」と私は思う。しかし明らかに、彼女は私をトラブルメーカーと見なしている。

自分でも何がおかしいのかが把握できていないために、二日前に自動車事故で脳にダメージを負ったことを説明できなかった。まして彼女たちは、私の奇矯な振る舞いが自動車事故によるものであるとはまったく知りようがなかった。

あとになって学んだことだが、このような状況にあっては、作ってでもほほえみを絶やさず、うなずいたり、わかったふりをしたり、ときに相槌《あいづち》を打ったりすることがとても重要だ。対策はあとで考えればよい。

いずれにせよ、私はあきらめて事務所を退散した。

このできごとは、社会生活を送るなかで、私の奇矯な振る舞いによって他者をいらいらさせ怒らせた数限りないケースの最初の一例だ。

私は家に帰り、その日の夕方、夜、翌日のほとんどの時間は、イームズチェアに座ってじっと壁を見つめて過ごした。

木曜日には具合がかなりよくなり、デポール大学のダウンタウンキャンパスで講義した。数行以上文章が読めなくなっていたので、講義は最前列の机に座って、記憶を頼りに即興で行なった。講義が終わると、立つことも歩くこともできず、またもや苦境に陥る。学生の一人が車を運転して、私を家まで連れ帰ってくれた。

家に帰ると、すぐに寝ようとしたが、目を閉じたり、明かりを消したりすると、見当識を喪失して船酔いに似た症状に陥ることに気づく。結局、明かりは消さず、壁の一点を凝視して目を開けたまま眠りに落ちた。

金曜日になると、心身のコントロールを失ったように感じ、救急救命室（ＥＲ）に行ったほうがよいのではないかと思う。しかし言うはやすしだ。私は生まれつき、同時に複数の仕事をこなせるマルチタスカーだった。たとえば、ＡＩの問題について考え、子どもを車に乗せ、目的地への最適なルートを検討し、友人にあとで電話するよう覚えておき、などといったことをすべて並行して実行できた。ところが今や、いいいいちどきに一つのことしかできなかった。「どこへ行くのか？」「着いてから何をするのか？」、あるいは単に「財布は持ったか？」など、別のことを少しでも考え始めると、それ以外のことはすべて頭のなかから消し飛び、体は動かなくなり、バランス感覚は失われ、カギ、メガネ、ドア、コート、ショルダーバッグなどといったものに関する心的表象の秩序が崩壊してしまうのだ。

自分の名前がわかりますか？

私は一八年間通い慣れた大通りに沿って、ＥＲを目指し、車を走らせる。それにもかかわらず、眼前にはまったく馴染みのない光景が広がっている。目に見えるあらゆる地形や建物に、何の意味も感じられないのだ。頭がおかしくなったわけではない。たとえば、娘が通っている中学校の名前を言い、その様子を説明することはできる。しかし、説明とは本質的に知的な行為である。それとは違って、学校の建物をこの目で見ても、以前にそれを見たことがあると思わせる、視覚的なきっかけが何も得られないのだ。「これは娘の通っている学校である」という直感がまるで湧かず、要するに記憶から履歴がまったく消し去られている。このように、なじみの地形や建物に付随していなければならない「場所に関する情報」が完全に剝奪されているために、私は視空間のなかでそれを目印に車を運転することができない。カプグラ症候群（家族のメンバーなどが、瓜《うり》二つの人にのっとられているかのごとく感じる妄想）のように、あらゆる建物が、それとそっくりではあるが、まったく馴染みのない風景の一部をなす別の建物に入れ替わっているかのように感じられる。

苦労しながら何とかERにたどり着く。病院には七時間ほどいたが、そのときの記憶はまばらにしか残っていない。最初に受付で質問されたのを覚えているが、その意味を理解することができなかった。一連の検査を受けるために、車椅子であちこち移動させられ、その動きで吐き気を催し、目の前の光景がグルグル回っていたことを、深夜に放映されているホラー映画のシーンを見るかのごとく思い出す。車椅子を押す係は、私の足をあちこちにぶつけた。痛かったが、どうすればそれをやめさせられるのかが、私にはわからなかった。特に知らせたいことが三点ほどあり、心のなかでそれらを反芻《はんすう》していたのに、医師と面と向かうと、結局いずれも言葉にできなかった。

医師は、「自分の名前がわかりますか?」と尋ねる。心のなかには、「Dr. Clark Elliott」という語が、大文字小文字とり混ぜ、タイムズニューローマンフォントの字体により、白い長方形の背景に黒字で書かれているのが見える。ところが、それを口にしようとした途端、今まで目の前にあった語は消えてしまう。言葉が見えていないと運動システムが働かず、私はそれを口にできないのだ。それと同時に、医師の問いに対する答えが、「はい、わかります」なのか（そもそも名前は目の前に見えている）、それとも「いいえ、質問に対して回答する、いわゆる言語行為《スピーチアクト》は、私には不可能です」なのかも決められないことがわかる。

だが最終的には、何とかつまりながら回答できた。

募るフラストレーションのために、目には涙が浮かぶ。医師は、私を愚か者だと思っているに違いない。われながら、自分の苦境を強調するためのひねくれた戦略であるかのように思えてくる。だが私は愚か者ではない。ある意味では、何が起こっているのかを正確に把握している。ただ、それを他人に伝えられないだけなのだ。医師には、私の状況を十分に理解して、積極的にその治療にいそしんでほしいのだが、その方向にまったく持っていけない。

その後検査が終わり、「まったく異常はありません」と帰り際に言われる。それに対し私は、「どこが悪いのでしょうか？　異常がないとは感じられません」と答える。すると医師は、「あなたは、ひどい脳震盪を受けたのです」と言う。カルテには、「重度の脳震盪」と書かれていたのを、私は今でも思い出す。医師は、「帰宅してよろしい」と言って立ち去る。私は受付で書類をもらって帰ったが、数か月後にそれを読んだときに初めて、そこには夜間何回か誰かに起こしてもらうよう書かれていることがわかった。それまでは何が書かれているのか知らなかったが、いずれにせよ私は独り暮らしをしていたし、そもそも当時は文章が読めない状態にあった。錠剤ももらったが、それで何をすればよいのかがわからなかった（一年後に、引き出しのなかに、未開封のバイコジン〔鎮痛剤〕のびんを見つけた）。

脳震盪症がいかなる症状であるかについて説明が十分になされていたら、大いに役立ったはずだ。たとえば、「あなたは脳に恒久的なダメージを受けました。脳が問題を回避するよう再配線され、あなたが通常の生活に戻れるようになるまでしばらく時間がかかります。そのあいだ、つまり数か月は、日々の生活を送るにあたり、さまざまな困難を耐え忍ばなければなりません」などといったように。だが、その種の説明はまったく受けず、衣服を返され、帰ってよろしいと言われただけだった。病院を出てから、およそ一・五キロメートルの道のりを運転して帰るのに数時間を要した。

翌朝目を覚ましたとき、腕がひどく痛んだ。日曜日になると、腕は倍の太さに腫れていた。病院のスタッフが、腕に挿入したカテーテルの針を最後に抜くのを忘れていたのだ。自分でテープをはがして針を引き抜くことは、普通の人間なら誰にでもできる。しかし私には状況が理解できない。腕が痛む……。腫れている……。病院に行った覚えがある……。なぜか、腕にテープが貼られ、プラスチックのコネクターが装着され、大きな針が突き出している。どうやってテープをはがせばよいのか？　私にできることといえば、片手で車を運転して病院に戻り、玄関のガラスドアを叩くことだけだ。

すでに夜中の一二時を回っていたので、警備員が私を看護師の詰め所に連れて行く。私の腕を見た看護師は笑い出す。さらに詰め所のまわりに立っていた他の夜間スタッフも、こちらを見て笑い出す。私を出汁《だし》にして。こうして、その夜の私は、病院で大きなジョークのネタにされた。数日間大きな針を腕に突き刺したままでいたなどとは、あまりにもまぬけすぎて自分でも信じられない。私は、自分のあまりのまぬけさに絶望感と恥ずかしさを感じた。そして孤独感がどんどん募っていく。

言葉の地図が狂う

この頃になると、自分の体験があまりにも奇妙なので、また、ＡＩ研究者の私にはそれが興味深くもあったので、もっとも顕著な特徴についてノートに詳しく書きつけておいたり、コンピューター上でテキストファイルにタイプして、適当なディレクトリに放り込んでおいたりするようになった。皮肉にも、文章を読むことはできなかったが、自分の仕事を振り返ったり、自分が何を言っているのかを考えたりしなければ、壊れた脳の奇異な状態にふさわしい形態で、書くことは曲がりなりにもできた。読もうとすると、数分以内に苦痛と疲労を感じ始めたのに対し、頭に浮かんだイメージをもとに、指に直接文章を綴らせるのであれば、二〇分以上書き続けられた。その際のポイントは、文章を見ないことだ。

これは、脳震盪症者たる私の一般的な指針となった。実のところ、今や日常生活で頻繁に生じるようになった難題に対処するために新たな解決策をひねり出さねばならないがゆえに、そして図らずも、健常者が外界の微細な側面のほとんどを遮断するのに用いている知覚フィルターにダメージを負ったために、私の創造性は向上した。知覚フィルターがまともに機能していない者にとって、外界からの微細な刺激の取り込みは、健常者が見逃してしまうような解決策の創造的な案出へと導く場合がある。[*5] 傍《はた》で見ている人には、私の生活が自動車事故以前と何も変わっていないように見えるはずだ。私は当時

＊5　事実、（「認知の脱抑制」として知られる症状において）不要な情報を濾過《ろか》するこの能力の欠如と、創造的な思考力の高さとのあいだに強い結びつきがあることが判明している。たとえば、次の文献を参照されたい。Shelley Carson, "The Unleashed Mind: Why Creative People are Eccentric," *Scientific American Mind*, April 14, 2011. http://www.scientificamerican.com/article.cfm?id=the-unleashed-mind　また、統合失調症型人格（障害）に関する文献を参照されたい。

離婚したばかりであったこともあり、子どもが住む場所の近くに立つ焼け落ちた家を購入し、かつて大工だった経験を生かして自分で建て直していた。事故後は、父親としての務めを別にすれば、大学での仕事を最優先した。半分弱の時間を幼い子どもたちと過ごし、残りの時間は一人で暮らしていた。家に出入りする下請業者とも自分で取引を続けていた。

私は自分の問題を誰かに相談したりはせず、独力で解決できるかどうかをつねに見極めようとするたちだ。母は、私が最初に口にした言葉は「自分でやれ！　自分でやれ！」だったと、よくジョークを飛ばしたものだった。

だが、すべてを隠しおおせるものではない。

最初に起こり始めた注意すべき問題の一つは、文脈に合わない不適切な単語を使うようになったことだ。ときにそれは、大学教授としての務めを果たすにあたり、同僚や学生から精神状態を疑われるのではないかと心配になるほど奇妙なものになることがあった。当時のノートやEメールの文面を読むと、本来の単語を音やときには概念が類似する単語で誤って置き換えているケースが目立つ。たとえば、「observing」を「over-serving」、「weigh」を「way」、「write」を「right」、「manage」を「imagine」、「said」を「say」、「meaning」を「feeling」、「phone reception」を「phone perception」で置き換えるなどである。ときにはフレーズを書き間違えている。「yet to be written」を「yet to be reader」、「wrapped tightly under plastic」を「wrapped tightly under practice」など。

思うに、このような誤記の多くは、同時に二つのものごとができなくなったことに関係し、よそごとに一瞬気を取られたときに起こっているのだろう。一例をあげよう。Eメールで「教授会（tenure meeting）」とタイプしようとした際、その案内が書かれている「ファイル（file）」について考えていることに気づいた。ところが「file」の先頭の文字「f」のために、「meeting」が「feeting」になり、さらにそれが潜在意識のなかで「feeling」に置き換えられ、結局「tenure meeting」ではなく「tenure feeling」とタイプしていた。

さらには話す際にも、別種の問題を抱えていた。

事故の一年後に、珍しくわが家を訪問した私の兄の観察によれば、私は、焦点の定まらない目でじっと前を見つめ、弧を描きながら頭をゆっくりと動かし、あたかも意志の力で言葉を視覚的意識にもたらそうとするかのように、もう少し言い方を変えると、自分のまわりの空間をスローモーションで探査しながら、これから発する言葉の位置を定めようとするかのごとく、「この……ように……話す」のだそうだ。

どこが悪いんですか？

事故から数週間が経過した頃、私はひどく体が衰弱し頭が混乱していたので、かかりつけの医者に相談したところ、またしてもERに行くよう勧告される。

病院には二度と行きたくなかったが、状況は絶望的になりつつあった。自分に何が起こっているのかが、まるで理解できなかったのだ。当時は、次から次へと奇妙なできごとが起こっていた。たとえば、椅子に座ったまま一時間立ち上がれなくなったり、階段を上がったまま下りられなくなったりした。ジョークが理解できなくなり、ラジオのアナウンサーの話についていけなくなった。目を開けたまま眠ることがよくあった。バランス感覚に大きな問題を抱え、電車にもエレベーターにも乗れなくなり、買い物すら困難になった。電話で誰かと二分も話していると、吐き気を催した。

ＥＲは混雑していた。私は四〇分ほど待ったあと診察室に入り、服を脱ぎガウンを着て、診察ベッドに横になるよう指示される。これらを実行するのに、長い時間がかかる。衣服の幾何学的構造を「見る」ことが困難になり、その結果私の手の動きはぎごちなくなる。

忙しそうな看護師がやって来て私に話しかける。

「どこが悪いんですか？」と彼女は訊く。

「それがよくわからないんです。どこが悪いのかが」と私は正直に答える。

彼女は疑わしそうな目つきで私を見ながら、「どこが悪いのかを言ってくれなければ、治療できません」と言う。

その通りだが、わからないものはわからない。だから私は黙っている。

「エリオット博士。何か薬を飲んでいるのですか？　それとも酔っ払っているのですか？」

私は何も言わず、首を横に振る。

彼女は出て行き、やがて医師がやって来る。どうやら彼は、カルテをチェックして、私が最近脳震盪症の診断を受けていることを確認したらしい。クリップボードを手に持っている。

「痛みますか？」と彼は質問する。

「とても痛みます。体の具合がどうも変なのです」と私は答える。これはほんとうのことだ。何かを考えねばならなくなると、必ず頭や首の筋肉に激痛を感じた。

「吐き気はありますか?」と彼は訊く。

「あります。文章を読もうとしたり、何かを考えようとしたりすると、嘔吐《おうと》しないよう我慢しなければなりません」と私は答える。

医師は「そうですか」と言って、私には何も説明せずにクリップボードにはさんだ用紙に何か書き込み、診察室を出て行く。取り残された私は、ベッドに横たわったまま、ベッドを仕切るカーテンを凝視する。しばらくすると看護師が戻ってきたので、私は起き上がる。錠剤を入れた小さな紙コップを手渡される。私の脳は、早口でまくしたてる多忙な彼女の言葉を処理し切れない。私は渡された錠剤をどうすればよいのかがわからず、手に握ったまま再びベッドに横になり、懸命に状況を把握しようと努める。形の違う二種類の錠剤があることに気づくが、それが何を意味するのかがわからない。いったいどうなっているのだろう? 私に何をしろと言うのか? これからどうなるのだろう?

四五分後に看護師が戻ってくる。彼女は、私の手にまだ錠剤が握られているのを見てろうばいする。どうやら、私はもらった錠剤を飲み、彼女は効果が現れるのを待ってから、その程度を確認するということだったらしい。

「おや。いったい何をしているんですか? どうして薬を飲まないんですか? ここには、ほんとうに具合の悪い患者さんが大勢いるんですよ!」と彼女は言う。私の頭は、彼女のきつい声のために痛み始める。

私はようやく錠剤を飲む。一方は吐き気を、もう一方は頭痛を止める薬なのだろうか? おそらく彼女は、私を単なるわがままな詐病者と見なし、重傷者のためのベッドを私が無駄に占拠していると思っているのだろう。それから私は服を着て書類を受け取り、診療室を出た。

ガレージに戻って自分の車を見つけるまでに三〇分がかかった（ガレージはERの隣にあるので、普通は二分しかかからないはずだが）。病院の廊下の配置が理解できず、階段を上がるのがとてもむずかしい。それらを「見る」ことができないからだ。ガレージの幾何学的構造を把握できず、バランスを保つために壁にすがりつかなければならない。ようやく私のマツダを見つけたときには、私はへとへとになっていた。窓を開けたまま運転席に座り、安全に運転できるようになるまで休んでいた。

しかし私にはツキがない。二〇分が過ぎた頃、警備員がやって来て、「ガレージをうろついて、いったい何をしているんだ？　車をすぐに出さないと、警察を呼ぶぞ」と警告する。

悪いことは何もしていなかったが、衰弱し切っていた私は、ほんとうに警察に通報されるのではないかと不安になる。髪の毛は乱れに乱れ、麻薬常習者のように振る舞い、後部がつぶれた車にじっと座っていたのだから、私は社会に資する立派な人物にはとても見えなかっただろう。監獄行きになれば、慣れない環境とストレスと騒音で、とても耐えられなかっただろう。

だから私は、ありったけの力を振り絞ってガレージから車を発進させる。しばらく走ってから車を止めて休憩し、目下の奇妙な状況を考えてみる。それから三時間後にようやく家にたどり着いた。

病院に出掛けたときより状態はひどくなったと感じた。そしてERは、助けにはならないと悟った。自分で何とかしなければならない。そう私は思った。

かくして、二度と病院には行かないと誓った。そして実際に行かなかった。

リンゴ、スカーフ、ツリー

計画能力に問題を抱えていたにもかかわらず、この時期に私は、地元の神経科医のグループとどうにかコンタクトをとった。かかりつけの医師に促されて地元でよく知られた神経科医に会おうとしたが、会えるのは早くて二か月後だった。そんなに待つのは気が進まなかった。待つあいだに、脳のダメージがますますひどくなるのではないかと恐れたからだ。症状はあまりにも異常で、回復の気配はまるで見られなかった。受付の話では、新参の神経科医でよければ、三週間以内にアポを「割り込ませられる」とのことだった。

私はまる一日を費やして、状況を詳細に説明するメモを慎重に書く。その頃までには、私が経験しているのは、脳震盪症の典型的な症状であることを知っていた。だが、当時のほとんどの医師は、それには関心を抱いていなかった。翌日の午前中は、診断に先立って医師が読んでおけるよう、このメモを封筒に入れ、切手を貼り住所を記して投函することに費やす。

前日から面倒な作業を控えていたため、医師に会ったときには、私は休養十分であった。コンディションを最高にしておきたかったのだ。

担当の中年の神経科医は、「おはようございます。エリオット博士」とあいさつしてから、「脳震盪症を抱えておられるのですね。自動車事故ですか？　訴訟は？　シートベルトはしていましたか？」と訊く。

私が会ったほとんどの医師は、同じ質問をした。おそらくこれには、弁護士に厄介な問題を持ち込まれるケースが多いのと、訴訟になれば専門家として証言をすることで懐が潤うという、医師に特有な事情が関係していたのだろう。さらに言えば、自動車事故が起これば訴訟で金銭が絡み、そのために当事者が障害を偽装しているのではないかと誰もがすぐに疑い始めるという想定が、つねにあることを示唆しているようにも私には思える。

私は、訴訟はないと医師に伝える。

次に彼は、「フォルスタイン・ミニメンタルステート検査」と呼ばれる、三〇の質問から成るテストを始める。

彼は、「今日は何曜日ですか?」「季節は?」などと質問する。

私は、始めのうちこそうまく答えられる。

それから彼は、「よろしい。では、次の三つのアイテムを覚え、復唱してください。リンゴ、スカーフ、ツリー」と要求する。

「リンゴ。えーと、……スカーフ。それから、あ、うーん、……ツリー」と私は何とか答える。

次に彼は、一〇〇から七ずつ逆向きに数えるよう求める。あとで詳しく説明するが、この作業には数列の特定と視覚化が必要なので、私には非常にむずかしい課題だ。診察室に入ってからまだ数分しか経っていないのに、私は奇妙な感覚を覚え、見当識を失い始める。当時は、そのような状態に陥るのが常態化しつつあった。

「一〇〇、九三、…八六、……七九、………七二」と、反応はどんどん遅くなる。私は、舌が重くなったように感じ始め、椅子に座ったままバランス感覚を失う。

「さて。三つのアイテムをもう一度復唱してください」と医師は言う。

「えーと、リンゴ」。

「続けてください」。医師は命令口調になる。

「あー、あー」。心のなかではスカーフが見えている。ところがその名前を言おうとした途端、イメージは消え口に出せない。目は前方を凝視する。吐き気がひどくなる。しばらくしてようやく、私は「スカーフ」と声を搾り出す。

「続けなさい」と、さらに大きな声で医師は言う。

最後の名前がどうしても言えない。

医師は、「言いなさい！」と叱責《しっせき》するように叫び始める。「三つ目の名前を言いなさい。アイテムは、二つではなく三つあったはずです」。

心の目でその単語を「見る」か、言うかのどちらかはできるのだが、両方はできない。「三つのアイテムがある」という概念すら私には理解できない。医師の叫び声で、頭を殴られているかのように感じる。木のイメージが思い浮かぶが、「Tree」という単語と、それによく似た「Three」という単語が融合し始める。こうして私は、感覚的、認知的な入力情報の海のなかでおぼれかける。

やっとのことで「ツリー」と言える。

医師はカルテに何やら書き込んでから、線を引くだけの簡単なテストを私に課す。

一生懸命やっても、私には恐ろしくゆっくりとしか引けない。「ご覧のように、手の運動調整機能に問題があります」と私は言う。

彼は、何も言わずに私が線を引き終わるのを待っている。私の言うことには、何の興味もないらしい。

それが終わると、とりわけひざの下と、ひじの近くをたたく反射テストを始める。一五分ほどで身体テストを終えると、彼は、「特に問題はありません。二、三日休めばすぐに治るでしょう」と言う。

だが、問題がないとは私にはとても思えない。そもそも、私はここ数週間、休むこと以外は何もしていない。与えられた単純なメンタル課題ですらむずかしく感じ、私の認知能力は、今や完全に枯渇していた。動作は鈍くなり、感覚入力を濾過する能力を失いかけていた。

帰るときには、エレベーターは使わないことにした。エレベーターに乗れば、必ずや見当識喪失に見舞われるだろう。しかし階段を前にした途端、体が動かなくなる。階段を「見る」ことができないのだ。私はあきらめて、階段の最上段に座り込む。それから、手すりにしがみつきながら何とか一段一段前進することで、たった一階分の階段を四五分かけて下りる。それから車を運転して近くの自宅に帰るのに、さらに一時間がかかった。

自分に何が起こっているのか、依然としてまったくわからない。医師は問題ないと言ったものの、何をするのも私にはむずかしい。

自分の経験と、他の脳震盪症者の話をもとに考えると、そのとき行なったテストでは重要な情報が見落とされている。第一に次のことが言える（これは、それ以後のできごとにも当てはまる）。認知テストを続けてもう一度行なっていたら、私はそれを達成できなかっただろう。というのも、脳震盪症の一つの特徴は、ある種のストレスがかかると、認知能力が急激に低下することだからだ。つまり、最初の数分間はほぼ正常な状態を保つことができても、心的負荷が蓄積すると、「崖」から転落するように私の認知能力は急降下する。ところが私の経験では、標準的な医療で、この種のテストが繰り返し行なわれたことはない。また、医療機関で治療を受けるにあたり気づいた二つ目の問題として、知能や教育程度に関して個々人のベースラインが考慮されていない点があげられる。個人を対象に能力低下の度合いを測るには、これらの情報は必須になり得る。第三に、テスト中に生じたバランス感覚の低下や、運動スキルの低下は、本来決め手になる情報であるはずだ。

端的に言えば、脳震盪症者に対して当時の神経科医が実施していた標準的なテストは、認知症を対象とするものだったのであり、それと一連の単純な反射テストに合格しただけで、私は家に帰されたのである。一週間後この神経科医は、私のかかりつけの医者に、大学で講義するにはもう少し休養が必要である旨を記した手紙を送った。彼は、私の障害の本質と程度をまったく把握できていなかった。

障害に対するこの手紙の軽々しい扱いと、困難な状況下で苦労しつつ自覚症状を詳しくまとめた一覧を事前に送っておいたはずなのに、この医師がまったく読んでいなかったことに腹が立った私は、不満をこまごまと記した返事を草稿としてメモ用紙に書きつけた。大学教授として、事実を無視した彼の非科学的な診断に失望していた。しかしこの返事は結局送らなかった。手紙を封筒に入れ、切手を貼り、宛名を書き、ポストに投函するという一連の作業をうまく行なえなかったからだ。

こうしてただちに実行できる選択肢は尽きた。認知科学者として、私は自分の症状に興味を持っている。加えて私は、難題の解決にあたり、あきらめるということがまずない。この性格は、大学での仕事にも合っている。だからこそ、よくなる見込みがなくても、ほぼ一〇年にわたり大学教授としての務めを果たせたのである。しかし実のところ、さまざまな医療関係者に、「ある程度以上よくなることはない」「あなたのような状況で、回復した例は知らない」などと何度も言われてきた。

ここで問われるべきは、「いったい何人の脳震盪症者が、回復を断念してきたか」である。私が会ったほぼすべての「専門家」は、私の状況に関心を示さなかった。理解ともなればなおさらだ。私は、詐病者、トラブルメーカー、あるいはもしかすると詐欺師として扱われてきた。私自身はと言えば、自分に何が起こっているのか皆目見当がつかなかったし、重大な障害を抱えていると真に理解してさえいなかった。精神異常と診断され、向精神薬を処方されなかっただけでも感謝すべきかもしれない。

自分の経験に鑑みると、アメリカだけでも何千もの人々が、不必要にも私と同様な扱いを受けているのではないかと思う。彼らは、自分の状況を把握できていないはずだ。認知の問題は、保険の対象にならない、軍では認識されていない、あるいは医師に理解されていないことを知った者もいるだろう。敵意を持って扱われたり、仮病の疑いをかけられたり、精神病を抱えていると見なされたりした者もいるはずだ。大枚払って見当違いの治療を受けた人や、専門家の、善意によるとはいえ「見込みなし」という診断を下されて自宅に帰り、他にどうしようもないので現状に耐えながら暮らし続けている人も大勢いることだろう。

第2部　認知の構成要素

第2部は、その後八年間にわたり私が経験した脳震盪症を説明する重要な認知的テーマに焦点を絞る。どうやって私はそのような重い症状を抱えながら、大学教授としての務めを果たせたのだろうか？　視覚システムの障害とバランス感覚の問題は、どのような関係にあるのか？　駐車場を歩くことさえできなかった当時、なぜマラソンに参加できたのか？　なぜ私は文章を読めなくなったのか？

背景

明らかに困難な状況に置かれていたにもかかわらず、私は仕事でも家でも、自分の生活構造の恩恵を受けていた。

それに関して特筆すべきは、私がアメリカ最大のカトリック系大学、デポール大学に所属していることだ。デポール大学は私に、大学教授としての務めを果たせるよう柔軟にスケジュールを組むことを認めてくれた。デポール大学は、学問の世界では小さな宝石の一つで、その教授職は、純粋な学術研究に加え、教育と奉仕への献身を信条とする、（私のような）人々によってこれまで志望されてきたし、現在でもそうである。というのも、各人各様のあり方で大学に貢献できるからだ。したがって、私の場合も、自分の仕事に対するアプローチを柔軟に選択できた。各分野の優秀な研究者に囲まれて仕事をしてきたが、彼らは皆、同時に教師としての高い資質を備えている。デポール大学に浸透する、この「教育者としての人格」は一般に、私を含む他者の特異性に対する好奇心と感受性を育む一因をなす。私の学生も、障害を克服しようとする私の努力に思いやりをもって接し、援助の手を差し伸べてくれる。聖ビンセント〔ヴァンサン・ド・ポール。貧者の救済に尽くしたカトリック教会の司祭で、デポール大学の名称は彼からとられている〕の教えに基づく、奉仕を志向するデポール大学の倫理方針は、教授、スタッフ、学生の良心を育む基礎をなし、私はその支援環境に暖かく包まれている。[*1] そして、何年にもわたり、コンピューターサイエンスに関して世界でも屈指の大学院課程を提供してきた、活気にみなぎるコンピューター&デジタルメディア学部の一員として、私は自分の教える講座の内容をきわめて柔軟に組むことを許されてきた。このように、デポール大学に在籍できたことは、私にとっては非常に幸運だ。

同僚は、私の状況をよく理解している。学部長は思いやりが深く、低下した私の能力を最大に生かせるよう取り計らってくれる。私は、情動コンピューティングという研究分野でそれまで自分が行なってきた、将来を約束された国際的活動を縮小し、新たなアイデアを収集し発展させ将来の発表に備えることに目標

＊1　奉仕への献身は、デポール大学では、トップから始まってきわめて広く浸透している。たとえば学長のデニス・H・ホルトシュナイダーは、八〇万ドルを超えるサラリーのすべてを、所属する聖ビンセント修道会に寄付している。

を絞った。そして大学と教育への奉仕に活動の重点を置くことにした。

事故当時、私は二〇年にわたって続いてきた結婚生活の破綻のストレスから脱しつつあった。その頃までには新たな生活基盤が確立していた。年長の子どもたちと最初はなかなか会えなかったことを除けば、私は上昇機運に乗っていた。概して未来は明るかった。豊かな人生を追い求める私の性格はまったく変わらず、われながら驚いたことに、睡眠らしきものを数時間とっただけでも、必ずと言ってよいほど快調な気分で目覚められた。

自分の人生が大きく変わり、この変化が風邪のような一時的なものではないと悟るまでには、かなり時間がかかった。つまるところ、思考を働かせさえしなければ、まったく正常に感じたし、傍からもそう見えていたはずだ。考える必要が生じると、直近の問題の解決に没頭するのがつねで、大局的な状況判断をする余地はなかった。毎日、毎時間、足元を確かめながら一歩ずつ前進していたのだ。

毎日、奇妙な難題に直面していたのは事実だが、独力で新奇な難題を解決することは、日常生活でも仕事でも、私の生き方の一部と化している。いわばそれは、平常業務といったところだ。問題は異なっても、やることは似ている。

事故の一か月前、私は電気、配管設備が不十分な、焼け落ちた小さな家に移り、自分で建て直すつもりでいた。年長の子どもがたまに訪ねてくる以外、私はそこで一人暮らしをしていた。脳震盪症になったあとも、さまざまな下請業者と現場で作業をしていた。多くの作業は、数年をかけて自分でやらざるを得なかった。

この困難な時期、私は大勢の寛大な人々に囲まれていた。二人目の妻で中国系のコンピューターサイエンティスト、キアンウェイと、とても思慮深い継娘のルーシーとはかれこれ一三年のつきあいになり、二〇〇六年からは事実上別居状態にあるとはいえ、現在でも親しくしている。私たちは、キアンウェイの両親と一年間一緒に暮らしていた。そのあいだに彼らは、私たちのかわいらしい娘エリン（最年少の子ども）の祖父母になった。エリンは生まれてこのかたずっと私と一緒にいるが、彼女が二歳のときからは、おもに私がシングルファーザーとして面倒を見ている。最初の妻とのあいだに生まれた三人の子どものうちで最年長のネルは、長く私と一緒に暮らしていた。とりわけ高校に入学した時から、ブラウン大学で「組合せ最適化」の研究で修士学位を取得するまではそうだった。私は彼女をロケットガールと呼んでいるが、彼女はいつのときにも変わらず私を手助けしてくれる。近所に住む二人目の子どもピーターは、折に触れてわが家に遊びに来る。三人目のルーシーは、母親が長期間外国に出張しているときも含め、つねに私と一緒にいた。四人目のポールは、ほぼ半分の時間を私と過ごした。彼は、彼の幼い妹の育児という難題を私が無事に切り抜けるのに重要な役割を果たし、それ以外でも必要なことは何であれ進んで手助けしてくれた。つまり、私はこの時期を、賢く思慮深い大勢の子どもたちのシングルファーザーとして暮らしていた。

のちに何度か登場する親友のジェイクは、シカゴ郊外に住んでいたが、二〇〇二年にサン・ディエゴで仕事を得てそこに引っ越した。それ以後も、彼は遠隔地から私を援助し続けてくれている。

この八年間に私が受けた治療はすべて、脳の障害の根本原因に対処するのにまるで役立たなかったが、すぐれた療法を求めてあらゆることを試し続けた。私はどんなチャンスも見逃すつもりはなかった。ERや地元の神経科医の診療所に行ったことはすでに述べたが、のちには全国的に著名なリハビリセンター、バランスクリニック、神経療法クリニック、同種療法《ホメオパシー》、そしてさまざまな専門医の提供する療法を試し、当時利用できたあらゆる心理診断を受けた。二人の高名な神経科医と、一人の精神科医にも会った。これらの施設や療法家がプロフェッショナルであることは確かだ。しかし、役に立つ情報が得られたこともあるにはあるが、それ以上となると、脳震盪症者の私に、思いやりと、「一生治らないのだから、現状と折り合っていくすべを学ぶべきだ」というアドバイス以外の何かを提供してくれる者はいなかった。

さらには、電気刺激療法家、脳の損傷を専門にする整形外科セラピスト、一般のカイロプラクター、アトラスカイロプラクター、漢方医、鍼《はり》療法士、スポーツ医学の専門家らが提供する種々の療法を試し、何がしかの恩恵を受け、それらのいずれもが、症状の緩和にいくぶんか役立った。私は何年か、豊かな才能に恵まれ深い精神性を持つ師から太極拳を学んだ。彼は、変わり果てた生活に喜びを見出して、身体的な苦痛に耐える私の能力に深い影響を及ぼした。最後にもう一つあげると、私は数年間、シカゴの優秀なセラピストにディープマッサージを受けていた。これは痛みに抜群の効果があり、一時的ながら、認知的な機能をある程度回復するのにつねに役立った。

とはいえ、これらの治療はすべて、短期的な症状の緩和には効果があったにしろ、脳の損傷それ自体の治癒には役立たなかった。

単に生きていくことは別として、脳震盪症を罹患《りかん》してから数年間の私のおもな目標は、自らの持つ心的、身体的なリソースを保存し、その週を無事に切り抜ける方策が立てられるよう、障害の原理を究明することだった。どんな活動がもっとも負担になるだろう？　その理由は？　感覚入力、脳／身体の状態、そして認知のあいだにある複雑な相互作用の背後に存在する規則性とは何か？　私の頭のなかで、これらに関するテーマが徐々に形成されつつあった。第2部では、一〇の大きなカテゴリーに分類して、これらのテーマを紹介する。

本節では、それらのおのおのを、ダメージを受けた脳の認知的な機能不全を理解するための必須の要件として、また、健常な脳の持つ驚異的な働きを垣間見せる独自の窓としてとらえる。さらには、認知の仕組みのもっとも低次のレベルで、私たち人間を人間たらしめている、さまざまな側面を考察する。そして第2部を締めくくるにあたり、事故からおよそ一〇年が経過した頃に、奇跡的な回復を予兆する影《ゴースト》が出現したいきさつを紹介する。

壊れた人間機械

三つのレベルの認知バッテリー

特定の状況下では、たいがいは短期間ながら、私はしばらくのあいだ正常に振る舞い、困難な状況にうまく対応できているかのように見えたはずだ。ところが、傍からは同じように見える状況のもとで、私は何をするのもおっくうに感じ、気難しくなることもある。日常生活や仕事で、周囲の人々は、そんな私をときに不可解で信用ならぬ人物、場合によっては秩序を乱す者とすら見なす。さらに悪いことに、自分のむら気にフラストレーションが高じ、自分でもそう思い始める。

一人分の試験の採点なら一〇分でできるのに、五人分となるとまる一日かかる、あるいは、AIプログラムで用いられる「ユニフィケーション・アルゴリズム」について自由に論じた一〇分後には、「来週の火曜日の四時一五分」という言葉の意味がわからないなどといった事態がどうして起こり得るのか、自分でも説明がつかなかった。

しかし、私は自分の不可解な認知にパターンがあることに徐々に気づき始めた。すなわち、私の認知は、思考を働かせる必要がなく、ある種の課題を避けられれば、また、バランス感覚に圧力がかからなければ、多かれ少なかれ正常に機能するということに気づいた。長時間脳を使えば使うほど、それだけ私の認知能力は劣化する。そして劣化の速度は、そのときに遂行されている脳の活動の種類に大きく依存する。二つの入力情報の流れを同時に処理する（たとえばメモをとりながら電話で話すなど）、意思決定をする、買い物の際に目に入る視覚情報を整理するなどの行為は、数分以内に認知の劣化を引き起こす。運転、皿洗い、気ままなおしゃべりなどのより単純な行為なら、劣化は起こらない。やがて私は、求められている思考活動の種類と、そのときの脳の状態に基づいて、感覚的、認知的な能力の崩壊をきたすか否かを、かなり正確に予測できるようになった。

それと同程度に重要なポイントとしてあげられるのは、回復に必要とされる期間にばらつきがあることだ。

認知崩壊の様態と、回復に要する時間の関係を理解することは、私が頻繁に経験した不可解なできごとを理解する際のカギになる。これらの経験は私独自のものではない。これまで何年にもわたり何人もの脳震盪症者と話をしてきたが、彼らもまったく同じ不可解な経験をしているらしい。やがて私は、この「認知の崩壊→回復」が繰り返される現象の構造を、「認知バッテリー」というたとえで表現できることに思い当たった。

このたとえでは、脳震盪症者は脳にエネルギーを供給する三セットのバッテリーを備えていると考える。バッテリーA（ワーキングセット）はすぐに利用でき、充電も数時間以内にすみやかになされる。バッテリーB（第一レベルのバックアップ）は、バッテリーAが使い果たされると利用可能になる。しかし充電には時間がかかり、数日を要する場合もある。バッテリーC（深層のバックアップ）は、バッテリーBが枯渇し、緊急にエネルギーが必要になったときに、最終的な手段として利用できる。しかしバッテリーCは注意深く使わねばならない。なぜなら、充電速度が非常に遅く、それには最大で二週間かかるからだ。

さて、ここで問題になるのは、脳震盪症者にとっては、バッテリーCが完全に充電されるまでバッテリーBが、また、バッテリーBが完全に充電されるまでバッテリーAが充電できないことである。したがってひとたびバッテリーCが枯渇すると、われわれ脳震盪症者の脳が「（比較的）正常な」機能を回復するまで、長い時間を要する。

バッテリーAだけで済ませられるうちは、日常生活に大きな支障はない。しかし逆に言えば、脳震盪症者の脳は、短期間、負荷のかからない作業を行なえるにすぎない。さらには、負荷のかからない短期間の作業の合間にも、定期的に脳を休ませねばならない。とりわけ視覚システムを休ませることが肝要になる。脳震盪症者には、何もせず、何も考えず、夢さえ見ない期間が必要なのだ。

しかし世の中は、そう単純にはできていない。長期間の集中を要する作業や、バッテリーAだけではエネルギーが不足する激しい仕事をこなさなければならないときもある。たとえば、買い物をしていると、膨大な量の視覚情報に関するパターンマッチングや意思決定が求められる。子どもの世話をするには、いかなる状況のもとでも子どもの行動に反応できるよう、つねに準備を整えておかねばならない。これらのような状況下では、脳震盪症者は、バッテリーAをすぐに使い果たし、認知機能の維持のためにバッテリーBを使い始める。それでももちろん、数日の回復期間を確保できれば、生活はもとの「正常な」状態に戻る。

しかしバッテリーBを使い果たし、充電のための時間が十分にとれないと、大きな問題が生じる。たとえばへとへとになって買い物から帰ってきたあと、子どもの一人が店に高価なメガネを置き忘れてきたことに気づいたときなど、何か面倒な事態が起こり、対応が必要になると、脳震盪症者は、最後の手段として緊急用のエネルギー源、バッテリーCに手をつけざるを得なくなる。短期間ならそれで済ませられる。バッテリーCを使えるあいだは、面倒な状況に応えて、正常に振る舞っているかのように見える。だが、バッテリーCが枯渇すると、他に当てにできるエネルギー源はもはや存在しない。バッテリーCが充電される一、二週間、認知機能を休ませなければ、生活は「正常な」状態に戻らない。

私自身に関して言えば、階層的な認知バッテリーの枯渇と充電の奇異なパターンは、有利にも不利にも働く。有利に働くとは、たとえば次のような点においてである。何か困難な事態が生じたときには、バックアップを使ってうまく対処できることを確信しつつ、安心して車を運転できる。心に大きな負担がかかる重要なミーティングに出席し大学教授としての務めを果たせる。重要な社会的状況において他者とまっとうな会話ができる。そしてもっとも重要なことだが、親としての務めを果たせる。子どもが私を必要としているときには、彼らの代わりに責任をもって事態に対処できる。

その反面、私がある種の課題にうまく対処しているかのように傍からは見えるため、その課題や類似の課題の遂行がいつでも可能だと思われ、実際には大きな負荷がかかっていることが見落とされがちになるという不利を被りやすい。

つけ加えると、三レベルの「認知バッテリー」のたとえで述べたこととは別に、私は「極度の緊急モード」によって得られる効果をあてにできる。このモードには、危険な状況が迫りアドレナリンの分泌をきたすと、それに対処するために瞬時に入れる。それは通常、バッテリーCに余力がある限り、ごく短期間、「正常な」身体の状態と認知機能を支えてくれる。しかしその働きは、急速にエネルギーを枯渇させ、つねに重大な代償をもたらし、その後の回復には非常に長い期間を要する。

「深層バッテリーC」と「極度の緊急モード」は、脳震盪症者にとっては非常手段として天のたまものでもあるが、軽々しく扱われるべきではない。その枯渇によって引き起こされる心身のトラウマを考慮すれば、緊急時用の深層バッテリーに手をつけることは、子どもに向かって「大波が来るぞ」と叫ぶ、急ブレーキをかける、燃え盛る火のなかに手をつっこんで重要書類を回収する、危険を避けるために屋根から飛び降りるなどの行動を急いで起こすことにおよそ等しい。

各レベルのバッテリーが枯渇するのに、どれくらいの時間がかかるのだろうか？　その答えは、単純ではない。というのも、それはそのときに何をしているかによるからだ。チェインソーを持って木に登り枝を払う作業をすれば、バッテリーA、Bはたちまち枯渇し、すぐにバッテリーCを使わざるを得なくなる。というのも、この作業には、つねに身体のバランスをとり、静かに揺れ動く枝々や、はためく無数の葉を背景に、腕や足を間違って傷つけないよう十分に注意しながら、複雑な視覚的パターンマッチングを行なうことが求められるからだ。二〇分も作業を続ければ、比較的安定した状態に戻るまで、一週間は休養しなければならなくなる。それに対し、しゃべり続ける三歳児のシングルファーザーとしての役割を果たすには、脳が休養し回復する機会を失うため、数週間にわたりゆっくりとバッテリーが枯渇していく。
事故の数年後、ある神経科医は私に、「これ以上はよくならないでしょう。二年が過ぎれば、誰でもそうです。けれども、次第に脳の障害とうまく折り合っていけるようになるはずです」と語った。後半の指摘は正しい。私は、バッテリーを枯渇させる、感覚的、認知的活動を回避するすべを次第に身につけていった。かくして、ときに変人に見られはしたが（「エリオットさん。なぜ留守番電話を有効にしておかないのですか！」）、世間に対して「普通である」という体面をそれなりに保つことができた。

脳震盪症者の多くは、類似のテクニックを用いていると思う。だから彼らは、脳が回復しなくても、能力の低下をきたす活動を避けることで、脳の障害の影響を相殺するすべをやがて身につけられる。この回避の姿勢は、彼らを神経質で怒りっぽくし、傍から見ると奇異な振る舞いにときに走らせることもある。

行動を開始する魔法

私たちが決して考慮することのない、身体のすばらしい機能の一つは、行動の開始である。それに必須の要素の一つに、空間感覚の概念、すなわち私たちを取り巻く空間内における自分の位置についての知識がある。[*2] これは次のように機能する。あなたは、ある対象物を見る、つかむ、もしくはそれが置かれている場所に歩いて行こうとしたとする。すると次の瞬間には、それを見るために首を回したり、それに手を伸ばしたり、その方向へ足を動かしたりする。しかし、冬の日の深夜に家に帰ろうとして苦心惨憺した先のストーリーからもわかるとおり、その過程のどこかに、思考が行動に転換される「魔法」が生じる瞬間、静止した状態から運動の状態へ一瞬で移行する瞬間がある。そして私たちは、これらの瞬間を意識したりしない。

ところが脳震盪症者は、この移行を可能にする能力を失うことがある。

それがどんな状況かを想像するのは容易だ。あなたはゆったりとくつろいでいる。身体的な疲れはない。椅子から立ち上がろうとする。実際に「さあ、立つぞ」とかけ声を口にするかもしれない。ところがなぜか体が動かない。前方の空間を凝視しながら、なぜだろうといぶかる。奇妙な感覚を覚える。麻痺しているわけではまったくない。体のどこにも異常は感じられない。体が麻痺したときに感じるような恐怖感もない。ただ、だるさが体中を支配し、とにかく動きたいという気分にならない。それはあたかも、椅子に座ったまま何もしていない自分を外から眺めているような感じだ。

ここには、動くとはどういう意味なのかがよく「わからない」かのような、不明瞭さがある。それがどういうことかが見えないのだ。動くこと、そして動くとはどういうことかについての理解が、奇妙にも不可知の世界に属しているかのごとく感じられるのである。

人工知能の研究をしてきた者にとって、これは非常に啓発的だ。自分がどこに向かっているのかが、あるいはつかもうとしている対象物が「見え」なければ、言い換えると、私たちが心の内部に保っている、外界の視空間表象のなかで、対象物と自分自身の位置が見えなければ、筋肉は動こうとしないだろう。低次の運動制御システムは、言葉ではなく空間的なイメージに反応する。動作の開始はまったく基本的で複雑、かつ実践的で有用なものであり、思考の働きなくして一瞬のうちに生じる。

＊2　認知的な感覚は、上頭頂葉に位置すると考えられている。

動けないことは、実にきまりが悪く、のみならず社会的に面倒な状況をもたらす。私はそのような状況に備えておくことを学んだ。ときには、ミーティングへの参加や意思決定、そしてとりわけ私にとってはやっかいな、階段を下りることを意図的に避けた。これらはいずれも、私を動けなくする可能性を少なからず孕《はら》んでいるからだ。あるいは、信頼できる同僚や学生に、「ミーティング（講義）のあと、動けなくなりそうだから、終わったら私を椅子から立たせて、会議室（教室）の外まで連れ出してくれないか？」とあらかじめ頼んでおくことがあった。幸いにも、いったん動き始めれば、あとはたいがい順調だった。見知らぬ人に「私は脳障害者です。このジェットウェイ（飛行機への搭乗橋）を渡りたいんですが、背中をちょっと押していただけませんか？」などと謙虚に尋ねることも学んだ。[*3]

ときには、私に向かって誰かに「動け」と命令させるだけでよかった。私に何を言うべきかを誰かにそっくりそのまま伝えたのである。私はその命令に従って、一人ではどうしても開始できない行動を始められた。もっとも変わった例をあげよう。私は親友のジェイクに電話し、にっちもさっちもいかない状況から抜け出せるよう私に命令してほしいと頼み込むことがあった。

私　「やあジェイク。もう二〇分も動けない。椅子から立ち上がって台所に行けと私に命令してくれないか」。

ジェイク　（役人のような声で）「よろしい、クラーク。今すぐ椅子から立ち上がり、部屋を横切って台所へ行け」。

私　「ありがとう。立ち上がれた」。

ジェイク　「気にするな。お安い御用だ」。

動作をまったく開始できなくなるのは、脳震盪症の重要な症状の一つであり、パターンマッチング、認知的判断、意思決定の能力低下や、過剰な感覚入力などのさまざまな障害によって、この種の運動制御の破綻が生じる。

選択の謎

脳震盪症によって引き起こされるもう一つの問題に、意思決定能力の喪失がある。これは正しい判断を下す能力とは何の関係もない。脳震盪症は、愚かになることでも、分別をなくすことでもない。そうではなく、データを集積しその分析が完了してから、意思決定を下すという生得的な能力を行使できなくするのだ。

＊3　これに関して、脳震盪症者のためにアドバイスをあげておく。一般にこの種のことに対して用心深い女性に尋ねるのはむずかしい（ただしひとたび同意してくれれば、男性より助けになる）。見知らぬ人には、引いてもらうより、押してもらうよう頼むほうが簡単である。というのも、押すほうが私的な行為であるように感じられないからだ。

そもそも健常者のあいだでも、意思決定能力の程度は十人十色であり、脳震盪症におけるその喪失は、文脈のなかで理解されるべきである。ものごとを評価する秀でた能力を備え、知能と組織力に恵まれていても、車の購入にせよ、料理の注文にせよ、実際に何かを決める段になると、たとえ十分な検討を行なってもなかなか踏ん切りをつけられない人がいることは誰でも知っているはずだ。あるいは、何の調査もしていないのに、必要なときにはすぐに決断を下せる人がいることも。こうしてみると、必要なときに必要な判断を下す意思決定の能力は、関連する状況に関して得られた知識の量とは、一般にほとんど無関係であることがわかる。要するに、分析と決定は、二つの異なるプロセスなのだ。

私が両手をあげ、どちらかの手を選ぶよう求めたとすると、あなたは難なくいずれかの手を指せるだろう。では、どうやって選択したのか？ よく考えてみれば、どんな場合でも、熟慮したか否かにかかわりなく、ある時点で一種の魔法が生じたことに気づくはずだ。あなたの心に決意が浮かび上がり、すぐに指で示す、話す、手を伸ばすなどの行動が生じる。ところが脳震盪症者には、脳が疲労すると、見かけは単純なその種の作業を遂行できなくなる人がいる。彼らは、「一〇〇〇ドルあげるから、どちらか一方の手を選べ」と言われても選べない。なぜなら、意思決定を下すことができないからだ。

この意思決定の問題は、身体全体に影響を及ぼす。脳震盪症者の腕は、視空間のなかで、どこに向けて伸ばすべきかに関して、疲労した脳から明確な指示を受け取らない限り、「どちらか一方の手を指し示す」ために動こうとはしないだろう。「左側の手」という言葉は、それを構成する単語を取り出すのに用いられる左側の手のイメージなくしては形成し得ない。脳震盪症者は、自分の心のなかにその答えを探っても、自分とともに次の段階に移るのを待っている何かがどこかに引っかかっている感覚を覚えながらも、そこには空虚しか見出せない。名詞を思い出すのに苦労する高齢者は、これと似た感覚を持っているのではないだろうか。思い出そうとしている映画俳優の名前を自分が確かに知っていることを知っているにもかかわらず、その名前を探して心の内部を探っても、そこには何も見つからないのだ。

事故の四か月後の二〇〇〇年一月には、私の脳は、疲労の度合いがますますひどくなってきた。深層の「認知バッテリー」は枯渇し始め、当時の状況では、回復のために脳を休ませる時間がなかった。買い物も満足にできない状態にあったので、食糧も底をついていた。ある日の午後、私は低血糖で空腹を覚え、事態は深刻化した。

私は、よく考えずに冷蔵庫からリンゴとサラミを取り出し、まな板の上に並べる。次に、リンゴとサラミのどちらを先に切るかを決めなければならない。

何も心に浮かばない。私は立ち往生し、意思決定が自然に生じるのをじっと待つ。ときおり、「愚か者、とにかく腕を動かせ！　ばかばかしい。どちらを先に切ろうが同じことではないか」などといった考えが浮かぶ。だが私は、空腹を抱えリンゴとサラミを見つめたまま、次のステップが自然に生じるのを待ってその場に立ち尽くす。

その状態のまま一五分が経過したあと、ついに何もせずにあきらめる。決断を下そうと激しい努力をしたために、運動制御に難を覚え始める。手はねじれ足は引きずり、ゆっくりとした動作でリンゴとサラミを冷蔵庫に戻す。もちろん空腹のままだ。結局、事態を悪くしただけだった。意思決定の必要性は、二つの食べ物のあいだで化石化してしまったのだ。

このできごとが生じるあいだ（それに似たできごとはその後何年にもわたり生じた）、何か食べものを得ようと、二日のあいだに一〇回ほど、迷路の袋小路に何度も入り込むラットのごとく、私は冷蔵庫のそばまで行った。しかし、実行プランの視覚化は、「どれか一つを選ぶ」段階でつねに停止した。意思決定の何たるかが概念化できない、言い換えると見えないために、私には、形成したいくつかのプランのなかからどれか一つを選び出す手段がなかったのだ。

何も食べずに二日が経過する。気は進まなかったが、ついに私はジェイクに電話をかけ、リンゴかサラミのどちらを食べるべきかを私に指示してほしいと頼み込む。すると、「サラミを先に食べてから、リンゴを食べろ」というジェイクの一言で、四八時間におよぶ私の苦難はたちまち終結する。電話で伝えられたたった一言が、身体の動きを開始するよう仕向ける指令として機能したのである。

知ることは確実性を保証しない

意思決定は、「本能的な感覚」として言及されることがある。事実、意思決定を下す際には、自己の存在の核心から行動が湧き上がってくるように感じられる。だが、実際の意思決定の過程を精査すれば、私たちは、通常は視空間的メタファーによって選択が表現される点に気づくだろう。そこでは、一つのスペクトルに沿って特定の特徴が際立つよう、二つ以上の選択肢が象徴的に配置される。たとえば私たちは、「左／右」「重さ／軽さ」「秩序／混乱」「親密さ／広がり」「正しさ（明るさ?）／間違い（暗さ?）」などの感覚を、これらの概念が持つさまざまな様相を象徴する色、形状、陰影のスペクトルに照らして選択する。

意思決定の知性的な部分、すなわち「知る」段階は、種々の重みづけ、選択肢の表象のされ方などに関連する。ときには、論理によって選択肢を絞らねばならない。

しかし、これは意思決定プロセスの最初の段階にすぎない。そして意外なことに、もっとも重要な段階でもなければ、実際には不必要ですらある。（特定の状況下では、誰でもまったく直感のみに基づいて行動し、「知る」段階を完全に飛ばせる。「よくわからないけど、こっちを取ろう。心配はあとですればいい」）。

はるかに重要なのは、次の段階だ。おのおのの選択肢が象徴的、直感的、空間的な方法でひとたびとらえられると、確実性、もしくは少なくとも十分な確実性が生じ、選択肢の一つが、目標として三次元の視空間のなかで際立ち始める。そして身体は、目標に向けた動作を開始することで反応する。たとえば、手がリンゴに向かって伸びる、あるいは、心が視空間のなかに「よし！　彼女を呼ぼう」という言葉を見て、それを発するために発声プロセスを始動する、などといった具合に。

しかし脳震盪症者は、脳が疲労すると、この重要な段階を欠いてしまう。確実性はまったく生じず、視空間のなかで目標は際立たず、目標がなければ身体は反応し得ない。「知る」段階で、いかに徹底的に内的対話がなされても、それは何の助けにもならない。

そのために、「リンゴが先か、サラミが先か」のどちらかを選択することは、まったく選択しないより、はるかにマシだという知識は、私にとっては何の役にも立たない。また、視空間内に明確な対象が存在しないと、階段を前にしたり、教室のドアを通り抜けようとしたりしたときとまったく同じように、身体が凍りついて動けなくなるのもそのためだ。要するに、目標を「見る」ことができなければ、私の運動システムは反応できない。

確実性にも、スペクトルがある。たとえば、今朝太陽が昇ったことは絶対確実であり、昨日のフェニックス〔アリゾナ州の州都〕は暑かったとほぼ確実に言え、これから一〇年のあいだにクリーブランド・インディアンスが一度はペナントを制するであろうと、ある程度確実に言える。何かが真である確率が高いと論理的に「知っている」程度と、この確実性の強さのあいだには複雑な関係があるのは確かだが、誰でも基準率《ベースレート》を正しく考慮する場合と、まったく無視する場合があるように、必ずしも正確に一致しているとは限らない。*4 また人は、何かが真であると知っている度合いに基づいて、それがまさに真である確実性を判断する場合と、そうでない場合がある。ほとんどの人は、これを論理と直感の相違として経験する。論理的前提が不完全な混乱した状況のもとでは（私たちが暮らしている世界はたいがいそういうものだが）、情報づけられた直感（行動するに足るだけの確実性）が支配する。

経験的な観点から言えば、強迫性障害（ＯＣＤ）を持つ人は、類似の問題を抱えていることが多い。彼らは、ガスレンジの火を止めたことをすでに四回も確認したことを、またオーブンの状態を確認しにもう一度家に戻っても無駄であることを十分にわかっていながら、もう一度確認せざるを得ない。しかも、自分が強迫性障害を抱えていることもよくわかっている。彼らにとって、それらを知っていることは、何の役にも立たないのだ。彼らも、運動制御に密接に結びついた低次の計画システムを駆動する、確実性というとらえがたい感覚を欠いている。（補足すると、ＯＣＤは既存のＴＢＩに明らかに結びついているケースもある）。*5

容易に理解可能だが、非常にとらえどころがないために形式的、論理的記述によってはとらえ切れない認知的確実性という概念は、数々の複雑な認知機能の必須構成要素の一つなのだ。

認知的な心のピースが欠けると

脳震盪症におけるもう一つのやっかいな特徴は、しばしば認知能力が完全に失われるために、健常者が失う場合とはまったく異なる様態で失われ、ときには本人がその事実に気づかない場合すらあることだ。おそらく脳震盪症をめぐる誤診の多さや、その症状に関するあまたの一般的な誤解は、この点に起因するのではないかと考えられる。

私の場合、例のリンゴとサラミの一件が起こったときには、症状はまだ、脳震盪後外傷の初期の段階にあった。そもそも明確に定義された何らかの病気を患っているとは思っていなかった。特定の課題を遂行できないことには気づいていたが、「今までとは何かが違う」とかすかに感じたことを除けば、能力そのものを喪失したというリアルな「感覚」はまったく生じなかった。

たとえを用いて説明しよう。あなたにはジョーという名の友人がいる。このたとえでは、彼は失われた認知能力（意思決定など）を表す。ジョーがタイの修道院にこもったとすると、あなたは彼をバーベキューパーティーに誘えないことを悟り、かつて彼と楽しく過ごした日々を思い出し、今ではその機会が失われたことをさびしく思うだろう。しかしあなたは彼の人となりを、また彼が帰ってくれば、彼といかにつきあえばよいかをよく心得ており、自分の今の人生で何が失われているかを正確に認識しているはずだ。

＊4　人々は庭を駆け抜ける動物をカモノハシではなくリスだと正しく認識する。なぜなら、そのほうがあり得そうだからだ。この場合、人々は基準率に従っている。また人々は、子どもが交通事故に遭って怪我をする確率のほうがはるかに高いのに、学校で大量殺人事件が発生することを理由なく恐れる。この場合、人々は基準率を無視している。

＊5　解剖学的観点からすると、尾状核《びじょうかく》が重要な視覚パターンマッチングの入力を欠き、不安のトリガーの送出を停止するよう帯状回《たいじょうかい》に伝える信号を送出する能力が阻害されている可能性が考えられる。ＯＣＤでは、これら二つの脳の組織のバランスが不適切なのではないかと考えられている。

それに対して脳震盪症者は、ジョーがタイに去ると、まるで彼がこの世に一度も存在しなかったかのごとく感じる。それまでのジョーとのつきあいはすべて無に帰し、彼との思い出は完全に失われる。かくして、何かが失われたことに対する未分化であいまいな懐古的悲しみを除けば、彼がいなくなったという実感はまったく湧かない。

このように、またERでの私の経験が示すとおり、脳震盪症者は自分の何がおかしいのかを明確に特定できないことが多い。失われた認知機能は、それ自身について考えるのに必要な仕組みそのものでもあるのだ。リンゴとサラミの例で言えば、この能力は、「二つの食べ物がある、つまり行動の選択肢が二つある。ゆえにどちらか一方を選択する」ことだと、ごく簡単に記述し理解できる。そのとき私は、意思決定の何たるかが頭ではわかっていた。しかし、ここが問題の核心なのだが、意思決定の何たるかに対する直感的理解を欠いていた。かつては魔法が生じていたのに、もはや起こらないという感覚を除けば、意思決定を導く作用がまったく感じられなかったのだ。

もはや人間ではない

このことは、TBIのもっともやっかいな側面の一つに結びつく。つまり、私たち脳震盪症者は、さまざまなあり方で、人間を人間たらしめているものを喪失している。脳震盪症者における自殺率の高さが報告されているが、TBIの持つそのような側面が、この傾向に大きく寄与しているのではないかと考えられる。[*6] 認知の欠陥を定義する一覧がいくら長くなろうと、脳震盪症者にとっては、定義は困難ながら、集積すると重要性が増す無数の小規模な認知的変化が、定義の網にかからずに取りこぼされているのだ。

広く見られるこの現象は、脳震盪症者には大きな問題になり得る。たとえば、「大きな青い箱（the big blue box）」ではなく「青い大きな箱（the blue big box）」と言うなど、単語を自然に配置する能力を失ったとする〔形容詞の配置順に関しては、より正しく感じる言語（文化）的な慣例がある〕。するとたいていの人は、何かがおかしいと思うはずだ。だが、この構文に対する選好はいったいどこに蓄えられているのだろうか？　指摘するまでもないが、脳震盪症者は、他の誰もと同様、自分の脳の働きに通じてはいない。ただ奇妙に感じられるだけだ。この種の些細な機能不全は、あらゆる形態でいつでも生じ、それらがいちいち、脳震盪症者の心に疎外感を生むのである。

　そしてそれが高じると、「自分はもはや人間ではない」という、より包括的な感覚を引き起こす。確かに私たち脳震盪症者は、外からは健常者と同じように見え、同じように話す。周囲の人々は、違いにそれほど気づかない。私たちは頭が弱いわけではないし、個性も失ってはいない。しかし内面は、理由は不明ながら大きく変わっている。奇妙なことに、かつての自分は、今はいない。この感覚は、これまで私が会った脳震盪症者のあいだではごく一般的なもので、「追放者の世界へようこそ。非人間が暮らす地へようこそ」というジョークが広まっているほどだ。

　この追放者の感覚は、ときに途轍もない悲しみの感情、言い換えると、故郷へ帰りたい、わずかでも喜

＊6　個々の自殺の原因を分離するのは困難だ。抑うつは薬物乱用を招きやすい。薬物乱用は家族の問題を引き起こし得る。脳震盪症は、これらのどちらももたらす可能性がある。そしてそれらはいずれも、自殺率の高さに結びつき得る。とはいえ、「自己の喪失」が重要な危険因子であり、ＴＢＩ罹患後に自殺率が増大することは、はっきりと言える。

びや悲しみを味わってみたい、もう一度真の人間に戻りたいという思いをともなう。それとともに、もとに戻る唯一の道は、まず死という門をくぐるしかないという認識もともなう。

　これは危険な結びつきだ。脳震盪症者は一方で、自分がすでに死んだのも同然だと感じているかもしれない。ならば、非人間としての生活から死へと踏み出す一歩は、さして大きなものではないと思えるだろう。他方では、家に帰りたい、人間に戻りたいという願望を抱いている。通常は脳震盪症になって二年が経過した頃、ほとんどの脳震盪症者は、何かの折に、この人生においては決して家に帰れないと認識し始める。こうなると、壊れた身体、すなわち人間としての存在をもはや支えきれなくなった身体を脱ぎ捨てれば、精神は自力で家に帰れるかもしれないと考えがちになる。これは次のことを意味する。脳震盪症者にとって、自殺の試みは、抑うつや苦悩に陥った心、あるいは助けを求める叫びとは何の関係もなく、あきらめの境地、もしくは内面ではすでに起こっていることの単純かつ最終的な承認なのかもしれない。それは何かからの離脱ではなく、何かへの歩みなのだ。

　脳震盪症者に情動の問題をもたらし得るもう一つの要因は、日常生活そのものが大きな重荷になり得ることだ。これまでの例に見たように、視覚化、計画、パターンマッチング、バランス感覚、意思決定を要する作業は何であれ、つまり生活に必要とされるもっとも単純なものごとでさえ、困難な状況をもたらす。一般に脳震盪症者は、とにかくそのような重荷をおろしたいと思っている。一日を過ごすにも小さな戦いを何度も繰り返さなければならない脳震盪症者の生活は、際限もなく丘の上に岩を運び上げねばならない、シシフォスの労役のように感じられる。

　私は、脳震盪症者になるのなら二本の足と一方の腕を失ったほうがマシだと、自分のノートに一度ならず書いたことがある。交換状況として、そのほうが割がよいというのが私の判断だった。少なくとも、人間でいられるのだから。

脳のデーモン

私の専攻分野である人工知能の研究では、人間の知能をシミュレートする二つの方法がある。プログラムを書く際に、人間の思考プロセスをモデル化する「ヒューマンＡＩ」技法を用いるか、人間の思考プロセスを模倣せず、とにかく与えられた課題の達成が可能な知的プログラムを構築する「エイリアンＡＩ」技法を用いるかだ。前者は典型的に認知科学的なもので、そこでは脳の機能的な構造の再現が試みられる。後者は、「認知のデーモン〔コンピューター用語でいう「デーモン」は、マルチタスクOS上で、バックグラウンドで動作する個々のプログラムを意味する〕」と呼ばれる、のちに取り上げる仕組みの特徴をうまくとらえている。この考えでは、現実的な基盤をなす神経構造には言及せずに、私たちの生活への思考プロセスの効果を論じシミュレートする。つまり、いかに人間は同時に複数の課題を遂行できるのかがたとえ不明でも、認知デーモンというコンピューターサイエンスの概念を導入すれば、理解しやすい方法で、私たちの感情や行動を正確に記述できるのだ。かくして、神経学的、解剖学的モデルを提示せずとも、そのようなシミュレーションに、私個人の経験に基づく設計制約条件を課せば、それは現実を反映するモデルだと言える。*7

＊7　言い換えると、この考えに基づき神経学的に矛盾のないデーモンを構築すれば、それはその実装方法の如何にかかわりなく、私たち個々人が示すいかなる振る舞いをも再現し得るはずである。

デーモンとは、「何らかの課題の実行が必要になると目覚め、その結果をあとで報告する小人」と、ここではとらえればよいだろう。この小人は、仕事を終えると再び出番が生じるまで眠り込む。脳に関して言えば、デーモンとは、バックグラウンドで独立して動作し（閾域下のプロセスを考えてみればよい）、数秒、数分、数日、場合によっては数週間にわたり仕事を遂行する思考プロセスを指す。各デーモンは、自分に割り当てられた特定のサブ課題、すなわち大きな課題の一部を遂行し、それが完了すると、得られた結果を携えて意識的思考（もしくは別のデーモン）の働きに介入《インタラプト》する。ときにデーモンは、サブデーモンを派生することがある[*8]。

私たちは、脳のデーモンが起動されるタイミングをつねにコントロールできるわけではない。また、停止のコントロールはほぼ不可能である。デーモンは独自に動作し、与えられた課題を解決するか、他の問題が生じれば既存の課題の遂行を徐々に放棄する。デーモンは、少しばかり不安に駆られ、何かに執着しているかもしれない。「ヨットに乗せてくれたカリフォルニア出身のあいつの名前が思い出せない。どんな名前だったっけ？」などのように。

デーモンは、おのおのが独立して動作するが、他の無関係の認知に対して、次の二つのあり方で影響を及ぼせる。第一に、バックグラウンドで走るこれらのプロセスは脳の資源を消費し、意識的か無意識的かを問わず他のプロセスが利用できる資源の量を減らす。たとえば、あなたは息子の健康状態を心配し、彼が病気にかかっていないかどうかを心の片隅でひっきりなしに考えていたとする。するとあなたは、まわりの人々にはうわの空に見え、また、他の作業が手につかなくなる。手袋をどこかに置き忘れたり、ペットにエサをやるのを忘れたりするのだ。これは容易に理解できる。つまるところ、認知処理に動員できる能力は限られているのだから。

第二に、これらのバックグラウンドデーモンは、割り込みシステムを通じて他の脳の部位とコミュニケーションを図る。（割り込み《インタラプト》は、コンピュータープログラミングの技法の一つでもある。あるプログラムは、別のプログラムとコミュニケーションを図るために、後者の処理に割り込みをかけられる）。これは、日常生活でも起こる。たとえば、こんな具合だ。あなたは、昼食を準備している最中に、チーズを切ろうとして、一〇年前にリサと自転車でピクニックに出かけ、川岸に座ってチーズサンドイッチを食べたときのことを思い出し、しばしのあいだ手を止める。リサはゲーリーのガールフレンドで、インディアナ州のゲーリーは、どうしても名前が思い出せなかった、カリフォルニア出身のヨットを所有するあいつの家族が住んでいる場所の名称だ。かくしてもう少しで彼の名前が浮かびそうになったあなたは、起動の機会を窺《うかが》っていた「ヨットを所有するあいつの名前を思い出そうとする」デーモンに割り込まれ、チーズサンドイッチを作る手を止めたのである。

＊8　コンピューターサイエンスでは、それに関連して、デーモンの実装に用いられる、「プロセス」と呼ばれる概念が存在する。この概念は、ここで言う脳処理のデーモンに近い。コンピューターは、デーモンのおかげで、ユーザーの気づかぬうちに、多数の処理をバックグラウンドで同時に実行できる。一例をあげよう。私のラップトップパソコンでタスクマネージャーを起動し、現在実行されているタスクの一覧を見ると、ワープロソフト以外に、ネットワーク接続のチェック、ファイルの索引検索機能の更新、新たなUSB接続の検知などの仕事を担当する八一のプロセスが、バックグラウンドで動いていることがわかる（ちなみに私は現在、本書の校正というたった一つの「意識的な」仕事を遂行しているにすぎない）。

このように、バックグラウンドプロセス（デーモン）は、人間の認知システムの重要な構成要素をなす。どうやらより知的で高度な生活を送るほど、それだけデーモンの重要性は増すらしい。脳震盪症者においては、これらのデーモンは、ときに大きな悪影響を受けている。たとえば次のように。

デーモンは資源を蕩尽《とうじん》するので、健常者の脳は、その起動を統制管理している。有益な効果が見込めなければ、デーモンは一般に起動されない。また、同時に実行されるデーモンの数は制限される。しかし健常者においてすら、デーモンの起動は狂いのないものではなく、意識的でもない。たとえば、タイトルを失念した曲が、たとえ嫌いでも、あるいはどうでもよくても、それがわかるまで頭のなかで繰り返されるのを止められないことがある。創造的で発見的な「直感」に基づく、有益な機能を果たすデーモンの起動と、それが見込めないデーモンの起動の抑制のあいだには微妙なバランスが存在する。

このフィルタリングプロセスは、知能の重要な構成要素の一つであり、持って生まれた脳の能力を効率的に用いるのに重要な役割を果たす。デーモンの起動がごくわずかな人は、他人に言われたことをゆっくりと学習するだけで、鈍く見えるだろう。最適な数のデーモンを起動する人は、ウィットに富み、知識欲があり、直感にあふれ、創造的な性格を発達させ、他者には不可能な発想ができる。過剰にデーモンを起動する人は、気が散り、脳が疲労し、話が飛躍し、なにごとにつけても混乱しやすい。このタイプの人は、他者には「理解」不可能な、無益なアイデアを数限りなく抱いている。

脳震盪症者においては、フィルタリングプロセス自体が悪影響を受けている。そのために不適切なデーモンが絶えず起動され、些細な意味にむやみにこだわる状況に置かれる。無意識に作用する感覚フィルターがまともに機能せず、内面世界は「気づかれた」認知情報の悪夢と化し、それゆえ意識的にフィルターをかけざるを得ない。以下の例のように、道路を走り抜けるトラックの音が、目の前に座っている娘が質問をする際に発する声と同じ重要性を帯びて立ち現れるのだ。

娘は、「おとうさん。車のキーがどこにあるか知っている?」と尋ねる。

私は、彼女が発する言葉を追跡し、他の音の流れから分離しようと努める。あるデーモンが立ち上がり、トラックの音と「キー」という言葉の関係を探り始める。トラックは、ゴミ収集車（garbage truck）らしい。「garbage」という語は「ガレージ（garage）」という語に音が似通っている。ガレージには車が止められている。車とキー。かくして、これら一連の思考が、娘の質問の理解に介入してくる。「どうしてキーがガレージにあるのだろう?　ほんとうにガレージで車のキーを見かけたんだっけ?」

脳震盪症者のデーモンは、他のデーモンの処理の実行に割り込む能力を失う。私自身、この現象を頻繁に経験する。自分があることを知っており、自分がそれを知っていることを知っているのに、その情報を使えない。その一方で、意識ある別の脳の部位が、まさにその情報を求めている。そういった現象だ。[*9]

最後に重要な点だが、脳震盪症のせいで低次の視空間表象が損なわれていると、デーモンは、自らの終了条件が満たされたことを認識できず、その働きが現状にマッチしなくなったにもかかわらず、無駄に動

*9　講演でこの現象について話したとき、卒中から回復したという聴講者が、講演後に私のところにやって来て、自分にもまったく同じ経験があると語ってくれた。手にキャンディを握って、その形状や機能を記述することはできたが、これらの情報を利用することも、それが何かを特定することも、別の脳の部位はそれらに対する知識を持っていたにもかかわらず、まったくできなかったのだそうだ。

作し続ける場合がある。[*10]

「不必要で望ましくないデーモンが起動される」「たとえ脳のある部位によって特定されている情報でも、別の部位によってはアクセスできず、そのために問題を解決できない」「与えられた課題を完了したにもかかわらず、終了するための視空間パターンマッチングを実行できないためにデーモンが動作し続ける」という三つの問題のいずれも、脳を次第に疲弊させる。そしてさらに、そのために感覚フィルタリングとデーモン同士のコミュニケーションが阻害され、やがては認知の機能不全が否応なく引き起こされるのだ。

傍から見ると脳震盪症者は、ゴミ収集トラックの音や、家のなかで静寂を保つ必要性をめぐって、筋の通らない要求をしているように見える。車のキーに関する単純な質問に答えるのに時間がかかり、そもそも質問されると過度に困惑する。脳震盪症者が受けている負荷に気づかない人には、そのような振る舞いが理解できない。

「同時に一つのことしかできない」と、脳震盪症者がこぼすのを聞いたことがあるのではないか。これは真実だ。しかし悲しいことに、正常な認知作用は、表面上は同時に一つのことしかしていないように見えても、脳内では複数の処理の同時実行が必要とされるケースが多い。

デーモンの罪悪感

事故に遭遇してからしばらくして、私はえも言われぬ罪悪感を抱き始めた。罪悪感が、潜在意識のプロセスに促されて這い上がってきたのだ。しかしそれは、私がした特定の行為とはまったく結びついていなかった。その後何年にもわたり、私はその種の罪悪感を頻繁に覚えた。

リンゴとサラミの一件のように、何かをしようとしてうまくいかないことがよくあった。そんなときには、作業のやり方を自分が正確に知っていることを知っているにもかかわらず、私はその知識にアクセスできないと感じていた。すると「罪悪感デーモン」が立ち上がり、やみくもに振る舞うのではなく、社会慣習に沿うやり方で問題に対処するよう促すのが常だった。要するに、このデーモンからすれば、私は、作業を完了するために必要なすべての知識を持っているのだ。

このような、「しなければならないこととその方法を知りながら、実際には何もしていないことに罪悪感を覚えているのに、目標の達成に向けて行動を開始することができない」という状況を、当時の私は繰り返し経験していた。しかし、求められている原理原則に従って行動する能力を自分が持ち合わせていないという事実を、罪悪感デーモンに「理解」させることができないために、デーモンは動作し続け、貴重な資源を食いつぶして事態をさらに悪化させた。

事故から数年後のことだが、ジェイクと私は、エバンストンのセンチュリー映画劇場に行った。ジェイ

＊10　あるとき、尊敬する太極拳のマスターに、手紙を送ってほしいと言われた。幾何学的構造《ジオメトリー》を理解するのに大きな困難を覚えていた当時の私は、郵便ポストの投函口に白い長方形の封筒を投函したとき、その行為の形状を「見る」ことができなかった。そのために手紙投函デーモンは、終了条件を認識できない状態にあり、私は尊敬するマスターに宛てた重要な手紙を出せなかったのではないかと心配になってきた。手紙を投函した事実を完全に知っていたにもかかわらず、デーモンが自動消滅するまでの二週間にわたりマスターに何度も電話をかけ、ポストに手紙を「入れた」自分の行為を微に入り細を穿《うが》って報告し、それで十分だったかどうかを尋ねた。このエピソードによっても、デーモンの停止と確実性のあいだにある関係がよくわかるはずだ。

クは、私が歩行に難を抱えていることを知っている。エスカレーターに乗ってロビーに下りる際、高度に視覚に依存する私のバランスシステムは、平行線と平面の動きによって壊滅的な打撃を受ける。だからガラスのドアを通って劇場から外に出るとき、彼は「きみは、ここでじっとしていればいい。そのあいだにぼくは、車をとってくる」と言う。

認知の反応速度の低下（これについてはあとで詳しく述べる）によって、会話のスピードに合わせて、話された言葉を意味に転換することができなくなっていたため、彼が何を言っているのかが私にはよくわからない。かろうじてわかったいくつかの単語と、全体的な声のトーンに基づいて補正を施して何とか理解しようとした結果、私は彼が「きみは、ここでじっとしていればいい。そのあいだにぼくは、あれが何なのかを確かめるつもりだ」と言ったと思い込む。

左の歩道を見ると、ノースウェスタン大学（エバンストンにある私立大学）に通うきれいな女子大生が歩いている。どう考えても、女の子に目がない独身のジェイクは、この魅力的な女子大生のことを言っているらしい。ただ、彼が何を言わんとしているのかはよくわからない。劇場のドアのそばで待っていることが、女子大生といったいどんな関係があるのだろうか？

それについてあれこれ考えながら、私はジェイクと通りを渡る。彼の隣をゆっくりと歩き、彼のあとに続いて車に乗り込む。それから女子大生のほうを見ながらジェイクに、「すまないが、さっきは何が言いたかったのか教えてくれないか。きみがその何かを確かめているあいだ、待っているべきかどうかがよくわからなかったんだ」と尋ねる。

ところが、この質問を口にした途端、罪悪感がこみ上げてくる。それは不快で、言いようのない恐れの感情だった。

だが今回は、自分一人であがくより、ジェイクにはっきりと尋ねた。答えを求め、起こったことを詳細に分析する覚悟ができていたのだ。ジェイクは、私の態度を気にしていなかった。自然界のあらゆる側面を科学的に分析することが、彼と私の普段の営みだったのだから。そのようなわけで、私たちは車のなかで、それについて検討し始めた。

正直に言えば、私は彼の口にした言葉のすべてを聞き取ることができなかった。もちろん、そんなことは誰にも起こり得る。しかし幸いにも、たいていの人は、その都度の文脈のもとで意味をなすよう、よく聞こえなかったあいまいな語を別の語で置き換えることで、発音の不明瞭さをほぼ瞬時に、そして意識的思考の介入なしに明確化できる。「きみは、ここでじっとしていればいい。そのあいだにぼくは、車をとってくる」などと。コンピューターサイエンスの用語では、これは、自分が聞いた語の制約条件と、それを聞いた文脈の制約条件を一致させつつ、空白を埋める候補になり得る語をいくつか検索し、それらを確からしさに従って順序づけることとして単純にとらえられる。そしてどこかの時点で、候補の一つが十分に有効なものと見なされ、検索は中断される。

ところが、会話の流れのあいまいさを補正する、この種の条件検索を実行する私の能力は損なわれている。だから、ある種の会話は、たちまち私をひどく疲弊させるのだ。とはいえ、これは程度の問題であり、私の会話補正処理は、たいがいゆっくりとではあれ機能する。

かくして、私の心がさらなる情報が必要だと判断して、ジェイクからそれを引き出す文を形成し、その発声に必要な音を組み立て始めた頃には、脳の別の部位はすでに、ジェイクが実際に何を言ったかを割り出していた。

この過程を詳細に説明すると、次のようになる。気づかぬうちに、まず二つのデーモンS（意味検索デーモン）とQ（質問デーモン）が、のちになって三番目のデーモンG（罪悪感デーモン）が起動される。Sは、ジェイクの発した言葉の意味を解析する、独立した検索デーモンであり、意味の明確化に十分な情報が得られず、ジェイクに説明を求める質問デーモンQを活性化させる。だがその一方で、Sは意味の探求を続ける。Qは発する言葉の形成に関与しているため、注意の焦点になる。言い換えると、私は意図してジェイクに質問する。それ以外のすべてのプロセスは背景に退くが、そのなかには、あいまいさを補正しながらジェイクが言ったことの意味を探求するSの処理も含まれる。ジェイクに質問をしている最中に、Sはジェイクがすでに言ったことの意味を割り出すことに成功し、その時点で質問する必要性はなくなる。

通常、Sによってもたらされたこの情報は意識にのぼり、質問デーモンQを中断《アボート》する。ところが私の場合、脳の障害のためにSからQへの（したがって意識レベルへの）情報伝達が生じない。そのため、私は依然としてジェイクが言ったことを「知らず」、いかなる形態でも利用できない。たとえば、この情報を使い、立ち止まって「ありがとう。ここで待っている」と、ジェイクに告げることができない。

一方、水面下では、罪悪感デーモンが起動される条件が満たされる。私は、自分を手助けしようとしている友人に迷惑をかけたのだから。私は、彼が言ったことを聞かなかった「ふり」をした。彼の返答をすでに知っていたにもかかわらず、何を言ったかを明確にするよう促して欺瞞《ぎまん》を拡大した。これらは、私が遵守する道徳原理の一つを侵犯するので、内的な検閲の対象になる。こうして、意識的な論理とは無関係に、罪悪感デーモンGが勝手に立ち上がる。このプロセスは、自分ではコントロールできない。だから止めることもできない。

　罪悪感デーモンGを起動した無意識のプロセスが、情報を求めて質問をするプロセスQと、まさにその情報がすでに見つかっていることを報告するプロセスSの両方にアクセスできるという点は、非常に興味深い。しかしGは、脳の障害に由来する異常な構造的制約が存在するという情報にはアクセスできない。欠けている情報を回収できても、自分にとって役に立つ方法で私はそれにアクセスできないのだ。そう考えれば辻褄《つじつま》が合う。最初の二つのプロセスは正常であり、罪悪感デーモンはそれらに対処するために起動される。ところが後者は、もっぱら脳の損傷によって引き起こされた制約情報を利用できるようには設計されていない。

　これについてはあとで述べるが、私の直感では、この問題は、脳の視空間的な推論能力の重要な要素である、注意によって焦点が絞られた中心的な情報と、周辺的な文脈情報の統合に困難を抱えていることに関連しているように思われる。ジェイクとのやり取りでは、注意の焦点は、彼が発した言葉の意味について彼に質問することにあり、周辺的な文脈には、彼が発した言葉の意味の割り出しはすでに完了していたという事実が含まれていた。

　罪悪感は気分のよいものではない。ほんとうに悪いことをしたと感じていないながら、それが何かがわからない場合には特にそうだ。だからこのできごとは、二年にわたりかくも頻繁に罪悪感が生じながら、容赦のない内的な検閲に苦悶《くもん》しないよう「正しく振る舞う」方法をどうしても会得できなかった理由を理解するための、一つの重要な機会になった。このような分析によって、繰り返し生じる罪悪感の発現そのものは止められないとしても、自分に何が起こっているのかについて理解するという慰めを得られるようになったのだ。こうして私は、罪悪感を無視し、人間の脳の驚異的な設計に驚嘆の念を覚えつつ肩をすくめて済ませるすべを会得した。

象徴世界におけるバランス

バランスシステムの機能低下が日常生活に及ぼす影響がどれほど大きなものかは、実際にそれを経験した人でなければわからないだろう。私は追突事故で内耳も損傷したため、バランス感覚の問題に毎日対処しなければならなかった。本節では、基本的な動作に関する明白な問題をまず取り上げ、それから徐々に高度な問題を分析していく。そこでは、ヒアリング、身体感覚、さらには人間性の本源をなすもっとも基本的な認知的側面、すなわち思考のシンボル形成に対する、バランス感覚の障害の影響を検討する。

三つのバランスシステム

大雑把に言えば、バランスシステムは、(a) 前庭系（内耳）、(b) 視覚システム、(c) 自己受容性感覚（空間内での位置／運動に関する身体感覚）という三つの重なり合う構成要素を用いる。これらのうち前庭系が第一に重要だが、他の二つも非常に重要で、三つのシステムの相互作用は、一般に考えられているよりはるかに複雑である。

人間の前庭系と自己受容性感覚は、身体に直接情報を与え直立を助ける。しかし、脳幹で処理されるこれら二つのシステムと目のあいだには、重要なフィードバックループが介在する。たとえば「前庭眼反射」は、位置と速度に関する神経性の評価を通した動きの感覚を入力し、この情報を用いて「外眼筋」の微細な調節を行ない、頭と身体の動きを相殺することで視線を安定させる。頭を動かした瞬間、目は、対象物に向けられた視線を固定した状態に保つべく調節するのである。この効果は、鏡に映った自分の目を凝視しながら体を動かすことで確認できる。加えて、この瞬間的になされる微細な調節は、それとともに環境における対象物の動きを追跡するための調節能力に統合されている。だから私たちは、頭や身体を動かしつつ、庭を横切る鳥の軌跡を追えるのだ。このように、バランスシステムは目をコントロールする。

しかし、目とバランスシステムの関係は、逆方向にも作用する。つまり、目はバランスシステムをコントロールする。前庭系の機能が低下すると（頭部を損傷するとよく起こる）、目はその負荷の大きな部分を引き受ける。これは次のようにして自分で試せる。（1）目を開けたまま片足で立ち、もう一方の足のひざを高く上げる。通常これは簡単にできる。その際、床につけているほうの足の筋肉の調整に注目しよう。（2）片足で立ったまま、目を閉じる。すると視覚入力を失った際、前庭系や自己受容性感覚がどれだけ効率的に機能しているかに応じて、さまざまな度合いで姿勢の維持が困難になり、足の筋肉の調整量が増大するはずだ。あなたのバランス感覚が視覚システムに依存する度合いが大きければ大きいほど、目を閉じたときに、あなたはそれだけ激しくふらつくだろう。

乗り物酔い

多くの脳震盪症者同様、私は乗り物酔いを起こすことが多い。たとえば、事故の数週間後に市街地でエルトレインに乗ったとき、二駅ほど過ぎてからひどい吐き気を催して車内でもどし、転がるように下車したことがある。

露骨にいやな顔をしている人や、心配そうに見ている人に向かって「すみません。どうしたんだろう。すみません」と謝った。徒歩で帰宅できるほど十分に回復するまで三時間がかかった。

それからほぼ一年後のある日の夕方、私は講義で疲れきって歩行困難に陥った。一時間をかけて教室棟の階段を下り、研究室が入っている建物にようやくたどり着くも、階段を上る気にはとてもならない。だから、六階までエレベーターで上がっても大丈夫だろうと自分に言い聞かせる。この判断は完全に間違っていた。六階でエレベーターのドアが開くと、私は倒れ込みながら廊下に出て壁まで這って行き、そこに座り込む。そのまま一五分ほど休み、学生が通りかかると床に座って本を読んでいるふりをする。それから四つん這いになって研究室に入り、床の上で一時間休んでバランス感覚の回復を待った。

あとで詳しく述べるが、バランスシステムと目のあいだには強い結びつきがあるため、自分が生まれつき乗り物酔いしやすいと考えている人は、視覚システムを治療することで事態の改善が見られるかもしれない。

バランス、視覚、思考[*11]

前庭系に損傷を負ったために、それでなくても機能が低下し負荷のかかった私の視覚システムは、バランス感覚を保つためにさらなる重荷を背負わなければならなくなった。さらに言えば、いかなるものであれ高次の思考は、内的な思考のイメージを生成するために、まったく同じ視空間システムを動員しなければならない。

したがって次のように言える。視覚化、パターンマッチング、類推を行なうための空間的イメージの形成をほぼ確実にともなう思考によって、認知的な負荷がかかっている状況下では、障害を持つ私の脳は、急速に疲弊する。視空間を処理する神経回路は過負荷を被り、前庭系の代役という二重の義務を果たせなくなる。そして私のバランス感覚は失われる。以下に見るように、演説を聞く、店の陳列棚の複雑な視覚パターンを把握するなど、複雑な感覚入力をもとに意味の解釈を実行するために、この神経回路を用いなければならなくなると、まったく同じことが起こる。最悪の状況の一つは、複雑な思考や感覚入力の解釈とともに、必死でバランス感覚の維持をしなければならなくなったときに生じる。

短期間認知的な負荷がかかっただけで脳が疲労するようになると、バランス感覚は悪化し、ただちに吐き気がこみ上げてくる。そのとき何を考えているか、あるいはどんな作業を行なっているかにもよるが、バランス感覚は五分以内に失われる。

私は、誰にも気づかれないようにバランス感覚を回復するテクニックをあみ出した。一日中思考を働かせていなければならない大学の構内を歩くときには、愚か者のように壁に沿って人差し指を走らせることにした。とりわけ手を下げて壁の下部を指していれば、あまり人に気づかれることはなく、酔っ払いのごとく千鳥足で廊下や教室を歩き回るよりははるかにマシだった。

＊11　私の経験から言えば、これらに関する問題はきわめて頻繁に生じ、非常に大きな衰弱をもたらした。したがってこれらは、脳震盪症を考えるにあたりもっとも重要な概念であり、それらの考慮はＴＢＩを抱える人にきわめて有益な情報をもたらすはずだ。

人差し指が上方に曲がり、親指が外側に突き出し、残りの指が弛緩《しかん》して下を向き、両手の人差し指と親指で「L」字を形成するという、神経障害に起因する奇妙な現象がある。私もそれを経験することがあるし、バランス感覚に難を抱えた脳震盪症者にはときに認められる。試しに四五度よりやや狭い角度で両腕を広げ、指をそのような形にすれば、それがバランス感覚に注意を集中できる体勢であることに、あなたも気づけるはずだ。

身体はどこで終わるのか

私たちのバランスシステムは、重要でありながら、あまり考慮されることのない他のシステムとも統合されている。たとえば、上頭頂葉の神経の集まりは、自分の身体がどこで終わり、外界がどこから始まるのかの区分を支援するとされている。この能力を欠くと、障害物に満ちた空間を縫って歩くことが困難になる。この脳領域の活動は、睡眠時や瞑想時など、ときに自然に低下することがあり、それに応じて自分の身体がどこで終わるのかを把握することがむずかしくなる。

健常者は、この身体の境界を同定する感覚の存在を無条件に前提しているが、不都合なときにそれが失われると、非常に困った事態が生じる。視覚皮質、バランスシステム、そしてこの身体／環境の境界を同定する感覚の関係は、とても興味深い。私の経験から言えば、これら三者のあいだには結びつきがある。脳が視覚的なストレスを受けると（特に視覚システムがバランスシステムの代行を過剰に求められると）、身体と環境の境界はあいまいになる。

このことは、脳が疲労しているときに、ドアを通り抜ける、トンネルのような空間（階段やジェットウェイなど）を下る、車に乗るなどのごくありふれた動作を行なうとほぼ間違いなく経験する困難に容易に見て取れる。そのようなとき私は、開口部の空間性を「感じる」ために両手を伸ばし、目で手とまわりの物体との差異を注意深く確認しながら、まさに手探りで前に進む。

この身体と環境の境界の喪失に関する顕著な例をあげよう。それは事故の五年後のできごとで、視覚によってバランスをとることが過度に求められたために生じた。

わが家の裏庭の一五メートルの木の一本が、ニレ立枯病にかかっていることが判明した。放っておけば病気が隣近所に広がる可能性があるため、伐採しなければならない。はしごにのぼって木の枝を払う作業は、やわなものではない。ところが当時のふところ具合は業者に依頼するだけの余裕がなく、結局自分で作業しなければならなかった。[*12]

高いところに登ると通常感じる本能的な反応ばかりでなく、脳の障害に起因するさらなる困難にも耐えねばならないことは、十分に承知のうえだった。以下に紹介する日記の抜粋は、木に一〇メートル近く登り、六メートルほど伸びる最上部の枝を払う作業をしたときのものだ。この作業は、「太い枝のどこを切るべきかを決め、それがどこに落ちるかを予見する空間プランニング」「次々に飛び込んでくる感覚入力

＊12　それがいかに困難な作業かは、次のエピソードによってよくわかるはずだ。わが家の基礎工事を担当してもらった二人の筋肉モリモリの日雇い労働者がやって来て、こちらが提示した金額でその作業を請け負うことを申し出た。木に登る前には笑いながらふざけ合っていた二人だったが、一分後にははしごを下りてきた。そのとき彼らのひざは震えていた。こうして彼らは、あきらめて帰っていった。

をもとにした意味の解釈」「つねに流動する視覚入力に基づいてバランスを保つ必要性」という三つの課題を私に負わせ、視空間システムに大きな負荷をかけた。

私は見当識を失った。下を見ることができないために、風にあおられて揺れる木の一部を見つめることで自分の位置を定めねばならないからだ。あたり一面、太陽に照らされた緑の葉が無秩序に渦巻いている。バランスシステムは打撃を受け、どの方向が上かを知るのに目に頼らざるを得ない。チェインソーのうなり、エンジンマフラーから立ち昇る油の焦げたにおい、四方から枝に押される感覚、目や口に入り込んでくるおがくず、汗、つんとした排気ガスなど、感覚器官から入ってくるデータの洪水が私を圧倒する。揺れ動く木を背景に、自分の身体や手に持つチェインソーの位置を示す幾何学《ジオメト》的構造《リー》を保つのに困難を覚える。まるで自己と外界を分かつ境界が失われたかのようだ。曇った保護メガネを通して私の両足と、足をかけている枝を切るチェインソーを凝視する目からの情報を除けば、自己と外界を区別する手がかりは何もない。私は、木の枝と、そこから分岐した自分の身体の関係を、つねに手で把握しながら進んでいかねばならない。それら二つを区別できないのだ。状況を考えれば、とても恐ろしい。だが、魅惑的でもある（……）。

言うまでもなく、木から下りると、歩くことも、立ち上がることもできなくなった。身体と外界の境界の認識という自然な保護を欠いてチェインソーを使うことは非常に酷であり、この異常な体験がもたらす恐怖感はすさまじい。伐採作業を完了するのに一週間、脳が回復するのにさらに二週間がかかった。

バランスとヒアリング

バランスは、聴覚処理システムにも間接的に関係する。というのも、私たちのほとんどは、聴覚入力の意味を視覚／象徴的な方法で処理するが、この処理が、バランスをとるために必要な視覚処理と競合し得るからだ。

極端な例として、事故から二年後の八月のできごとをあげよう。その日私は、友人のジェームズと私のおばの葬式に参列し、メイン州に住むジェームズの親戚を訪問するため、東海岸を目指して車を運転していた。ジェームズは私をよく知っていたとはいえ、他の多くの人々と同様、私がほんとうにやっかいな困難を抱えているということを「理解」していなかった。ジェームズはつねに自分で運転したがり、彼の車の助手席に座っているのは私にとって楽ではなかった。私はバランス感覚を保つために、目の焦点を水平線上に保ち続けねばならなかった。

ジェームズは、ラジオでニュースを聞くのが好きだが、これは私にとってはやっかいな問題だ。私はラジオからの聴覚入力の流れを濾過できず、私の意志に関係なく、ニュースで報道されている場面のイメージを生成するために視覚システムが動員される。したがって、バランス維持のために視覚システムを使えなくなる。そのため私は、吐き気を催し、見当識喪失を起こす。夕方までは何とかこらえられたが、脳に大きな負荷がかかり深層バッテリーは枯渇する。

暗くなると、状況はさらに悪化する。というのも、バランスの維持に用いていた遠方の水平線が見えなくなったからだ。しかもジェームズは、居眠り運転をしないようラジオをつけっ放しにしている。

私たちはどこかに泊まることにする。しかし残念なことに、空き部屋のあるモーテルが見つからない。どうやらインディアナ州とオハイオ州では、ペイントボール〔アメリカで行なわれているスポーツの一種〕、モヒカン族のパウワウ〔アメリカ先住民が行なっている踊りの集会・祭り〕、モーターショー、その他の夏のイベントで、今の季節は盛り上がっているらしい。ジェームズはますます疲労を募らせ、フラストレーションをため、泊まれる場所を探して州間高速道路を下りるたびに、インターチェンジのコーナーを乱暴に曲がり始める。

車の激しい動きと、視覚システムの極端な疲労、さらにはラジオの音声を処理する必要性が組み合わさって、私はバランス感覚を保てなくなり、我慢が限界に達する。ジェームズに車を止めるよう頼むが、彼は私が単に気難しくなっただけだと思ったらしい。ついに私は、真夜中に、州間高速道路を下りて数キロメートルの地点で信号待ちしているときに、車のドアを開けて外に飛び出す。所持金に関して短い会話があったが、彼が何を言いたいのかが私にはよくわからなかった。それからジェームズは、車を発進させてどこかへ行ってしまった。私は、トラック修理工場の駐車場のそばにある照明された広告板の下の、草の生えた一画まで這って行く。

周囲の様子から、よりにもよって真夜中に、中西部の斜陽化した工業都市のみすぼらしい地域に取り残されたらしいことがわかった。それ以外は、どこにいるのかも、どうやって来たのかも、さらには自分が誰かさえもわからなかった。とにかく、私の内部と外部の世界がぐるぐる回るのを止めなければならない。吐き気を催す空間から脱出しなければならない。私は広告板と、曇った空に反射する街の灯を見上げる。だが、まったく何も理解できない。

一時間後、気を静めたジェームズが戻ってくる。空き部屋を見つけたようだ。モーテルに着くと、彼はすぐに部屋に入って寝てしまう。私はひとりで荷物の整理をしなければならない。どうすればよいのかがわからず、車のすぐそばの縁石に腰を下ろす。すると酒瓶を片手にした不良の一団がこっちにやって来る。彼らは私を見てあざ笑い、足で押し始める。何かを奪うか、それとも私をなぐり倒すのではないかと私は思ったが、彼らは結局そのまま立ち去る。カオスのなかを少しずつ進んで、車から一五メートルほどしか離れていない「２０１」号室に、必死の思いでたどり着くのに一時間がかかる。それから私は這うようにして階段を上って部屋に入り、目を開けたまま床《ゆか》の上で眠った。

思考の構成要素としてのバランス

めったに考慮されないが、バランスは基本的な認知に結びついており、脳内での多面的なシンボルの形成に一役買っている。バランスシステムによる方向定位の基盤なしには、明晰《めいせき》な思考は不可能である。たまたま発見したことだが、脳の疲労によってバランス感覚が失われると、あらゆる種類の問題解決に用いられるシンボルも貧困化する。

たとえば、私たちは「異なる方向のあいだで何かが互いに等しい」対称的な関係という概念を用いる。しかし少なくとも私にとって、方向という下位概念には、空間感覚とその空間内に配置された物体に対する感覚、さらには一つの物体から他の物体への運動の伝播《でんぱ》の可能性という考えが含まれる。対称的な関係のもとでは、ある物体に起こることは何であれ、方向が逆にではあるが、他方の物体にも起こる。ところが、「方向」「空間」「空間内の物体」「運動」「～に起こる」「逆方向」などのイメージは、さらに基本的な概念「地平」「上と下」「左と右」を含む。そしてこれらのおのおのは、バランスのとれた方向定位に基づく。

さらに言えば、これらの思考された物体は空間内に、それも耳やひざの背後ではなく、額《ひたい》の前方に置かれる。したがって思考の風景のなかでの方向定位は、物体に参照する際の基準の一つになる。バランスシステムが機能不全に陥ると、基本的な思考のシンボル（対称性、関係性など）から派生するこれらの基礎イメージ（「～に起こる」、「方向」、「運動」など）の基本要素（パースペクティブ、空間内の方向性、「左」、「右」など）は失われる。それでも思考し、シンボルを操作することは可能だが、もとのシンボルの自然な豊かさが失われたことに対する埋め合わせのために、視覚システムに過剰な負荷がかかる。これは激しい疲労をもたらし、通常数分以上は続けられない。*13

このように、バランスの維持とは、まっすぐ立ったままでいることだけを意味するのではない。

視空間パターン、形状、関係

幾何学的構造《ジオメトリー》の喪失

事故の数か月前、私は当時住んでいた焼け落ちた家の内部を、建て直せるよう除去していた。四つのレンガの壁と、三つのドアと、いくつかのガラスを入れ替えた窓が、わが家のすべてだった。粘着テープを貼ったホースと洗濯桶《おけ》をシャワーとして使っていた。困ったことに、シカゴの厳しい冬が来るというのに、もうすぐ屋根なしになる予定だった。このような時期に脳震盪症になったのはまったく不運だった。

資金はごく限られていたので、下請業者を使いながらも、作業の大部分は自分でやる以外になかった。しかしこれは、計画を立て理解する能力を大きく欠いたまま、この大プロジェクトのあらゆる側面を、毎日管理していかねばならないことを意味する。

部品やサプライ用品の調達は、ほぼすべて自分でやった。買い物に出かけるときには、角度六〇度の四分の三インチオスメスPVCジョイント一二個、四分の三インチカパースウェットフィット直角ジョイント四個、倒立式水槽リリーフ弁一個など、配管工がその日に必要としている種々の複雑な部品の購入リストを持って、私はホーム・デポ〔アメリカの住宅リフォーム・建設資材を扱う小売チェーン〕に出かけた。店でアイテムを探す際には、目に入ってくる大量の視覚データを迅速に解釈するために、概念的な情報を利用する高度に構造化された視覚プロセスが動員される。データは、それらの概念に従って取捨選択され、水平方向の棚、垂直方向の棚の積み重なり、各コーナーでの棚の並び、店内での各コーナーの配置などとの関係に照らして分類される。陳列棚に並ぶ商品は通常、大きさ、形状、色などの特徴を持ち、それらに従ってまとめられ、ラベルを貼られ、秩序だった方法で配置されている。

たとえば、グリデン・ラテックス塗料〔グリデンはアメリカの塗料メーカー〕の缶を一個見つけたとする。

＊13　私が指導している大学院生の一人は〔彼も脳に損傷を受けている〕、バランスの問題が生じたとき、基本的な認知的概念の喪失の何たるかを正確に理解したのだそうだ。彼の場合、それによるもっとも顕著な結果は感情の平板化で、この現象は、自己と他者、および自己と世界のあいだの関係という、より基本的な概念なくしては、複雑な情動に関する概念を支えられないがゆえに生じる。

ちなみにグリデン塗料には、すぐに見分けられるラベルが貼られている。そして周辺視覚によって、同一水平面に存在するすべてのオブジェクトが、同じ色、大きさ、形状をしていること、そしてそれらには同じラベルが貼られていることがわかる。ならばあなたは、この棚に陳列されている商品がすべてグリデン塗料であると、ただちに直感的に理解できるはずだ。探しているアイテムが、グリデン塗料と同じ形状ながらラベルの色が違うベーア塗料〔ベーアもアメリカの塗料メーカー〕なら、もしくは塗料の缶とは形状がまったく異なる配管部品なら、健常者の脳は、低次の視覚シンボル処理を介して、グリデン塗料が並んでいる棚をただちに探索の対象からはずす。いちいち一缶ずつ見て、それが探しているアイテムかどうかを確認したりはしない。

　ところが、視覚処理に問題を抱える私の場合、配管部品の探索は、すぐに次のシナリオが示すようなものと化す。

> 配管部品コーナーを通ったときに視野に入る四〇〇〇個の部品をすべて、床に無造作に並べたとする。二個のトイレットペーパーの芯を抜き、周辺視野を覆って視野の中心しか見えなくなるよう、それらを両目の周囲にテープで留める。さて、まず買い物リストの先頭のアイテムを、無造作に床に置かれた部品のなかを歩きながら探し始める。部品を一個ずつ拾い上げ、商品名を特定せずに、それが探しているアイテムに一致するか否かを決定すべく、色、形状、かど、材質、大きさ、固有の特徴など、それに関する詳細情報を脳に伝える。これらすべての特徴は、たった今探しているPVCエルボジョイントと一致するだろうか？　一致するなら、それをカートに入れる。しなければ、床に戻す。こう

して買い物リストの最初のアイテムが見つかったら、次は二番目のアイテムを探す。

ここで次の点に留意しなければならない。床に散らばって置かれている四〇〇〇個の部品のなかを歩き回るあいだ、あなたは、ちょうど今足元にある部品をすでに調べたかどうかを確認する手段を、つまり大局的な視野を持っていない。加えて、部品の持つ弁別的特徴は、（色、材質、角度など）ごく些細なものだが、あなたはこれらの細かな特徴を統合して「もの」そのものの包括的形態《ゲシュタルト》へと自動的に変換する能力を失っている。

脳の疲労度が増してくると、目の周りに貼り付けられたトイレットペーパーの芯の口径が縮んだように見え、部品の特徴を脳に伝える能力も低下する。歩みは次第に遅くなる。やがてスラッシングと呼ばれる現象が生じ始める。つまり、一つの部品を調べるのにあまりにも時間がかかるので、何とか最後の特徴を脳に伝える頃には、最初の特徴が何だったのかを忘れてしまい、再度記憶を更新《リフレッシュ》しなければならなくなり、無限ループに陥ってしまうのだ。無限ループはどこかで断ち切らなければならない。

脳震盪症を抱えていると、配管部品の買い物は、このような展開になり易い。

五分間棚を探したあと、私は頭痛を感じ始める。一〇分が経過すると、棚につかまってかろうじて立っているような状況に陥る。二〇分が経つ頃には、抑え難い吐き気を催す。三〇分後には、外界の光景を把握することがほとんど不可能になり、すぐ目の前にあって中心視野を占める部品の、材質、色合い、陰影、二つのへりが接合する角度などの特徴しか判別できなくなる。

この時点で私は、店の「通路にいる」という空間感覚を失う。水平性の概念をすべて失い、「棚」を見分けられなくなる。私の動きは極端に遅くなり、ショッピングカートにしがみついて自分の体を支えながら前へ進まなければならない。

部品探しを手伝ってくれる店員が見つかることもある。しかし、それはそれで問題を引き起こし得る。たとえば買い物リストにはあるが、それが何なのか自分にはよくわからない「インバータープレート」について店員に尋ねたら、まさにそれが目の前に置かれていたなどというケースがある。このようなケースで、店員がたとえば「一番上の棚の緑色の遮断弁《バルブ》のすぐ隣にあります」などと答えるとやっかいなことになる。「棚」「上段」「緑色」の概念がすぐには把握できず、また、バルブがどんな形状なのかもわからない(「バルブ? バルブ? 円運動、……ピストン、……チューブ状の部品」)。だから私はたいがい、「たいへん申し訳ないのですが、メガネを家に忘れてきたのでよく見えません。指で差してもらえませんか?」などと言う。しかし、私は視力を失っているようには見えない。二つか三つのアイテムを指で差したあと、店員は私のとろさに愛想をつかせて、他の顧客の相手をするために立ち去ってしまう。

そのうち私は、それ以上部品を探すのをあきらめてレジに向かう。レジでは、できるだけ正常に振る舞うよう全力を尽くす。早い段階で部品探しに疲れ果て、カートを通路に置いたまま車に戻って休まねばならないことが何度かあった。フィルターのかかっていない視覚や聴覚の感覚入力の過負荷に、とても耐えられなかったのだ。

レジでの行列も問題になり得た。たとえば次のように。体の動きがいったん止まると、動作を開始できなくなり、ショッピングカートに頭を突っ伏したまま、前の客が進んでも詰めずにいる。話し言葉を理解するのも至難になる。カートのアイテムについてレジ係に尋ねられると（「このワッシャーは亜鉛メッキですか?」）、私は「すみません。やっぱりそれはいりません」と言って、返却しなければならなくなる。しかし月日が経つと、レジで無事に勘定を済ませ、自分の車を見つけ、家に帰るに十分なだけの余力を残しつつ、必要な部品を探すすべを身につけた。

レジで勘定を済ませたあとは、駐車場で自分の車を探さなければならない。これは冬の寒い日にはとりわけきつく、買い物に出たときのもっともやっかいな課題になりがちだ。

私は、どこに車を止めたかがまったくわからず、店の出口のそばに立ち尽くす。足を動かすことができず、まわりのものすべてがはるか遠方にあるように見える。配置、方位、通路、車の色や形など、駐車場の空間的な特徴がまったく把握できない。それに加えて、駐車した場所の記憶は、これらの低次の概念に準拠して蓄積されているため、どこを探せばよいやらまったくわからない。だから私は、三〇分ほど駐車場を歩き回り、たまたまそばにきた車の詳細を観察し、それが自分の車かどうかをいちいち確認しなければならない。冬の日には、かくして自分の車が見つかる頃には、たいがい凍えている。見つかったあとでも、脳の働きが安定し、運転しても大丈夫だと感じるまで、車のなかで長時間じっとしていなければならない。

私は、出入り口の近くにある障害者用の駐車スペースに車を止められないものかと思うことがよくある。障害者ステッカーを車に貼ることができれば、まさに神の恵みだったであろう！　だが政府の規定では、買い物をしたあとで、しばらく自分の車のところまで歩いて行けなくなることがあるといった私のような輩《やから》には、それは認められなかった。[*14]

東西南北

事故当日、私はとても苦労して運転免許を取り戻しに署まで行った話を覚えているだろうか？　それから数日が経つうちに、方向感覚が完全に失われたことがわかった。私の方向感覚は、つねに地球上の東西南北の基軸に依拠している。それまでこの感覚は、非常に鋭敏なものであった。たとえば、五年前に見知らぬ人から車を購入したときに一度訪れたことがあるだけの、カーブが多く漠然とした郊外の家並みのなかを通って、直感に頼りながら二五キロメートルほど迷わず引き返したことがある[*15]。

それに対し友人のジェイクは、この東西南北の方向感覚をまったく持っていない。脳震盪症になる前、私たちはよく車のナビゲーションの方法に関してもめた。つまりこういうことだ。ジェイクの車はガーミンGPS装置を備えていた。そしてマップは、つねに北が上を向くよう表示されていた。このモードで表示されると私の頭はすぐに混乱するため、私はジェイクに文句を言った。そんな私の態度に疲れてくると、ジェイクは折れて、北が実際の北を向くよう表示モードを設定し直した。同様に机の上に地図を開くとき、ジェイクは自分から遠ざかる方向に位置するよう北を上にして置く。ところが私は、たとえ地名を逆さに読むことになろうと、実際の東西南北に一致するよう地図を置く。ジェイクのように絶対的な方向感覚をつねに欠きながら暮らすのは私にはむずかしいと、心底から感じていた。

事故に遭遇してこの「絶対的方向感覚」を失ったとき、私の心の方位／象徴世界における絶対的基準も崩壊した。この喪失は、地図を見ながら町を歩く方法を再学習すればよい、などといった生やさしいものではない。私は、自分の数的感覚が用いる基本的なシンボルの多くが、方向感覚に基礎を置くものであり、後者を失えば前者も失われるという事実に気づいた。かくして私は、数、関係、類推《アナロジー》、諸機能に意味を付与する基本的な要素を喪失してしまったのだ。たとえば、数字の7を以前と同じように「見る」ことができなくなり、それを用いた単純な計算ですら、悪戦苦闘するようになった。私にとって、数字の7は、特定のあり方で、つねに東の方向に伸びていたのだが、「東」という概念の持つ内的な意味が失われてしまったのである。

また、夢も問題になり始めた。それまでの私の経験では、夢は通常、日常生活で生じた問題を、高度に象徴的な方法で解決するのに役立っていた。しかし私にとって、夢と現実という二つの世界の結びつきは、方向性を含め本質的に高度に空間的だ。つまりかつては、「北」の概念は、夢のなかでも現実世界でも実際に北だった。そしてこの事実は、二つの世界のあいだの重要な結びつきを構成していた。かくしてたとえば、夢のなかで私が歩いている、緑色の明かりに照らされ、赤い縞模様のカーペットが敷かれた廊下は、対応する現実世界の難題に対する私の概念が、地球表面上に北東／南西の斜めの方向に走っているがゆえ

*14　ようやく五年後になって、ある医師が、必要な書類にサインしてくれた。苦労して他の書類をそろえるのに、さらに一か月がかかった。しかしそうして得られたステッカーの有効期限は三か月しかなかった。しかもシカゴ警察は、ステッカーを無視して違反キップを切ろうとすることもたびたびあった。それでもホーム・デポでの駐車では重宝したのは確かだが、有効期間の短いステッカーのために再度手続きをするのはとても面倒で疲れるので、結局一度しか申請しなかった。

*15　このような方向感覚の鋭敏さは、人によって程度の差がある。それはまた、このエピソードにも関係のある空間回転の能力とも関連して、少なくともいくぶんかは男女の違いにも関連するとされている。

に（具体的に言えば、喧嘩《けんか》をしている二人の友人の家がその方角に沿って並んでいるなど）、それとまったく同じ向きで配置されていた。私は依然として、この種の形状と関係に満ちた夢を見続けてはいたが、それらは、意味あるあり方で現実生活と結びつけることのできない、まったく方向性を欠いた世界で起こったのだと、目覚めたときにはっきりと感じるようになっていた。そのため、夢は以前のように生産的な役割を果たさなくなった。要するに私は、問題を解決するための絶対的な参照基準を失ってしまったのだ。

とはいえ、健常者にこの現象を説明するのはむずかしい。神経科医の質問票にはそれに関するチェックボックスなどないし、『精神疾患の診断・統計マニュアル（DSM－5）』には、この心を混乱させる喪失に対応する分類コードは含まれていない。「先生。夢のなかでどちらが北かがまったくわからなくなってしまったのです（……）」と言ったら医師はいったいどんな反応をするだろうか。

睡眠と視覚システム

夢のなかで東西南北の基軸を失ったことに加え、それ以外にも視空間の問題が睡眠時に生じるようになった。それらのいくつかはとても奇妙なものである。

私が目を開けたまま眠るようになったことはすでに述べた。事故後数か月は、目を閉じると船酔い状態になるので、それを避けるためにこの手段に頻繁に訴えねばならなかった。目を開けたまま眠るのは、それほど異常なことではない。子どものいる読者のなかには、夜間に赤ん坊の様子を見に行ったとき、遠方を見つめながらすやすや眠っている姿を発見して、「この子はゾンビではないか」と心配になった経験のある人もいることだろう。

最近の研究によって、どの程度「視覚的に」思考するかは人によって大きく異なることが判明している。この研究は自己報告をもとにしているが、磁気共鳴機能画像法（fMRI）による記録とも一致する。深く鮮明な夢と同程度に生き生きとした心像《イメージ》を形成する人がいる一方、まったく視覚的に思考しない人もわずかながらいる。私は、この視覚的思考のスペクトル上で最右翼に位置する。大学院に通っていた頃はこの特徴を活かして、難問を解かねばならないときに、軽い「明晰夢（夢を見ていることを自覚しながら見る夢）」に入れるよう訓練した。

また、どの程度夢を見るかも、人によって大幅に異なる。人はレム睡眠期に夢を見、それ以外の期間には見ないと、長いあいだ考えられてきた。しかしノンレム睡眠期にも夢を見る人は存在し、そのなかで何らかの障害に起因するケースは少ないことが判明している。事故以前は、私は眠れば必ず夢を見ていた。いつでも。[*16]

高度に視覚的な思考様式と、眠れば必ず夢を見る習慣は、最悪の組み合わせになる。とりわけ事故後の一年間はそうだった。一日が終わると、私の脳の視覚を処理する部位は、ほぼ必ず疲弊し、他のどの部位より休養を必要とした。しかし夢は、そもそも視覚機能の行使であり、高度に視覚に依存しながら思考す

＊16　興味深いことに、治療後は、より平均的になった。つまり、夢を見ている期間と見ていない期間の両方を持つようになった。始終夢を見て、必ず疲れて目覚める人がいる（エピックドリーム障害など）。そのような人には、私が受けたものと同様の治療が有効ではないかと考えられる。そう言えるさらなる証拠として、同時にバランスの問題を抱えている人の数があげられる。

る私のような人間には、なおさらそれが当てはまる。これは、眠りに落ちるとただちに視覚的に鮮明な夢の世界に入り、数分が経過すると、疲弊し、吐き気を催し、完全に見当識を失い、すべてに圧倒されることを意味する。だから、すでにそのような状態にあるときには、いくら疲れていても眠らずに座って、心に何らかの光景や思考のシンボルを呼び起こすことは一切せず、数メートル先にある物体をじっと見つめていなければならなかった。（当時は気づかなかったが、バランスをとるために目を酷使する必要がなかった日には、普通に眠れる場合が多かった）。

二時間、四時間、あるいは六時間、死ぬほど退屈しながらその状態で座っていたあと、私の脳は、夢のイメージに耐えるに十分な程度まで回復し、眠ることができた。

事故後に月に一度か二度経験するようになった眠りの症状の一つに、「睡眠麻痺（俗に言う金縛り）」がある。これは、意識を取り戻すほど十分に覚醒し、身体の感覚も完全に戻ったにもかかわらず、「レム睡眠麻痺」と呼ばれる状況下で、身体を動かせる程には目覚めていない、人を驚愕させる状態をいう。[*17]

このぞっとするような状態で目覚めると、たいていただちに体験する、人をもっともろうばいさせる問題は、人間の自然な反応として何かしなければならないと感じながら、麻痺のゆえに何も起こらないことだ。眠ったままでいる身体は、実際には自律的に呼吸を続けているのだが、意図的に空気を吸えないために、窒息するのではないかと感じる。また、それ以外の些細な身体の不調を覚え、それに対して自分では何もできないために、閉所恐怖症的なあり方で突然それが拡大するかのように感じられることもある。恐ろしく暑いのに、あるいは手足が不快に感じるのに、動くことができない。通常は、数分が経ち、さんざん努力を重ねてようやくまぶたや指先を動かせるようになる。そして動作の開始の問題と同様、それによって身体を動かすのに十分なフィードバックが得られる。こうして、あえぎながら胸いっぱい空気を吸い込む。

かくも多くの人々（数百万人とされている）が睡眠麻痺を経験していること、また、精神医学的な観点から睡眠障害の一般的なカテゴリーの一つと見なされる場合が多いことを知って、私は困惑を感じる。私の場合、事故以前にはこの状態を経験したことがなかったが、事故後は八年間経験し続けた。しかし脳震盪症の効果的な治療を受けてからは状況が改善し、再び経験することはなくなった。ならば、このぞっとするような状態を経験している人は、私が受けたものと同種の、視覚システムに焦点を置く治療（これについてはあとで詳しく述べる）の恩恵を受けられるのではないだろうか？

もう一つ言えることは、睡眠麻痺を経験している人のなかには、乳児期、幼少期に受けた脳震盪に起因する、診断未確定の障害を抱えている者もいるかもしれない。私の家族の例をあげると、睡眠麻痺を定期的に経験している子どもがいるが、この子どもは、自転車に乗っていて転倒し、ひどい脳震盪を受けたことがある。

いわば別世界での八年間の経験のゆえに、私たちのほとんどが、眠りにつく、眠りから覚めるという、本来複雑な移行過程を難なくなし遂げられる、その自然さのありがた味を、私は正しく認識できるように

＊17　睡眠麻痺を経験したことがある人の多くは、入眠幻覚を経験している。これは、夢魔が自分の足の上に座っていたり、耳にささやいたりしている光景として現れる。睡眠麻痺の恐怖を考えると、私には入眠幻覚の経験が一度もないことは、とても喜ばしい。

なった。

瞑想における関係性

長時間何もせずにじっと壁を見つめ、死ぬほど退屈しながら視覚システムを休ませていたというエピソードを読んで、「瞑想すればよいのでは？」と思う人もいるだろう。つまるところ、瞑想の目的の一つは、無を受け入れること、つまり現在の瞬間に徹底して集中し、まったく何もしないことなのだから。この方法は、生産的、建設的、自己回復的な方法で時間を有効に使いながら、脳の視覚システムを休ませるのに最適であるかのように思える。ところが残念なことに、これら二つの形態の無、すなわち脳震盪症を抱え疲れた脳を休ませるために私が必要としている無と、瞑想家が実践している無は、重要な点で大きく異なる。

事故が起こる前、学問的な活動で多忙を極めていた頃、私は、瞑想状態に入って、活力の回復を図れることに気づいた。一時間の焦点を絞った瞑想は、数時間分の睡眠に匹敵する。

私は通常の方法で瞑想することもあったが、夜遅く音楽を聴きながら、完全に目覚めたまま心を集中し、何も考えず、閉じた目の前で音楽が繰り広げるリアルタイムの光景以外は何も見ず、深い瞑想状態に入ることも多々あった。そんなとき私は、音楽によって奏でられる音を、色や形の複雑な絡み合いとして「見て」いた。それは、思考を排除した純粋な感覚入力だった。その状態で誰かが私に声をかけても私には聞こえず、傍からは、私がまるで熟睡しているかのように見えただろう。録音で雑音を除去するように、私は他人の声を遮断していたからだ。しかし肩を叩くなど、もっと強引な手段で誰かが私の注意を引こうとしたら、私は深いレベルの集中から無理やり引き剝がされてはっとし、思わず叫び声をあげたかもしれない。

少なくとも私の心にとって、瞑想や他のあらゆる黙想的な実践は、関係という重要な要素を含む。瞑想状態は、個人と世界の関係、言い換えると生命と精神《スピリット》と世界の相互作用の深遠なる開示として経験される。それは、瞬間の熟成であり、現在の瞬間と、それに先立つ、あるいはそのあとに来る他のあらゆる瞬間の結びつきのあり方の理解でもある。

しかしこれらのすべて、すなわち神との関係、世界とのスピリチュアルな結びつきの感覚、全／無に対する包括的な感覚は、その本質においていて高度に視空間的なものだ。私の経験から言えば間違いなく、空間を処理する脳の領域を動員しない限り、瞑想状態には入れない。そしてもちろん、この脳の部位こそが休養を必要としているのだ。

この理由により、事故後は瞑想をほとんど実践できなくなった。ましてや視覚システムが衰弱しているときは、瞑想などもってのほかだった。

神との対話と感覚能力の問題

私は一〇代の初めの頃から、神と対話しているという感覚を持つことがあった。宗教的な家庭で育ったわけではないが、祈りはよく実践していた。私は神に話しかけ、神はそれに聞き入ってくれた。神は（図像や直感を通して）私に語りかけ、私はそれに聞き入った。聖霊《スピリット》との対話は自然で、心地よく、ときに厳しく、そしてリアルだった。

事故直後に、この対話は消失した。デポール大学のダウンタウンキャンパスにある小さなチャペルに入り、一人で椅子に座って学生のために、そして大学教授として彼らを指導する自分の能力の向上のために、いつものように祈りを捧げていたときのことをはっきりと思い出す。そのとき私は、心の奥底で不安を感じながら、そこにはもはや何も存在しないと突然悟ったのだ。誰も私の祈りを聞いていなかった。そして「私はひとりごとを言っているにすぎない。自動車修理マニュアルを読んでいるのと何も変わらない」と思った。

私は深い喪失感を覚えたが、それは奇妙なあり方によってであった。頭では神との対話の喪失を理解し、そのために自分の生活が不毛になったことに心をかき乱されたが、それにもかかわらず失われたものを「見る」ことがまったくできなかった。それはまるで、夢の内容を思い出そうとするかのようだった。依然として神を信じてはいたが、それは、それまでとはまったく異なる経験に変質していた。もはやそこには誰もいなかったのだ。

のちの回復過程の経緯を考えると、また、私たちの内的な世界が、本質的に非常に象徴的なものであることを示唆する無数の例に鑑みると、神との対話を失った根源的な理由が、象徴的な関係を表現する視空間能力の喪失にあることは明らかだ。ならば、脳震盪症になる前に私が感じていた神との親密さの喪失は、周囲のより大きな世界と自己の結びつきに関して、興味深い問いを提起する。それは、「この結びつきの感覚は、視空間に関する処理が実行される脳の領域に発するのではないか？」という問いである。なにしろ私は、このごく自然な信仰体験を事故に遭うまで維持し、事故後に失い、八年間失ったまま生活し、脳震盪症の治療が完了してから再び取り戻したのだから。これは、この種のスピリチュアルな信仰を支えているのが私たちの物質的な脳であることの強力な証拠になるだろう。

　しかし、それが何を意味するのかについては、依然として検討の余地がある。科学者の私には、少なくとも二つの可能性が考えられる。一方では、この事実は、神や聖霊に対する感覚が、神経学的な構造、脳内のプログラミング、あるいは脳という場所に出現した純粋に物質的な存在であることを示す証拠としてとらえられる。頭頂葉やその他の脳領域に、スピリチュアリティをもたらす「神の宿る場所《ゴッドスポット》」が存在すると主張する研究者もいる。脳を人工的に操作することで、深遠な宗教的体験を引き起こす「神のヘルメット」を開発したと主張する者さえいる。[*18] 他方では、これらの脳の部位は、スピリチュアリティのリアルな流れに接続することを可能にし、それがなければ感覚能力の一つの次元を失う結果になるとも考えられる。聴覚を失っても、世界は依然として音で満ちている。それと同様、神の感覚を失っても、それは神そのものがもはや存在しないことを意味するわけではない。

　それに関して別の問いがある。脳震盪症者が、もはや自分は人間ではないと、ときに感じることはすでに述べた。私も、この感覚を強く抱いていた。またのちに見るように、影《ゴースト》が戻ってきたのは、自己の人間性を十全に感じるのに必要な認知を脳が再び支えられるようになったからだ。この事実は、死後の生の本性に関して何かを語っているのだろうか？　脳が、あらゆる種類の計算機能を果たす物質的な装置であ

*18　これは発明家のスタンレー・コレンと、神経科学者マイケル・パーシンガーによって報告されている。ただし彼らの結果を再現した者はいない。とはいえ、そのような現象を研究する「神経神学」は、一つの研究分野として確立している。

ることを否定する者などいないだろう。脳の計算能力を喪失することが、自己をかくも非人間的に感じさせるのなら、物質的な脳が機能を完全に停止した場合、私たちの人間性はどうなるのだろう？　つまるところ、私たちが死ねば脳も死ぬ。

ならば、死後の生、あるいはそれが非科学的に聞こえるのであれば、物質的な脳を欠いた生は、まったく異質で非人間的なものなのかが問われるであろう。

これは些細な問いではない。コンピューターの能力が次第に向上するにつれ、思慮深い認知科学者のほとんどは、その種の問いを真摯に考えるようになるはずだ。次のような謎を考えてみよう。

コンピューター上で動作する人工の心を構築できたとする。シリコンチップ上の0か1によって実装されていない部位は、まったく存在しない。私たちのほとんどは、コンピューターの電源を切って、この人工の心を難なくシャットダウンしたり、脅したりできるだろう。それが本物ではないことを知っているからだ。人工の脳が実際に何かを感じたりはしない。つまるところ、私たちは恐怖レジスターの値を、たとえば「０００１」から「００１１」に置き換えているにすぎないのだから。その一方、ソシオパス（反社会的な人格障害を持つ社会病質者）でなければ、隣家の庭で働いている庭師を殺したり、脅したりすることはできない。なぜなら彼は生きる権利を持ち、脅されれば苦痛を感じるからだ。庭師はリアルだが、人工的な心はそうではない。

しかしやがて私たちは、はるかに精巧な、もしかすると人間の心と同程度に複雑な人工の心を構築できるようになるかもしれない。だが、それでもそれは人工的な構築物ではないのだろうか？　シリコンチップ上のビット情報をもとに動作しているのだから。

ここでよく考えてみよう。コンピューターも人間も単なる計算マシンなら、つまり前者がシリコン製のハードウェア上で動作するソフトウェアによる0と1の操作であり、後者が脳と身体によって構成されるシステム上で動作する神経活動なら、次のシナリオはどう考えればよいのか？

理論的に言えば、コンピューターを用いて、一本のニューロン（やグリア細胞など）のあらゆる機能を実装できる。つまり、その入力と出力の機能を、さらには他のニューロンとのネットワーク結合をシミュレートできる。さて、隣家で働いている庭師の脳細胞を一つずつ、細胞と細胞同士の結合を完全に実装するコンピューターシステムで置き換えたとする。するとやがては、庭師のすべての脳細胞を、それらを正確にコピーする人工細胞で置き換えられる。その時点で、庭師は完全にコンピューター化されたことになるが、このシステムは完全に庭師を実装する。（生身の人間の場合でもコンピューターの場合でも、さらにはその中間段階ですら、自己に対する庭師の感覚のもっとも微細な側面を含め、あらゆる思考、記憶、感情が、サポートされている点に注意されたい）[19]。

かくして庭師の心と、それをコンピューターによってシミュレートした心は、相互に変換が可能と見なせるが、では庭師は、どの時点までがリアルで、どの時点からが人工と言えるのか。実装の如何に関係なく感覚能力が生じ始める、複雑性の「臨界量《クリティカルマス》」が、この種のいかなるシステムにも存在すると考えても

＊19　そしてもちろん、理論的には逆方向のプロセスも考えられる。つまりコンピューターの脳細胞を、一つずつ実際の細胞で置き変えられる。これは、一九七四年にローレンス・デイヴィスによって論じられた「中国脳（意識に関する思考実験の一つ）」のバリエーションと見なせる。

よいのだろうか？　コンピューターサイエンスの到来とともに、デカルトやライルらによって繰り広げられてきた二元論をめぐる議論は、依拠すべき基盤を獲得したと言えよう。コンピューター上に構築されたモデルは、ビットのオン、オフによって、私たちが提起する理論のもっとも細かな部分までを、完全に、そして反論の余地なく実装する。

では、一からそのようなシステムを組み立てたらどうだろう？　それらは権利を持つのか？　とりわけ「生きる」権利を。そのようなシステムをシャットダウンすることは、倫理にもとる行為なのだろうか？　それらは、私たちとは独立して、神とのコミュニケーションを図ろうとするのか？

あるいは、このような方法で人工的な生命を構築する能力の他にも、その構成を操作する能力を私たちが持ったとしよう。あるいは、私が八年間失っていた神との結びつき（の感覚）の計算的側面を分離することで、この結びつきをつねに経験し、常時至福の状態にあるような人工生命を組み立てられたとする。その場合私たちは、自分の子どもが幸福な、そして可能ならばスピリチュアルな生活が送れるよう最善を尽くさねばならないと感じるのと同様なあり方で、人工生命を構築するよう義務づけられるのか？

これらの問いは難題だが非常に興味深く、コンピューター時代にあってはあっさりと無視されるべきではない。脳の機能の喪失にともない人間としての感覚能力の一部を失ったことで、私はこれらの問いが非常に身近に感じられるようになった。

時間はメタファーである

時間が構造を喪失するとき

事故の二年後の二〇〇一年、公開されたばかりの映画『メメント』（米・二〇〇〇年）を観に行った。この映画は、一連の「フラッシュフォワード」とフラッシュバックを通じて、時間が順方向にも逆方向にも進む奇妙なプロットを持つドラマ作品だ。主人公のレナードは、短期記憶の能力を失い、たった今起こったできごとを数分間しか覚えていられなくなる。麻薬密売とレイプ殺人をめぐる謎を解明し、妻を殺した犯人を捜すために、彼は重要なできごとを、自分の身体にいれずみを彫ることで忘れないよう記録する。

映画館に入るまで、私はそれがどんな映画なのかをまったく知らなかった。珍しく暇な時間ができたので、何も考えずに適当な映画館に入ったのだ。冒頭のいくつかのシーンを見ただけで気分が悪くなってきたが、それでも映画に魅了された。監督のクリストファー・ノーランは、私が日常生活で経験していることの本質をみごとにとらえていた。自分の人生のみじめさ、そしていかに自分の能力が損なわれているかを目の前ではっきりと見せられて、私はぞっとすると同時に、私という存在の核心的な真実の一つがとらえられ、映画という形態でみごとに表現されていることに感謝の念を覚えた。

『メメント』の主人公とは違って、私は短期記憶能力を失ったわけではない。また、起こったできごとを覚えておくためにいれずみを彫る必要も、妻を殺した犯人を捜す必要も、私にはない。それなのになぜ、この映画は、私にかくも強い影響を与え、悲しみ、後悔、カタルシスをもたらし、自己の存在の本質をみごとにとらえていると感じさせたのだろうか？

脳震盪症者は、時間の正常な認知に混乱が生じている。欧米のほとんどの人にとって、時間は、過去から現在を経て未来へと、スムーズにそして尽きることなく流れていくように感じられるはずだ。少なくともそれが、欧米人が時間について語る方法であり、計画を立てたり、自分の人生について話したりするときに時間を概念化する様式である。しかし脳震盪症者は、この（見かけは）先天的な時間の感覚を失っていることがあり、生《なま》の材料から、連続するできごとの「自然な」物語《ナラティブ》を一から自分で築き上げねばならない。それには、低次の現実に対処する必要がある。欧米の「文明化された」時間の概念は、一般には純粋に物理的な性質の一つとして考えられているが、実のところ、ほぼ完全にメタファーにその基盤を置く。

認知言語学者のジョージ・レイコフは、広く読まれている論文「メタファーに関する現代の理論」で、その種のメタファーについて論じている。[*20] たとえばレイコフの論文にある以下の記述（カギ括弧内）は、通常私たちが抱いている時間の概念を論じているが、現実的な時間の基盤をなす、原子の運動の物理的特性とはほとんど何の関係もない。

「時間は（物質世界における）モノである」。よろしい、確かに。しかし午後二時三五分が物質的なモノなら、その重さはどれくらいなのか？　それはどこにあるのか？　「時間の経過は運動である」「未来は観察者の前面にあり、過去は背後にある」。よろしい。しかし時間が、前面や背後と実際にどう関係するのだろうか？　そばを過ぎ去っていくとは？（ヒント：たとえば私たちが歩いていなければ、また時間が運動でなければまったく何の関係もない）。物理的な未来は、自分の背後の東の方向にあっても、わがマンションの上階の方向にあっても、一向に差し支えないはずだ。あるいは、砂漠の岩にとっても、時間は経過しているのではないだろうか？「彼はそこ（たとえば人生の特定の段階）に固着していた」。いったい彼は、正確にはどこに固着していたのか？

「来週火曜日の四時半に会おう」などといった、友人の発した単純な言葉の意味を理解するのに四苦八苦しなければならない脳震盪症者にとって、人口に膾炙《かいしゃ》した、メタファーに基づく時間概念は、捕らえどころがなく疑わしい。私の場合、そのような発言を聞くと次のようなすばやい思考が生じる。「時間は運動のようなものである。だから電車の通過のごときものだ。自分が今プラットフォームに立っていたとする。すると、火曜日の四時半は、線路を滑り出していくあの電車の行き先のようなものだ。だから電車がやって来たとき、そこには何らかの案内表示がなされるだろう。それが私の未来だ」。そしてもちろん、線路のそばにある友人の家など、火曜日の四時半に行くべき場所が、日付が記されたカレンダーの四角い一区画とどう関係するのか、また、「４：３０」というシンボルがそれとどう関係するのかを視覚化するのに苦労しなければならなくなる。

　これらの思考が無意識に実行されているあいだ、『メメント』のレナードのように、ほほえみながらうなずいて「わかった。火曜日の四時半だね」と言う。しかしそのあいだ私は、その言葉が何を意味しているのかがまったくわからないこと、またそれを理解しようとする努力が、私のバランス感覚を攪乱していること、そして動く対象物（電車など）の心的な視覚化に起因する吐き気が、我慢できないほど大きくならないうちに、「詳細はあとで対処するとして」、とりあえず私の心のシンプルなカレンダーにその言葉を簡便に照合する方法を見つけたいと思っていることに気づいている。もちろん、友人が何か別の話を始めると、「火曜日四時半」も新たに聞こえてきた言葉も失わないよう、「火曜日四時半」を迅速に処理すべく

*20 George Lakoff, "The Contemporary Theory of Metaphor," in *Metaphor and Thought*, edited by Andrew Ortony (Cambridge, UK: Cambridge University Press, 1993), 202-51.

絶望的なあがきをしなければならなくなる。

多くの人々にとってそうであるように、私にとって時間とは、部分的に順序づけられた短い場面の集合である。この時間のとらえ方では、これらの場面が不変の「連続的なエーテル」に配置されているというより、前後関係に基づく配置様式に従って並べられているという感覚がはるかに強い。ほとんどの人は、ナラティヴを理解するために、個々の場面ばかりでなく、過去の場面から現在の場面を経て未来の場面へと至る「時間」の隠喩的なスペクトルに沿った、それらの視空間的なイメージも視覚化の対象にする。それらはたとえば、（1）今朝起床した時を、（2）たった今を、（3）今晩就寝する時を表す三つの場面によって表現できる。おそらくあなたは、（少なくとも一部は）時間の流れに沿って順序づけられたこれら三つの場面を維持するための、高度に空間化された象徴的手段を持っているはずだ。そしてそれは、左右の順、高低の順、あるいは前景／背景などといった秩序に基づくだろう。もしくはもっと抽象的なものかもしれない。要するに、あなたはもろもろの場面を順序づけるための、何らかの象徴的な手段を備えているということである。通常は、これら三種類の場面は、周囲の物理的な空間の、三つの異なる領域に配置される。

これらの表象の視覚的な性質のゆえに、時間の流れを構成する順序づけられた場面の索引《インデックス》を検索することは、脳震盪症者の脳の、すでに疲弊した視空間処理システムにさらに重い負荷をかける。種々の例に見たように、脳震盪症者にとってこのような視覚処理能力は、最低限の生活を送るために用心深くとっておかねばならない唯一の希少資源になり得る。そのため、もっとも秩序立った脳震盪症者でさえ、計画を立てたり、日取りを設定したり、その日のスケジュールを決めたりすることを避けたがる。

脳震盪症者が経験するさらなる問題は、脳がストレスを受けると、数の意味の半分を喪失するがゆえに、前後の、すなわち順序の概念が失われることだ。一連のアイテム（先の例ではタイムスタンプが押されたできごと）の「要素数《カーディナリティー》（数の量的側面を指す、より基本的な概念）」は損なわれていないのに、「順序《オーディナリティー》」が失われるのだ。これら二つの概念は、私たちの思考において非常に重要な役割を果たす。たとえば「5」という数を考えるとき、それにはこれら二つの基本的な性質が反映されている。それは一方では、自分の五人の子ども、つまり子どもの「量」を表し、他方では、五人目の子どもが、「（四番目の次の）五番目であること」を、すなわち生まれた順序を表す。自然に順序づけを行なう能力の喪失は、ナラティブや時間に関わるメタファーを把握する際に、大きな問題を引き起こし得る。

　ここで、今朝の起床時、現在、今晩の就寝時を表す三つの場面を想像してみよう。今朝と今晩の場面は、現在の場面とは非常に異なり、知的に構成された想像のなかでのみ存在し得る。たった今、目の前に広がる、あるいは耳で聞いている場面に比べ、今朝や今晩の場面は、本質的に象徴的なものであり、ベッドカバー、日光、暗闇、歯ブラシ、衣類、床の模様など、実際の場面のなかでも重要な部分を表現する図像的《アイコニック》な表象で満たされている。また、現在とは異なり過去や未来に対しては、自分の目から外界を見る観点ではなく、物語的な場面のなかで自分自身を観察する観点をとり得る。このことは、イメージが図像的な性質を持つことの事実上の証拠になる。

　では、あなたが、その種の精巧な空間的関係を「見る」能力を失った脳震盪症者だったらどうだろう。すると時間は、自然に順序づけられたできごとの連続ではなく、場面が無作為に混ざり合った、たった今の無秩序な寄せ集めになる。もっともやっかいなのは、目標を定めたり、計画を立てたりするために想像された未来の場面と、すでに発生しデータとして蓄えられている過去の場面が混ざり合うことだ。（補足しておくと、これは妄想とは特に関係はない。問題は順序づけにあり、何が現実かがわからないことにあるのではない）。

最後の問題として、かつて未来であった場面が、現在の場面として立ち現れる際に、その事実を認識できないことがあげられる。たいていの人は、「今日必ず手紙を出して」と配偶者に言われれば、手紙を投函するイメージを思い浮かべる。遅かれ早かれ身体は、思い描いていた未来のイメージが現実と一致するのを朝目覚めたときから待ち、その機会をとらえた手紙投函デーモンによって、手紙を出すよう促される。たとえば、夕方台所に入ったときに、その光景を見て手紙の投函という目標を思い出し、引き出しを開けて手紙を取り出し、外出して郵便ポストに投函する。

脳震盪症者の場合には、脳の視覚システムの疲弊のせいで、台所における現在の場面の包括的な意味、文脈が抜け落ちると、手紙投函デーモンは、それでも何らかの一致をみて、引き出しを開けるメカニズムとコミュニケーションを図ろうとするが、結局うまくいかない。そのため脳震盪症者は、何かがおかしいと感じて不安になる。この機能不全に対応するためにさらに資源が必要になり、事態はどんどん悪化する。かくして、台所の場面を理解し、不安に対処し、失われた「何か」を取り戻そうと繰り返し試みることで視覚／象徴的な資源を使い果たし、視覚処理がさらに劣化していく。加えて、前述した理由によりバランスシステムが悪影響を受け、吐き気を催し始める。

脳震盪症者は、何をすべきかを考えているうちに、すべてがたった今と化す。「忘れずに何をすべきか」を処理するプロセスは起動されず、たとえば「目の前に自分の手がある」「床がある」「天井は床より高いところにある」「もうすぐ正午だ」「窓から日の光が差している」などといった認知処理が実行される。そのあいだ、（手紙投函デーモンに促されて）それらすべてが重要だと知りながら、その理由はわからない。

やがて脳震盪症者は何をすべきかを思い出し、手紙を投函することになるであろうが、手紙の投函のような単純な依頼でさえ、彼らにとっては、朝っぱらからとりわけ大きな消耗をもたらす原因になり得ることを忘れるべきではない。

『メメント』を観たとき私にとって正視に耐えなかったのは、言うまでもなく、主人公の経験に強く同化するきっかけを私に与えた時間構造をノーランが解体したからだ。レナードと私は、時間の「たった今」性を共有し、彼にも私にも、それ以外のすべての時間的な関係は、多かれ少なかれ解読に知性の集中的な努力を要する謎として立ち現れる。このように、レナードは架空の人物ではあるが、私自身の経験をまざまざと思い起こさせたのである。

カレンダーと計画立案能力の欠如

事故に遭う前の私は、計画立案に長けていた。同時に多数の大規模プロジェクトを引き受けたがる性格のために、私の人生は混沌としているように見えはしたが、それらのプロジェクトを完成するのにどのくらいの期間が必要か、あるいは、それら大規模プロジェクトやその他の短期的な計画をいかにやりくりすればよいかについて明確なビジョンを持っていた。要するに、私は究極のマルチタスカーだったのだ。

事故の数日後には、この直感的な計画能力は完全に失われていた。その失われ方と、事故後は計画立案に四苦八苦しなければならなくなった事実は、実に象徴的だ。この問題は、時間の四つの相と、時間とカレンダーの関係を検討することでよりよく理解できるだろう。これらの概念は、通常私たちが当然のものとして前提としており、また、計画立案には必須の要素でもある。

第一に、私たちは一般に、過去があり、現在があり、未来があるものとして、時間を線形的《リニア》にとらえている。計画立案には必須の、この考えの重要な拡張概念に、先立つできごとは後続のできごとを引き起こし得るが、逆方向には決して生じないという制約を課す「因果関係」がある。[*21] 私は、できごと間の関係をもはや「見る」ことができなくなっていたので、因果関係や、原因結果の連鎖のイメージを形成する能力も失っていた。

第二に、現代では、図形を連続する時間のブロックに結びつけることがある。紙面に描かれた長方形（カレンダーの日付）は、たとえばその日の、日の出と日の入りに結びつけられる。しかし、これは非常に複雑な関係であり、目には見えない地球の自転、光と闇の相互作用、「今日は前日に類似している」という記憶、「今日は明日と類似するはずだ」とする論理などと結びついている。のみならず、カレンダーの幾何学はさらに複雑になる。連続する七日を長方形で表される「週」としてグループ化し、長方形によってグループ化された「週」をさらに正方形の「月」にグループ化し、二次元の正方形で構成される「月」を重ねて三次元の「年」に束ねるといった具合に。そしてそれらのおのおのは紙の上に象徴的に表現される。脳震盪症者の私は、脳が疲労すると、カレンダーの形状を「見る」ことができなくなり、また、それらと現実世界のできごとの結びつきを概念化できなくなる。一辺が数センチの正方形と、太陽のまわりを公転する直径およそ一万三〇〇〇キロメートルの岩の塊をどう結びつければよいのだろうか？　私にとって、この表象は何の意味もなかった。

第三に、私たちは、時間の連続的な流れが普遍的なものであると仮定している。たとえば、わが家の居間での午後四時は、デポール大学の研究室の午後四時でもあり、家から大学まで一時間がかかるとすると、午後四時に家を出れば大学には午後五時に着く。しかしわが家の居間でじっとしていれば、普通はわが研究室を見たり、感じたりすることはできない。一度にあらゆる場所で生起する一連の並行事象として統一的に時間をとらえる考えは、純粋に概念的なものであり、世界を「今ここ」として知覚し経験する私たちのあり方とは無関係である。（ここかあそこのどちらかにいることは可能だが、ここにもあそこにもいることはできない。したがって私たちは、他の場所でたった今並行して起こっているできごとに関しては、想像上の構成概念に依拠しなければならない）。

しかし、脳が疲弊すると、私はこの普遍的な時間の概念を失ったが、この経験を通じて、それがなくても知性的、論理的、理知的たり得ることを知った。その代わり、イメージの統合度はレベルが一つ下がった。つまり時間は、たとえば家と研究室のおのおのに関して別々に集められて順序づけられたイメージの媒体としては機能していたが、それぞれの場所で起こるできごとが結びついているという直感的な理解は失われていたのだ。そのため時間を生み出すためには、すなわち自分がいつどこにいるべきかについて計

＊21 開かれた心を持つ、科学書の読者のために、この制約が決定的なものではないことを示唆する、時間的に逆転した因果関係に関する研究を紹介しておこう。D. I. Radin, (2011), "Predicting the Unpredictable: 75 Years of Experimental Evidence," in D. Sheehan (Ed.), *Frontiers of Time: Quantum Retrocausation.* (American Institutes of Physics, forthcoming). Daryl J. Bem, "Feeling the Future: Experimental Evidence for Anomalous Retroactive Influences on Cognition and Affect," *Journal of Personality and Social Psychology,* 100(3) (March 2011):407-25（再現はされていない）。かくして現代科学は、濾過されていない生の現実により近いところで脳が機能しなければならない脳震盪症者が、時間に関して認知の問題を抱えやすい理由をめぐって、さらなる問いを提起する。

画を立てるのに時間の概念を動員するためには、私はそれら二つの場所におけるイメージの連続を、論理や推論を用いて、あるいはそれらを統合する能力を維持していたときの記憶を頼りながら、いちいち意図して結びつけねばならなかった。

第四に、私たちは数を用いて、時間の量と連続の両方を表す。これら二つの概念は互いに関連してはいるが、同じではない。一例をあげよう。結婚式に着る衣装を八日までに仕立ててもらうよう依頼したとしよう。結婚式は一五日なので、衣装を受け取る日は当然それ以前でなければならず、したがって私たちは、その間七日の余裕があるという事実より、日付の前後の順序に特に留意する必要がある。それに対し、カリフォルニアでの一週間の休暇を計画する際には、その日数が七日であることを特に考慮する。

事故後私は、これらの概念に関する信頼できる表象をほぼ完全に失った。とりわけ外界の事象を図形や数に結びつける能力を失ったために、通常のカレンダーを読むことができなくなった。

それにもかかわらず、カレンダーの用途と読み方を知っていたという記憶は残っていた。だから私は、日や週や時間に関して会話をでっちあげることができた。ときには、自分のしていることの概念的な意味を真に理解せずに、うまくアポをとることさえできた。（たとえて言えば、グーグルのソフトウェアは「The dog is hungry〈そのイヌは空腹だ〉」という文を正確にドイツ語に訳せるが、そのソフトウェアにとってこの文は、「Sewing is blue〈針仕事は青い〉」という文と同様に意味をなさない）。

日常生活においては、私は定型化したやり方《ルーチン》に大幅に依存しなければならなかった。一例をあげよう。脳の障害を抱えながら生活する方法について実践的なアドバイスをもらいに、隔週水曜日の午前九時にカウンセラーのミラー医師に会うことに決めていた。今週はミラー医師に会う週だと何となく感じたときには、とにかく彼のオフィスに行くことにしていたが、実際には違う週だったなら、待合室でしばらく待ち、不在がわかり、家に帰るという次第になった。この戦略は機能した。というのも、指定された日ではないのに車で出かけるという無駄足を何度か踏んだのは確かだが、アポの日には確実にミラー医師に会うことができたからだ。

しかしミラー医師が、たとえば木曜日の午前一〇時に面会時間を変更すると、私にとっては実にやっかいなことになった。私は「次のアポは、二月八日木曜日の午前一〇時」と書かれたメモを見ながらミラー医師に電話をかけ、留守番電話に「次のアポは、二月八日木曜日の午前一〇時とメモに書かれています。これは水曜日には行かなくてもよいということだと思いますが、正直なところ意味がよくわかりません。私のこの解釈がもし正しくなければ、お知らせください」と言い残す。そして木曜日になると再度メモを片手に電話し、「今は木曜日の午前九時です。一〇時にはそちらに伺います。一〇時にそちらに行くように書かれたメモを手にしていますが、正直なところ意味がよくわかりません。これから出かけるべきでなければお知らせください」と留守電に言い残す。

それから午前一〇時にミラー医師のオフィスに着く。しかし「二月八日木曜日の午前一〇時」と書かれたメモを手にしていながら、依然として自分が正しい時刻に正しい場所にいるという確信が持てない。私にとっては、「一〇時」も「木曜日」もほとんど無意味だった。さらには、メモに書かれた数字や日付と腕時計（日付と時刻の両方が表示されている）の関係も、腕時計と現実世界の関係も、私にはほとんど何の意味もなかった。

この状況に対処するための相応の方法を思いついたのは、事故から二年が経ち、ひどく消耗しながら集中的な努力を一か月間重ねたあとでのことだった。私は一ページに一か月分の日付の数を自分で書き込み、単純なカレンダーを作ったのだ。難儀はしたが、どうにかこうにか、このカレンダーを使えるようになった。しかし数年後に回復するまで、私が作ったカレンダーの基本的な使い方は、ただ単にパターンマッチングの決められた手順に従うだけというもので、一般に人々が時間を扱う際に用いる基礎概念やメタファーとは無縁だった。

おそらく脳震盪症者の多くは、カレンダー、日付、計画、時間の概念構成などの扱いに類似の難を覚えるはずだ。たとえば、有名なラインバッカー〔アメリカンフットボールの守備のポジションおよび選手〕のジュニア・セアウは、引退後、自殺に先立って脳障害の徴候を呈していた。『サンディエゴ・ユニオン・トリビューン』紙に掲載された二〇一二年後半の記事には、カレンダーを使って彼とスケジュールを立てることがいかに困難であったかについて語る家族の談話が取り上げられている。彼の妻の言葉によれば、「彼は次第に約束を守らなくなりました。子どもと私は、行く予定の試合やイベントについて思い出させるために、日に三回、四回、五回と彼に電話しなければならなかったのです。私たちが〈今晩の約束忘れないでね〉と言うと、彼は〈どこへ行くんだっけ?〉と答えるので、〈五〇回は言ったでしょう? テクストメッセージを調べればわかるはず〉と言わねばなりませんでした。そのうち、前日に言っても、彼がそれを覚えていることを期待するのは無理なほどの状態になってしまったのです」。

認知の構成要素とメタ認知の声

認知スピードの低下

事故後に繰り返し起こるようになった問題の一つに、認知スピードの低下がある。あたかも脳のゼンマイがほどけてしまったかのような状態に陥り、認知、身体の動きの両面において、すべてが恐ろしく遅くなったように感じ始めるのだ。兄のウィルは、事故のおよそ一年後にわが家を訪れたとき、それに気づいたと最近になって語ってくれた。

レストランの席に二人で座っていたのを覚えている。そのときさみは、一心不乱にソルトシェーカーに手を伸ばそうとしていた。最初にシェーカーを、次に手を、さらにもう一度シェーカーを見て、それからゆっくりと手を伸ばしたんだ。それはまるで、宇宙の第一原理をもとに自分で一から空間を作り、それを通して手を動かすことでシェーカーをつかもうとしているかのように見えた。まったく奇怪で驚くべき動作だった。

このスローモーション効果は、極端にひどくなることもあった。事故の数年後にリハビリテーションセンターで行なったあるテストで、一人の専門家が私の反応時間を計測しようとした。コンピューター画面を見てキーを押すというテストだ。二人で最善の努力を尽くしたあとで、結局私は「テスト不能」の烙印《らくいん》を押されてしまった。このテストには視空間能力の行使が求められたため、反応時間は一秒以内から数秒、そして一分、五分へと次第に延びていき、その時点でソフトウェアがタイムアウトを検出し、私たちがテストを中止したと判断したのだ。心の内部では、五分かかっても一秒以内に反応した場合とまったく同じ手順が実行されていたにもかかわらず、手を動かす手順を遂行するのに三百倍の時間が必要になってしまったのである。

この種の一般的な認知のスピードの低下は、バランス感覚に困難を覚えながら無理に作業し続けたときに起こった。一例をあげよう。二〇〇四年に通勤電車に乗らざるを得なくなったとき、降車してプラットフォームの階段を下り、およそ一・五キロメートル離れた自宅に歩いて帰るまで、四時間ほどかかったことがある。道を歩いているあいだ、私は垣根の葉一枚々々、沿道の建物のレンガ一個々々を目安に進んでいった。

認知スピードの低下は同時に、ドナリー・マーカス博士（彼女に関してはのちに紹介する）が「メタ認知の声」と呼ぶ心的現象を介して、自分の経験をリアルタイムで観察し記録する能力の働きによって観察されていた。「メタ認知の声」とは、人間性の一部を構成するもので、世界において自分が占める場所についての情報を与え、他者への共感を可能にし、そして人間独自の自己反省能力を付与する間断のない語り《ボイスオーバー》を指す。

たとえばこの文章を読んでいるあいだ、あなたのメタ認知の声は、「自分は今ここに座ってこの文章を読んでいる」という観察を行なうことを可能にしている。

またこの声によって、私たちはナラティブの視点を変えられる。台所のテーブルに座って朝食をとっているところを思い浮かべていたとする。目の前には、手と皿が見える。ここで心のスイッチを切り替えると、同じ光景を隣の部屋から見ているところを思い浮かべられる。

ここには二つの状況の奇妙な併置を見て取れる。一方では、通常は一瞬のうちに生じるがゆえに互いに区別し得ない個々の処理ステップが観察可能になるほど、私の認知のスピードは遅くなる。他方では、これらの処理ステップの記録は、強力な知性のもと、フルスピードで行なわれる。かくして私は、恐ろしく複雑な人間の認知の働きを、生《なま》かつスローモーションで観察し、それと同時に計算システムに関する十全な知識を身につけた熟練観察者として通常のスピードで記録するという、普通は得られない機会を得ることができた。

メタ認知の観察者

私が観察した、ものごとの微細な側面をとらえる認知能力のいくつかを検討する前に、私と私の脳の構造には、この能力に寄与していると思われる二つの重要な要因があることを指摘しておこう。

第一に、子どもの頃の私のＩＱは、極端に高かった。一一歳の小学校六年生の頃には、教室の外のホールに座って、独力で地元の高校の数学カリキュラムのすべてをマスターしていた。それから自転車を飛ばしてカリフォルニア大学バークレー校に行き、数学と物理学の講義を聴いていた。若い頃は音楽家だったこともあり、この才能を生かしたことはなかったが、シンボルをとりわけ幾何学的な方法で操作することに長けていた。

第二に、一四歳の頃、スローモーションで自己の経験を記録する私の能力を部分的に説明すると考えられる、一種の超越的な体験をしたことがある。

ガールフレンドのキャシーとゴルフコースのへりで横になり、きれいな白い積雲が、バークレーヒルの「スピリチュアルな焦点」と呼ばれる地点を通り過ぎていくのを見ながら、午後のひと時を過ごしていると、自己が二つに分裂する感覚を覚えた。私たちが一般に、（おそらくはメタ認知の声という形態での）意識の宿る場所と考えている「私（me）」は、いわば「雲間の滞在」と言えるような状態へと自由に飛翔し、人生経験のもっとも微細な側面を観察していた。それと同時に、日常生活を送る「私」（思考、会話、学校での勉強、睡眠などに対応する心の部位）は、いつもとまったく同じことをしていた。

これは、高速道路で車を運転しているときに起こる現象と似ている。私たちは、道路の細かな状態には特に注意を払わず、同乗している友人と自由に会話したり、ラジオを聴いたりできる。このようなケースでは、わが人生の流れは自動操縦モードに切り替わっており、その一方で、意識的な私、リアルな私は、自分を含むシステム全体の真の美が展開する様子を観察することができる。この状況を誰かに説明しようとしても、誰も興味を示さなかった。私のなかに通常とは違う何か、「夢のような」何かが存在することに気づいた者は誰一人としていなかったのだ。私はいつもどおり宿題を片づけ、登校し、家族と普通の会話をしていた。いつもどおり、友だちとふざけ合い、ジョークを飛ばし合っていた。すべての側面で、私はつねにその場所にいた。しかしそれと同時に、リアルな私は、自らの人生を送る私自身のみならず、木々の葉とそれを照らし出す光が織りなすハーモニー、周囲の世界で生じている動きのアンサンブル、私たちがたいてい無視している音、匂い、あるいは会話の相手の優雅な動きなどといった、ものごとのもっとも微細な側面にも注意を向け、それらのすべてが眼前で繰り広げられる様子を見つめていたのである。かくして、夜には眠りに落ちる自分を、朝には目覚める自分を観察していた。

私は突然啓示を受けたかのように感じていた。この驚嘆すべき体験は、三日間続いたあと次の二日間で失われていった。この二重の感覚を取り戻そうと何年も試みたが、二年後にわずか一日戻ってきただけだった。

この体験が、感じやすい子どもへの超自然の小さな贈り物なのか、それとも神経科学がその種の経験の原因と見なす、後部頭頂皮質の小規模な攪乱の反映なのかは重要ではない。ここで言いたいのは次のことだ。この幼少期の超越的なメタ認知的体験は、必ずしも私たちが通常意識として考えている作用による媒介がなくても、自己の細かな観察が可能であることを、また、ときに脳震盪症の顕著な症状を呈しながら、本書の基盤となる詳細な記録を残すことを可能にした奇妙な独自性が私の脳には存在することを示唆する。

私の子どもの名前は?　類推脳

事故から八年後の二〇〇七年の秋までストーリーを早送りしてみよう。当時は、ほぼ私ひとりで面倒をみていた三歳児の、のべつまくなしのおしゃべりを濾過する能力を欠いていたこともあって、私は忍耐の限界に近づいていた。大学教授としての、そしてシングルファーザーとしての責任を果たすには、残されたわずかな認知の資源を最大の効率をもって使う工夫を必要としていた。そこで私は、毎朝仕事に出かける前に行なう評価テストを考案した。これは次のようなテストだ。居間に座って「私の子どもたちの名前をあげよ」と自問する。脳が正常な状態にある日は、五人の子どもの名前を六秒で列挙できる。この場合、その日遭遇するかもしれないいくつかの困難は切り抜けられるだろう。脳の状態が悪化している日は、三分が過ぎても五人の子どもの名前をあげられない。このような日には、父親として、および教師としての務めを除けば、いかなる難事も避けねばならない。

脳の状態が悪化している日でさえ、私は論理的な思考を完全に維持できた。何が起こっているかが正確にわかった。単に、自分の脳の器質的な損傷が、認知のスピードの極端な低下をもたらすのを体験していただけで、前述のとおり認知プロセスを普通に観察することができた。

次にあげる事例は、数日分の日記を抜粋してつなぎあわせたものだが、あらゆる心的プロセスが、これとまったく同じ様態で生じていた。この記録は、本人の気づかぬところで、超高速で二四時間進行していると考えられる、人間の脳が備える認知の基盤や、類推の働きの驚嘆すべき能力を垣間見せてくれる。それはまた、のちに取り上げるドナリー・マーカス博士のパズルが、八年も前に受けた損傷から回復できよう、いかに可塑的な脳を導けたのかを理解するための基盤にもなる。

これに関して二つのポイントがある。第一に私は、自分の思考の内容のほとんどが、極端に緩慢ながら、正常な認知パターンに従っているという強い直感を抱いていた。TBIに起因する認知／象徴機能の不全によって生じた問題を、正常な認知パターンに依拠せずに解決しなければならないケースがときおり生じたのは確かだ。そのような折には、答えを求めて解決策となる概念を見出そうとしても何も思い浮かばず、別のことを試してみなければならなかった。しかし思うにこれは例外的なケースであり、それが常態というわけではなかった。

第二に、私は問題解決にあたり、のちの処理のためにとっておかねばならない中間結果が生じると、「ワーキングメモリ」の容量が限られていることを強く実感した。ワーキングメモリは、新たな思考の結果を処理するために、自動的に既存のデータを抹消する。[*22] そのため、現在行なっている一連の思考の文脈を失わないようにするためには、現在進行中の思考を定期的に離脱して、最初に戻り、すべての中間結果と問題解決の経路を更新《リフレッシュ》しなければならなかった。以下の例では、このリフレッシュを八〜三〇秒毎に行なう必要があった。処理速度が上がると、リフレッシュの速度と頻度も増した。機能の低下の度合いがごく小さい「子どもの名前を六秒で列挙できる日」にも、以下の例と同じ回数分リフレッシュが実行されているはずだが、あまりにも高速であるために、それに気づいていないという感覚を抱いていた。以下の例では、重複を避けるために最初のリフレッシュのみ詳細に記し、二度目以降（最終的には一八回に達した）は割愛した。

自分の子どもの名前を同定する際に、おそらくは普通に実行されているはずの手続きを描写する以下の記述は、手元の記録の五分の一を抜粋したものにすぎない。完全な記録では、私は数百の概念を動員し、それらおのおののあいだで類推による飛躍を行ない、多くの概念にイメージを付与し、無益と判明した経路を放棄して後戻りを繰り返している。前述のとおり、正常な日には、このプロセスには六秒を要するが、これは観察するには速すぎる。脳の状態が悪い日には、以下の例のように三分以上がかかる。脳による類推の働きを垣間見ることができるのは、後者のケースにおいてである。正常な日に、いかにこれらの膨大な数の処理ステップを六秒に詰め込めるのかを疑問に思う向きもあるかもしれないが、人間は最速で一秒間に二四コマの情報を知覚する能力を備えている点に鑑みれば、これは容易に理解できるだろう。（ちなみに、この「フリッカー融合の閾値《スレショルド》（点滅光が連続光に見えるようになる閾値）」以下では、ビデオストリーム中の点滅光を検出するのが困難になる）。神経信号は、一〇〇〇分の一秒で、脳のネットワークを伝播し得るのだから。*23

*22　認知心理学では、ワーキングメモリを測定する非常に緻密な基準が数多くある。本書では私の独自な経験に言及するために大雑把な意味でこの用語を使う。したがって、検証に必要となる厳密な定義は提示しない。

それでは脳の評価テストの実例をあげよう。

私は朝早く一階に下りてきて、居間のコーヒーテーブルの椅子に腰掛ける。それから腕時計のタイマーをセットし、「子どもたちの名前をあげよ」と自問する。

何も思い浮かばない。単に質問が聞こえただけだ。しばらく待つ。だが答えの代わりに、それとは別の質問「私には子どもがいるのか?」が眼前に現われる。それは白い長方形の地のうえに、黒いフォントで視覚的に表現されている。

この問いに対する答えも思い浮かばない。だが何か関係があるはずだし、より単純だ。イエスかノーかの二者択一《バイナリー》で答えられるのだから。「バイナリー」という語が、例によって白い長方形を背景として黒いフォントで現れているのが見える。しかしその意味はよくわからない。私は、二者択一による問いの幾何学的形状を思い出そうとする。しばらく時間がかかったが、やがて二者択一による問いの形状が見えてきた。右上が「イエス」で、左下に向かって斜めに延びているのが「ノー」だ。そしてイメージの全体は、私の心の中心視野の左上を占める。今や「バイナリー」が見えるので、私はそれを感じることもできる。

「これで二者択一の問いとは何かがわかった」と、私は思う。

新たな問いに対する答えはよくわからなかったが、「自分に子どもがいなければ、いずれにせよそのことはただちにわかるだろう。だから、いないと考えるべき理由はない」と推論する。こうして自分には子どもがいると仮定する。それが正しくなかった場合には、別の何かが異なった経路を試すだろう。しかし別の何かとは何で、それがどんな経路を試すのかははっきりしない。私はそれにしばらく時間を費やす。それから（……）。

今や、推論を続けるには仮定という概念の意味を把握しなければならない。（何となく）「仮定」の意味がわかる。

仮定が間違っていた場合に起こる事態を監視するデーモンが起動しかけているのを感じるが、何とかそれをこらえる。仮定が真なら、このデーモンの起動は貴重な資源の浪費になるからだ。

さて子どもはいると仮定すると、どうすれば彼らの名前を割り出せるのだろうか？　答えはない。だから考えねばならない。

どうやら、典型的な方法は、何人かを見出すことらしい。何人かがわかれば、子どもがいるかいないかを確定できる。

「何人か」という問いに対する答えは、どのように見えるのだろうか？　よくわからない。私はそれについて考えねばならない。しばらく待つ。

すると「数」だとひらめく。「何人か」に答えがあるのなら、それは数に違いない。

そこで数が思い浮かぶのを待つが、浮かんでこない。待っているあいだ、私は自分の位置を見失わ

＊23　実際には、人間の知覚速度は、多くの場合それよりはるかに大きい。たとえば、アナログ録音とデジタル録音の差異に関する論争とその検証によって、人間は、一万分の一秒、のみならずおそらくはそれよりもはるかに短い期間に生じる音質の変化を聞き分けられることが示されている。

ないよう、思考の文脈を思い出さねばならなかった。だから（……）。

［リフレッシュNo．1］自分がいる現在位置を示すマーカーを置き、課題の開始時点まで戻り、自分がいかなる問いに答えようとしているのかを思い出すべく、経路をたどり直す。リフレッシュ：「子どもたちの名前をあげよ」リフレッシュ：「私には子どもがいるのか？」 リフレッシュ：「二者択一の問い」。リフレッシュ：「仮定」。リフレッシュ：「仮定が偽であった場合に対処するデーモンの起動を中止」。リフレッシュ：「子どもは何人か？」 リフレッシュ：「答えは数のはずだ」。リフレッシュ：「数が思い浮かばない」。

それから私は問題に戻る。数の何らかの側面が重要なはずだ。数を必要としている。その機能を割り出さねばならない。

数には順序がある。だが順序の意味がよくわからない。しかし数には順序があるということはわかる。数には量の名前があるが、これは数の知識と何がしかの関係があるように思われる。だが、順序とはいったい何か？

何も思い浮かばない。

［リフレッシュNo．2］

［省略］

順序とは何かについて、おぼろげながら考えが浮かんできた。「より大きい」「より小さい」という概念に関することだ。しかしより大きい、より小さいとは何なのかを、そしてそれらのあいだの関係を、また、それらが数や順序とどんな関係にあるのかを、私は思い出せない。その一方、それらの問いに対する答えがあること、それらの答えが重要であること、そして以前は答えを知っていたことはわかっている。しばらくこれらについて検討する。

［省略］

「私には子どもがいない」とは逆の「私には子どもがいる」という仮定が誤っていた場合にすべきことを知るために「仮定デーモン」を起動することは、資源の節約のために何とか抑えられたが、それとは別のデーモンが立ち上がる。それは仮定デーモンを起動しなかったことを案じるデーモンである。このうっとうしい「心配デーモン」は、次第にしつこさを増しながら、ときおり私の意識に割り込んでくる。ついに私は折れて、次のように思考を明確化する。「仮定とは、間違っている可能性があることを意味する」「これら一連の推論がすべて無駄に終わるかもしれない」「私には子どもがいると仮定した」「もし子どもがいなければ、子どもを名指せず、それで終わりだ」。すると「心配デーモン」は消滅するが、その代わりにそもそも起動を避けたかった「仮定デーモン」が立ち上がり、子どもがいないことを私に悟らせるための証拠を探し求めて心のなかをうろうろする。そしてもし見つかれば、「仮定デーモン」は意識に割り込んできて、今までの推論がすべて無駄であったことを告知するはずだ。

［省略］

私は依然として、順序の意味を見出すために格闘を続けている。それはごく基本的な低次の概念であるために再構築がむずかしい。しかし、もうすぐわかりそうなので、リフレッシュして最初からやり直すことはしたくない。だからリフレッシュはしばらく延期する。その代わり、あとでリフレッシュできるよう「リフレッシュ督促デーモン」を起動しておく。それからただちに手元の問題に戻る。作業を続けるあいだ、「リフレッシュ督促デーモン」は、常時漠然とした不安を引き起こし（私はこの不安を背中の上のほうの筋肉と呼吸に感じた）、ときおり意識に侵入して「リフレッシュせよ！　リフレッシュせよ！」と督促する。

［省略］

ついに、数から順序（物体が数によって表現できるのなら、それは順序づけられる）、優位性（数性の持つ質に基づき、ある数は別の数より大きく「重要」であり得る）、関係性（隣接する二つの数の関係）、連続性（関係性の集まり）、一覧性（実際の物体による連続性の具体化）へと進展が見られた。そして私は、象徴的なプレースホルダーを持つ順序リストを作成し、各プレースホルダーを私の子どもで置き換えていけば、彼らの名前がわかるはずだという考えを形成した。

これはチャンキングだ。チャンキングとは、主要な概念によって、より小さな構成概念のすべてを代表させることをいう。順序リストを用意し、それを私の子どもで埋めるという考えを得たことで、数、順序、優位性、関係性、連続性の概念を保持しておく必要はもはやなくなった。リフレッシュ督促デーモンがこの機会をとらえる。ようやく一息つける段階に達した。私は不必要な中間概念を消去し、残りの文脈をリフレッシュする。任務を果たしたリフレッシュ督促デーモンは消滅する。（したがって、通常の定期的なリフレッシュに戻る）。

次の九〇秒で、大幅な進展が見られた。順序リストを私の子どもで埋めるにあたり、私は（遠い未来において）彼らの年齢に結びつけられる数を用い始める。これらの数は、白地に浮かぶ黒いシンボルとして見えたが、順序づけるのに困難を覚える。脳震盪症によって引き起こされた半側空間無視のために、視野の右側が見えなかったのだ。そのため私は、左側だけでリストを作成しようと試みる。だが、それはうまくいかないことがわかった。しかし認知の可塑的な融通性のゆえに、代わりの表象を探索するプロセスが自動的に開始する。そして「視野に右側が存在しない場合、いかにして左から右への連続／一覧を表現すればよいのか？」という問いが生じる。

私は共感覚の働きのもとで、数を音で置き換え、さらに音に色を混ぜ始める。こうして、音／色から構成される文脈のもとで、左側の寒色が右側の暖色へと溶け合っていくという（カラーホイールのような）色の連続として、「連続」という概念をとらえられるようになる。それによって私は、「左＝より少ない、右＝より多い」という数直線の規則から解き放たれる。「より小さい」「より大きい」の意味はまったくわからないが、「左側が小さく右側が大きい」が、目下の問題の一部であることを把握する。さまざまな試みを行なった結果、最終的に私は次のような手順を案出した。リストの各要素の関係として、左側を重さに、右側を軽さに措定する。左側には実体性があり、右側にはあいまいさがあるからだ。そして音／色の図式を用いて、ピアノで大きな低音の弦を左側に、より小さな高音の弦を右側に配置するように、低音から高音へと至る音階のごとく順序リストを生成する。より小さいほうが右側にくるように通常の並びを逆転したことはわかっているが、逆転の意味がよくわからない。そのため、リストを用いているあいだ中、「逆転」という表象を活性化させておき、その意味をあとから解明しなければならなかった。最初に逆転したリストを生成する際に重要な役割を果たした音楽／音／色の表象は次第に消えていき、私は数の逆順リストという概念を固めていく。リストの右側を含め視野の右側は依然として見えなかったが、このリストを用いて「右側がより小さい」という意味を表現できるようになった。

それから私は、二つのリストという概念と格闘し始める。二つのリストとは、頭の中の象徴的なリストと、外界のリアルなリストのことで、それらの結びつきを見出さねばならない。具体的に言えば、現実世界のアイテム（このケースでは私の子ども）のアナログシンボルを、頭の中に生成した空《くう》リストにマッピングするという概念と格闘しなければならなかったのだ。かくして私は、創造、夢想、想像に関わる内部と、視覚、想起、知覚に関わる外部のあいだで視空間表象を動かす。そのあいだ私の目は、それに沿って実際に動き、焦点を合わせ直し、思考を追う。

これら二つのリストのあいだにある視点の相違は重要だ。これは次のような思考実験をしてみればわかる。まず、これまであなたが訪れたことのある都市の名前を列挙したリストを思い浮かべてみよう。次に、リストにある都市の名前を上からたどりながら、各都市について対応する実際の地球上の場所を想像しつつ、心のなかでその方向を指してみよう。前者は純粋に象徴的なリストだが、後者は現実世界における前者の対応表象を一覧したリストであり、空間感覚、方向感覚、そして各都市とあなたが現在いる場所の幾何学的な関係を把握する能力を必要とする。したがって両者はまったく異なる表象方法なのだ。さて、おのおののリストを生成したら、それらを結びつけられる。心の内部を表すリストに一覧された都市名と、外部を表すリストに一覧された地球上のリアルな都市を結びつけるのである。

このような、リアルな物質的世界と、それに対応する心的、象徴的な表象の結びつけは、普段私たちが直感によって行なっている操作だ。私たちは、一方のリストから他方のリストへのマッピングをスムーズに行なえ、まったく異なる二つの表象方法をいとも簡単に切り替えられる。しかし、私にはこの能力が失われている。ゆえに私は、二つのリストのあいだの関係を明示的に定めなければならないのだ。

　このように考えると興味深いことが明らかになる。当時の私は、二度と脳の障害から回復しないと考えるようになっていた。だから、まだ残されている限られた脳の資源をうまく使って、効率化を図ることを重視するようになった。その一環として、あきらめるタイミングを図ることがあげられる。これは、それまでの私には無縁の考えではあったが、状況を考えれば適切かつ必須の戦略だったと言えよう。私は、「クラークよ。きみは、脳に障害を抱えている。だから、やろうとしてもできないことがある。無理はするな。やりすぎはよくない」というマントラを唱えることにしていた。「あきらめ」、悪く言えば「自分の責任の一部を途中で放棄すること」を実践するようになってから数年が経つが、それは私の性格とは真っ向から対立し、ごく自然にあきらめられるなどということは決してない。

　さて、先の思考実験に戻ろう。二つのリストを結びつける段階に至ると、すでに疲れている脳は作業の過酷さで疲れ果て、私は頭痛と吐き気を感じ、汗をかき始める。

「クラークよ。きみはたいへんな苦痛を感じている。すぐに中止せよ」という声が何度も聞こえてくる。この声は、実にうっとうしい。というのも、「中止」の意味を理解し、目標達成に向けてそれをいかに統合すればよいのかを検討するために、貴重な資源を費やさねばならないと、私は本能的に感じていたからだ。私にその余裕はない。だが、悪戦苦闘を続けているうちに苦痛はどんどん肥大し、その声に従う必要性は圧倒的に増大する。やがて、私はそれについて考え始める。

　そのとき実に興味深いことが起こる。「すぐに中止すべきか？」を考えていると、それとは別の基本原則がくっきりと浮かび上がる。

「クラークは決してあきらめない」という原則だ。

「ならば、いったい私は誰？」と自問する。

どうにも理解できない。今や私は対立する二つの原則を手にしている。それを理解するには圧倒的な努力が必要であり、大量のエネルギーを費やさねばならない。結局、自分でも理解できない誰かを装うことはやめて、問題の解決を続けることにする。増大する苦痛も、よかれと思って考案した原則も、自己のアイデンティティに比べればたいしたものではない。

だが、その結果どうなるのか？ 「決してあきらめない男」という核心的なアイデンティティは、認知のもっとも低い次元、すなわち「右と左」や「内部と外部」などの概念が蓄積されるレベルと同じレベルで、私という存在に統合されている。それは個人的なストーリーの一部でもなければ、高次の学習された習慣でもなく、私の認知のもっとも基本的な部分を構成する。*24

私はそれから六〇秒ほどかけて、「私は、心の内部にあるリストの各欄に一対一でマッピングできる子どものセットを持つ」「このセットは要素数《カーディナリティー》を持つ」「子どもは年齢を持つ」などの一連の概念を検討する。それから要素数の範囲の上限値が自然に思い浮かぶのを待ったまま、その先に進めなくなる。要素数ゼロのリストという考えに執着していると、「仮定デーモン」が現れて、それが「私には子どもがいる」という仮定が誤りであることの証拠になると主張し始める。

私は、何もせずに脳の神秘的な釜の沸騰が収まるのを待つ。しばらくしてから問いを明確化すると、隠れたプロセスが起動して、「5」という数がどこからともなく浮かんでくる。そう、私には五人の子どもがいるのだ。しかし、それ以上関連情報は浮かばない。このプロセスは単体で起動され、心の視野のなかに「5」という数の視覚イメージが突如として浮き上がってきたのである。

私には「5」の意味が完全には理解できないが、今まさに見ている左手の五本の指のようなものなのだろうと思う。それから次のような断片的な思考が続く。卵形の顔のような指先、人間、未開人の歴史、種族、家族、両親、子ども、最年長の子ども、最初の子ども、左側の最年長の子ども、逆転した一覧、最年長の子ども、卵形の顔、私が今見ている左手の親指のような肌色。それに重なって最年長の娘の顔が見える。名前は思い出せない。だが、彼女の名前を知っていることは確かに知っている。

いちいち書かなかったが、私はこの時点までに一六回リフレッシュを実行している。

ここで、これまでワーキングメモリに蓄えてきた数多くの項目や中間結果を一掃する。子どもの一人が見え、私には子どもがいることがわかったため「仮定デーモン」は消滅する。仮定が誤っていた場合、代替経路を探さねばならないという状況は、もはや考慮する必要がなくなった。「バイナリー（「私には子どもがいるか?」という問いに対するイエス／ノー）」の意味が不明確であることを示すマーカーも消し去った。さらには要素数や順序などの数の特性も。「5」という必要な数を手にしたからだ。リフレッシュすべき項

＊24　逆に、「いつもあきらめる男」が、自己の基本的な概念であったとしたら、それにどう対処すればよいのだろう？私の経験からすれば、そのような組み込みプログラムを変更するためには、象徴的な認知の最深部を考慮しなければならないだろう。つまり、家族生活のストーリーではなく、形状や色や基本的な関係を処理する認知を対象にする必要がある。

目はどんどん減っていく。認知の資源が解放されるにつれ、私は活力に満ちてくる。

さらに私は、男子（少年）と女子（少女）という概念を手にする。手のひらをこちらに向け、娘のネルを左手の親指に割り当てる。この操作は、最年長の（もっとも大きい）子どもが左側になる逆転したリストへの割り当てであり、したがって逆順になるがゆえに非常にむずかしい。私は、親指を凝視して彼女を実際に「見る」ことで、この割り当てを行なわねばならなかった。それから彼女の名前を声に出して言う。「そう。私の最年長の子どもはネルだ」。

こうして二分半集中することで、ようやく最初の子どもの名前をあげられた。

私はこの文を何とか発せられたが、思考を音声に変える努力によって、蓄積してきた視覚的な記憶のすべてが消え失せてしまう。そのため、元に戻って失われたマーカーのいくつかを取り戻し、経路を作り直さねばならない。こうしてまずネルのイメージを取り戻し、しばらく経ってから他の四人の子どものイメージが順番に現れる。まだ二つの問題が残されていた。一つはおもに言語的なもので、もう一つは算術的なものだ。私の息子の名前は、「ピーター（Peter）」と「ポール（Paul）」だが、非常に仲のよい彼らは一緒にいることが多く、さらには名前がどちらも「P」音で始まるために混同しやすい。年齢で言うと、ピーターが二番目、ルーシー（Lucy）が三番目、ポールが四番目なので、二人の息子のあいだにルーシーをすべり込ませなければならない。ところがルーシーは女子で、名前が「L」音で始まるため、「P」音の対称性と二人の男子の対称性に逆らいながら彼女を正しい位置に配置しなければならない。そうこうしているうちに、再びネルが心のなかから消えてしまう。だから私は、もう一度大きく戻って彼女を取り戻さねばならない。末っ子のエリンの名前を見出す際にはもっと苦労し、彼女の名前をリストに加えるには相当な時間がかかる。私の子どもの年齢は、それぞれ一八歳、一六歳、一四歳、一二歳、そしてエリンの三歳だ。エリンはあまりにも幼すぎ、他の子どもと振る舞いがまったく異なる。しかも彼女の年齢は、一人だけ偶数ではない。つまり、他の四人とエリンのあいだには大きなギャップがある。これらの要因のおのおのが、名指しのために心の目で今まさに築き上げようとしている、子どものシンボルを一覧するリストの構造的な対称性を侵犯する。

一覧を埋める際の子どもの割り出しには、名前と同様に彼らのアイデンティティの一部をなす、日常生活の場面から構成される視覚的なモンタージュを見ることがともなわれる（「モンタージュ」は、個別の断片的なシーンをつなぎ合わせて意味のあるストーリーを構成すること、またそれによって構成されたものをいう）。

私は声に出して「私の息子ピーター」と言う。

そのあいだに、ピーターとネルの視覚イメージは、物音に驚いた鳥のように飛び去っていく。ピーターのイメージを音声に翻訳するためには、認知の「馬力」を十全に動員しなければならないので、もはやイメージを維持することはできなくなったのだ。

そしてついに私は、「エリン、三歳」と言うことができた。

私は完全に疲れ切っていた。ようやく五人の子ども全員の名前をあげられた。おそらくは。というのも、私は全員を同時に見ることができず、エリンを名指す頃には、ほんとうにネルを名指したとは思えなくなっていたからだ。彼らの名前を言い、それと同時に顔を見ることはできない。腕時計を見ると、三分半が経過している。今日は、あまりむずかしいことはしないほうがよいだろう。

この評価テストには、六秒から二一〇秒がかかる。かかる時間が日によって大きく変動するので、また、このテストをこれまで何度も繰り返してきたので、さまざまな視点からこの評価プロセスを観察できた。私の強い直感では、脳の疲弊にたまたま付随して出現する、半側空間無視や共感覚などのいくつかの異常を除けば、このプロセスはいかに長くかかろうが基本的に同一だと思う。さらに言えば、以上の記録は、外見からはいかに単純な心的課題に見えようと、それを処理する過程において誰もの心の内部でつねに生じている、大規模な低次の認知処理の様態を垣間見せてくれると、私は考えている。

家に帰る／イヌがいない

内面的な生活と外面的な生活の対置はときに驚くべきものになった。以下に紹介する、事故の八年後のエピソードでは、映画を観に行くなどの普通の活動を追い求める私の外面的な生活は、内面で密かに働き続けている複雑な処理をほとんど反映していないことを例証する。この内面の処理は、当時はほとんど非現実的とも言えるほど、恐ろしく奇怪なものと化していた。

傍からは、私がとうとう現実感覚を失ってしまったかのように見えただろう。しかし、仔細《しさい》に観察すれば次のことがわかったはずだ。明らかに私は脳に障害を抱えていた。実のところ、私は健常者に比べ、フィルターのかかっていない生《なま》の現実に、より近いレベルで生きていた。つまり、意識にのぼる前に感覚入力のほとんどを排除することで、私たちを大いに手助けしてくれる強力な認知フィルターの働きなくして、世の中を無事に渡っていくことに全力を尽くしていたのだ。この文脈において、私はまったく明晰で論理的だったと言える。

次のエピソードには、概念感覚（感覚と概念の混合）、外界の事象に心的シンボルをマッピングすることの困難、私たちの生得的な言語的知性の一側面を浮き彫りにする実に奇妙な一連の心的現象など、一〇を超える認知の不全やそれへの対応が含まれる。

二〇〇七年のある春の日の午後、キアンウェイは出張の合間を家で過ごしていた。だからエリンの面倒は、彼女が見ることができた。このまれな機会を利用して、私はひとりで映画を観に行き、内容を理解しようとはせず、画面のイメージを流れるにまかせてスクリーンをただ見つめていた。私の「深層バッテリー」は、今学期も押し詰まってきた大学での職務と〔アメリカの春学期は一月〜五月〕、シングルファーザーとしての務めによって枯渇していた。いつもなら映画鑑賞は多少なりとも気休めになったのだが、どういうわけか今回は、会話や視覚入力の処理によって状況をさらに悪化させてしまった。

日没時に、私は映画館の駐車場を出て、補修を考えていたカルト人気のあるトヨタスープラを運転して帰途につく。わが家までは、およそ三キロメートル七分の道のりだ。車の運転そのものに支障はなかったが、まわりの地形や建物にまったく見覚えがないことにすぐに気づく。過去にもときおり起こっていたのだが、街路も住宅の並びもまったく見知らぬものに見える。まるで建物の相貌を認識できない「建物相貌失認」になったかのようだ。道路標識の文字は読めるが、単なる文字の羅列にしか思えない。この状況で、どうやって家に帰ればよいのか？

しばらく車を走らせていれば、そのうち場所の見当がつくだろうと、私は考える。しかし問題は、すでに周囲の様子の明確な視覚的評価を行ない、ある意味で自分がどこにいるかを正確に知っているにもかかわらず、その知識に有益な情報としてアクセスできないことだ。たとえば私は、「あれはYMCAの建物で、あそこでポールはバスケットボールをしている。友人のリーアムが、おぼれかけていた少女を助けたのもここだ」とあなたに教えることができる。ところが、以前に見たことがあるという感覚を与える、より包括的な視覚的文脈のもとで、ＹＭＣＡの建物を、あるいはその意味では他のいかなる建物をも認識することができない。つまり、断片から意味のある全体を引き出せないのだ。運転には断片は役立たない。というのも、もろもろの断片の「物としての本性」の認識なくしては、周囲の世界を構成する、より大きな地理のなかにそれらを配置できないからだ。かくして、道路標識に書かれた地名を読んで、それに対応する現実世界での街路の意味（市の区画における位置、わが家との位置関係など）が浮かび上がってくるまで待っていても、何も起こらない。

変だ！

次の一時間、私は車の走行半径を徐々に広げながら、中心街の周囲をグルグル回っていた。やがて、少なくとも東西南北の感覚をいくぶん回復し、（坂を下って）一キロメートルほど先のミシガン湖のほとりへと車を走らせる。というのも、ミシガン湖が市街の東の境界をなし、参照基準を与えてくれることを知っているからだ。湖岸沿いは午後九時までしか立ち入れなかったので、私は西に数ブロック走り、道路わきに車を止める。すると私の心のなかで、湖との関係で方角を同定するデーモンが立ち上がる。次の一時間にわたって、この「方角同定デーモン」は、認知バッテリーの残ったエネルギーをゆっくりと使い果たしていく。大ざっぱに言えば、「ミシガン湖は背後の東の方角にある。だから今は西に向かっている。忘れるなよ！」などと静かに忠告するうっとうしい声が、三、四秒ごとに頭の中に聞こえてくる。

私は携帯の短縮ダイヤルを押してサンディエゴにいるジェイクを呼び出し、彼に助けを求める。現在困難なプロジェクトを推進している彼は、仕事に戻りたがる。

「どうしたんだい。家に帰れなくなったことなど、これまで一度もなかったはずでは？　今どこにいるんだい？」と彼はぶっきらぼうに訊く。

「それがよくわからないんだ。街路も建物も、どれもこれも、見覚えがない。一時間くらい、市街地をグルグル回っている。今はミシガン湖を背にして西に向かっている。湖岸から数ブロック走ったところなんだ」と私は答える。

「じゃあ、一緒に考えてみよう。車を降りて交差点まで行き、そこにある道路標識の地名を覚えておいて、あとで私に教えてくれないか？」と彼は言う。

車を降りる動作を開始するまで、一〇分がかかる。外に出ると、車、駐車場の標識、生垣につかまりながら、私は二〇メートルほど先にある交差点まで歩いて行く。視覚、嗅覚、聴覚、自己受容性感覚を通して情報が押し寄せてくる。しかし感覚フィルターが機能していないために、私はつねにそれらすべてを同時に受け取り、感覚器官を通じて外界から入力された無数の小さな情報から成る塊に圧倒され、眼前の光景の意味ある解釈を形成できない。また、夕闇が迫ってきたために視覚的なバランスをとるための情報を外界から引き出しにくくなり、歩行が困難になる。

だから、見たものすべてを記憶することに全力を尽くす。二〇分後、疲れきって車に戻り、集めたデータをジェイクに報告する。「大きな家のそばに立っていた。たくさん部屋があって、全部で一四の明かりがついていた。窓から中を見ても人影はなかった。どうやら金持ちが住んでいる地区にいるらしい。縁石に円が描かれ、その上にスプレーでオレンジの文字が吹きつけられていた。その手前の通りでは、多分水道管かガス管の工事をしていた。細い枝と小さな葉に覆われた生垣があった」。

ジェイクは、「生垣にスプレーペイント、湖岸の大きな家。あまり役に立つ情報ではないね。交差点の情報はないのかね？　道路標識はあった？」と尋ねる。

「緑色の葉の爆発のようなものを見た。白い花もあった。ということは、大きな茂みか木があったんだと思う。木の隣に標識が立っていた」と私は答える。

「よくやった。それは道路標識だった？　通りの名前は？」とジェイク。

「う〜ん。言おうとしているんだけど、どうしても言えないんだ。むずかしい。そう、確かに道路標識が二つあった。一つは、え〜と、（……）ミシガン」と私。

ただちに二つの問題が生じて、私を苛み始める。一つは、ミシガン湖（大文字のMで始まる「Lake Michigan」）の内的な視覚シンボルと、たった今交差点で見たミシガン通り（「Michigan Avenue」）の標識によって喚起された、それとよく似たシンボルを区別しなければならなくなったために、「（東の方角を覚えておくよう促す）方角同定デーモン」のエネルギーの消費がひどくなったことである。これら二つのシンボルによる認知的な相互干渉に対処することで、疲労がひどくなってきたのだ。

もう一つは、さらに大きな当惑を引き起こす問題で、ときおり生じるある種の概念感覚（ここでは、より不正確な「共感覚」と混同してはならない）として顕現した＊25。私が車を止めた通りの名前は、交差点に立っていたもう一つの標識によれば「グリーンリーフ」であった。私は、この通りの名称を、木々の緑の葉が街灯に照らされて輝きながらはためく光景から、さらには緑の葉や花々が発する春の緑の香りや、心のなかに喚起された「緑の本性」を表す生《なま》の形状から区別することに困難を覚え始める。

それでも、皮肉なことにジェイクが私を助けるためにある質問をして私の頭を大混乱に陥れなければ、彼にせっつかれながら「グリーンリーフ通り」と答えられたかもしれない。彼はこう尋ねたのだ。「道路標識は何色だった？　文字の色も教えてくれ。それがわかれば、少なくともきみがどの都市にいるのかがわかる」[*26]。

この時点で巨大な認知ベルが頭上に下りてきて、脳震盪症の妖精がハンマーでそれを叩き始める。感覚と意味の洪水によって引き起こされる、このような認知的苦痛は、筆舌に尽くし難い。しかしそれはまったくリアルなもので、ときに激烈になる。心は全力でそれから逃れようとするが、この洪水は止められない。今や私は、標識のレタリングに関するジェイクの質問からも（その答えは緑の地に白い文字だった）、風に吹かれてなびく木々の緑の葉の反響するイメージからも逃れられず、それらの葉や白い花の匂いが、樹液や蜜を流すかのごとく視覚イメージに変容するのも、「グリーンリーフ」という通りの名前の白い文字が、それに結びついた聴覚イメージとともに、緑と白から成る視覚イメージと匂いの無秩序なゴタ混ぜへと流れ出ていくのも妨げられない。

私は吐き気を必死でこらえる。携帯を置いて、両手で耳をふさぐ。顔面の筋肉が許す限り固く目を閉

*25　あなたに二つの線画を見せたとしよう。一方にはとがった図形が、もう一方には、ゆるい曲線が描かれている。そしてあなたに、「Patiki-tiki」と「Smoo」が、おのおのどちらの線画に対応するかを尋ねたとする。するとたいていの人は、鋭さと緩さの概念に基づいて、「Patiki-tiki」をとがった図形に、「Smoo」をゆるい曲線に結びつける。私の場合、ストレスを受けていると、知覚や意味に影響を及ぼすその種の概念が、現実世界の物体と融合してしまうのである。

*26　ジェイクは、各都市が用いている道路標識の色やスタイルなどといったことに精通している。

じる。

しばらくすると、ハンマーの叩くベルの音は静まる。私は、家まで誘導してもらえるようジェイクの質問に答えるために再び携帯を手にする。だが、彼の質問に対する答えを自分が知っていることを知っていたが、認知的な干渉から逃れられないこともわかっていた。

「木のせいで、標識のことを説明できない」と私は言う。

「木の葉に覆われていたということ？」とジェイク。

「違うんだ。標識ははっきりと見えた。でも、道路の名前や色について言えないんだ」（もちろん私が言わんとしていたのは、言いたくても、あるいはたとえ彼の質問に対する答えを知っていたとしても、その情報を文字通り口に出せなかったということだ）。

「わかった。でもそれじゃどうしようもない。よく考えてからもう一度呼び出してくれ。ここにいるから」と言って、ジェイクは電話を切る。

明らかに、ジェイクはいらいらしていた。彼は単純な質問をし、私はそれに対する答えを知っていた。ところが、まったくもって奇怪な理由で、それを口に出せなかったのだ。心の内部で情け容赦のない罪悪感デーモンが立ち上がったのも無理はない。このデーモンは、全力を尽くして保存しようとしている、危険なほど目減りした資源を食いつぶし始める。罪悪感は強い情動であり、数秒ごとに好機をとらえては、作動中の他のデーモンと競合しつつ、私の脳の処理能力を少しずつ確実に搾り取っていく。「きみの許しがたい反社会的行為のつぐないは、いつするのかね？」と、このデーモンはささやく。「今がそのときでは？」「ジェイクに答える決心はついたのかね？」「ミシガン湖は背後の東の方角にあることを忘れるなよ」「ミシガン湖とミシガン通りは同じではないぞ。だから両方覚えておけ（……）」などと追い討ちをかける。

こうなると私は、運転席にじっと座って、まったく何もせずにハンドルに刻まれたスープラのロゴを見つめているしかない。

やがて十分に回復したところでジェイクを呼び出し、「これから湖を背にして西に走る。うまくいけばよいが」と伝える。それから数ブロックごとに車を止めては、逐一状況を報告する。やがてジェイクは、私が自宅からおよそ一・五キロメートル離れた、「グリーンリーフ通り」沿いの地点にいることを突き止める。

湖岸を離れてから一時間（映画館を出てからは二時間以上）が経ってからようやく、私はわが家のあるブロックまでたどり着く。電話はつなぎっぱなしにしたまま、一軒ごとに家を確認しながらジェイクに街路を誘導してもらう。二五年間通いなれた道なのに、初めて通るような感覚を覚える。家にたどり着くことに意識を集中していたために、「わが家をわが家として認識できない」という事態はまったく予期していなかった。心臓の鼓動が速まり、「帰る家がない。どうしたものか」と思う。

私は苦労して車から降りながら、「ジェイク。事態は手に負えなくなってきた。ほんとうにぞっとするよ。もしぼくたちが間違っていて、この家が他人の家だったらどうしよう？　誰かに見つかって侵入者だと思われたときのために、何か言い訳《カバーストーリー》を考えておかないと」とジェイクに言う。

するとジェイクは、「その場合は、自分のイヌを探していると言えばいいさ」と答える。この彼の言い回しは、あとで重要な意味を帯びる。

私は静まり返った家の前まで歩いて行き、ジェイクと住所を確認する。さんざん苦労して鍵穴にキーを差し込む。しかしいったん差し込むと、キーはスムーズに回り、ドアを開けることができた。

それから私は深呼吸をして、深夜に空き巣に入ったような気分で、真っ暗な居間に入っていく。押し殺した声で、家の内部の様子をジェイクに伝える。二台のピアノが置かれていること、持っているキーで玄関のドアが開けられたことを考えれば、理屈では自分の家にいることに間違いはない。だが、脳が正常に機能していれば難なく生じるはずの、安心感をもたらす非常に重要な確実性がまったく感じられない。

それから私は、音楽室らしき部屋に入り、レコードコレクションのそばに座る。いとも簡単に棚にあるルービンシュタイン〔ピアニスト〕の『謝肉祭』〔シューマンのピアノ曲〕の録音の版《プレッシングス》を〔ラベルのそばのレタリングによって〕識別できる。また、レジナルド・ケル〔クラリネット奏者〕らによる、ブラームスのクラリネット五重奏曲の録音の音質を評価できる。私の記憶は、どうやらまったく無傷のようだ。しかし、低次の視空間的意味の把握なくして環境とのふれあいは不可能であり、私の世界の内部でそれが占める場所を実感することはできない。何をすべきかが、私にはまったくわからない。そのうち、ジェイクが言った「自分のイヌ」というくだりが気になり始める。

「初めてこの家に入ったような気がする。何もかも見慣れないものばかりだ。とりわけイヌがいないのが気になる」と、携帯に向かって私はささやく。どうやらジェイクは我慢の限界に達したらしい。私が家に帰ったのに満足して、当然ながら仕事に戻りたがっていた。彼は、「そのイヌのことは忘れろ！」と言うなりいきなり電話を切ってしまった。またしても、この言い方が私の心に引っかかる。

私は暗がりのなかで、あれこれ考えながら二〇分ほど座っていた。キアンウェイと子どもたちのいる二階には行きたくなかった。というのも、もしかして彼女らが赤の他人に見えるのが怖かったからだ。そもそも、この家がわが家であるという気がしない。しかも、イヌの記憶がまったくない。なぜ思い出せないのだろう。

　わが家ではイヌを飼っていないこと、そしてイヌの話は、自分が間違って他人の家に侵入していた場合の言い訳として、私の求めに応じてジェイクが用意してくれたカバーストーリーにすぎないことは、自分でもよく承知していた。カバーストーリーをひねり出した理由は正確にわかっていたにもかかわらず、私は有益に使えるようその情報にアクセスできなかったのだ。ジェイクは「自分のイヌを探していると言えばいいさ」「そのイヌのことは忘れろ！」と言った。文法的には、これらの言明はイヌがいることを示唆する。ジェイクの言ったことを忘れないようにしていたために、私はこの架空のイヌに関する「知識」を捨て去れなくなったのだ。要するに、現在の私の衰弱した認知能力では、この文法に基づく知識のほうがより新しいがゆえに、それによって、「わが家ではイヌを飼ったことはない」という、より古い自分の履歴情報にアクセスする能力が損なわれたのである。

　このような前例のない状況に陥った場合、自分が何を知っているのか、あるいは知らないのかを正確に把握することが、私にとっては非常に重要になる。この種のできごとから得られたデータを分析すれば、今後のために効果的に「正常を装う」戦略や、自分の欠陥を隠蔽する戦略を立てられる。ジェイクの言ったイヌに関して何も思い出せないのは、とりわけ大きな問題だと感じられる。というのは、そんな欠陥はこれまで一度も経験したことがなかったからだ。だから私は、このシナリオを「心構えが必要な脳震盪症の問題」一覧に加えるべきかどうかを思案する。自分の記憶から忽然《こつぜん》と消えてしまった、飼いイヌの問題に対処する戦略など、今は持ち合わせていない。

たとえ泥棒のようにこっそり家に忍び込んでいたとしても、イヌがいれば私に気づいて吠えるか、こっちへやって来るかするはずだ。そう考えた私は、手や指をうまく動かせなくなってはいたが、何とか短縮ダイヤルを押し、二階にいるキアンウェイを呼び出す。

「ハイ、クラーク。いつ帰ってくるの？」と彼女は訊く。

「たぶん、もうすでにうちのなかにいると思う」と私は答える。

「何ですって？　どういうこと？　どこにいるの？」と彼女。私は、どう説明したものか逡巡《しゅんじゅん》する。

「だいじょうぶ。すぐそっちへ行くよ。ところで、うちのイヌはどんなイヌだっけ？」と私。

それを聞いて驚いたキアンウェイは、「はあ？　どういう意味？　うちにはイヌはいない。あとでかけ直してもいい？　もうすぐ終わるけど、おもしろい番組を見ているところだから」と言う。彼女は電話を切る。どうやら私だけでなく、彼女もうちのイヌのことを思い出せないらしい。これで事態はますますややこしくなった。

次に私は、苦労しながら短縮ダイヤルを押して、今度は繁華街にあるグランドパークにコンサートを聴きに行っている娘のネルを呼び出す。明日は彼女の母親の誕生日だから忘れずに電話するようまず告げてから、さりげなくわが家のイヌについて訊く。すると彼女は怒って、「おとうさん。うちにはイヌなんかいない」と答え電話を切る。のちに聞いたところでは、彼女の友人は私が酔っ払っていると思ったのだそうだ。

イヌの問題はいよいよ大きくなって、私には手に負えなくなってきた。ここで問題を整理しておこう。

1 私はイヌのことをまったく思い出せない。ただ思い出せないだけではなく、実際にはイヌのことを覚えているにもかかわらず、その情報を使えないという感覚（この問題は私のよく知るところだ）すらない。そうではなく、本来イヌがいるはずの場所がまったく空白でしかないという、まったく新たな難問が生じている。

2 これまで私は、ものごとを「でっちあげて」困難な状況を切り抜けるのに役立つ、あらゆる種類のヒントを利用してきた。これに関して私が得た結論の一つに、「ジェイクは、彼自身が詳しいと断言する分野についてはほんとうに精通している」というものがある。彼は頭がよく、ものごとを非常によく知り、彼の持つ情報はとても正確だ。ところで、私がジェイクにイヌについて尋ねたとき、彼は「きみはイヌを飼っていない」とは言わず、「そのイヌのことは忘れろ！」と答えた。文法的に言えば、これは私がイヌを飼っていることを意味する。私をわが家へと無事に導いてくれたエキスパートのジェイクが、そう言ったのだ。

3 キアンウェイとネルは、わが家ではイヌを飼っていないと言った。しかしこの返答は、私の頭に引っかかっている、ジェイクの言った「イヌ」を説明しない。

4 うちのイヌの記憶を完全に失ってしまったのは前例のないできごとだが、私は、自分の身に起こったあらゆる奇異なできごとをめぐって生じた問題に通じている。そのような折には、たいがい人に知られないようにして自分の問題に対処することにしている。

5 しかし、キアンウェイもネルもわが家のイヌを思い出せない。この事態にいかに対処すればよいのか？ ただ単に自分が重要な情報を思い出せない（あるいはそれにアクセスできない）ばかりでなく、他の人々まで同じ障害を発達させた世界とどう折り合いをつければよいのかがまったくわからない。

まるで私は、「私たちはみんな同一人物」といったような物質世界を超えた様態で（ユングのいう集合的無意識、あるいは物質界の皮膜下の腱《けん》のように）、他人が実際に私であるか、もしくは私に結びついている宇宙の、秘密の建設現場を垣間見ているような気がする。しかし、世界の基盤を垣間見て、その構成を考えることなら、これまでも苦境を切り抜ける際に行なわなければならなかった。脳震盪症を患う脳を埋め合わせるために、健常者なら無意識のうちに濾過している微細な感覚入力から、現実を組み立てねばならないからだ。

ところが今回の謎は、これまでのものとは異なる。私はどうしても「理解」できず、イヌの一件を頭から追い払えない。無視するにはあまりにもことは重大すぎる。消耗した脳をさらに鞭《む》打《ち》って思考のシンボルを形成しながら、私は何とかすべてを理解しようとする。そのために事態はさらに悪化する。こうして絶望的な状況に陥った私は、残された脳の力を振り絞って、携帯の幾何学的なボタン配置のなかから短縮ダイヤルを何とか見つけて押し、もう一度ジェイクに電話する。

私は言葉を形作るのに苦労しながら、「すまん、すまん。どうにもイヌのことがよくわからない。今回はあまりにもいつもと違うから、どうしてもわからなければならないような気がする。わからないと頭がおかしくなるかもしれない。自分がイヌについて何も思い出せないのも変なら、キアンウェイやネルも思い出せないのはどう考えても変だ。もしかすると二人に脳の障害をうつしてしまったのかもしれない。何が何だかさっぱりわからない」と言う。

するとジェイクは、「心配するな。きみはイヌなんか飼っていないない。例のイヌの話は、入ったのが他人の家で、どこかのじいさんが出てきて、庭で何をしているのかを尋ねられたときのためにでっちあげただけだ」と答える。

「きみはイヌなんか飼っていない」というジェイクの言葉は、私にとって何ら新しい情報を含んでいない。それでもその一言は、持っていながらアクセスできなかった、外界に関する文法的な知識をアクセス可能な形態へと変えた〔これまでジェイクは「your dog（きみのイヌ）」もしくは「the dog（そのイヌ）」という、特定のイヌを指す言い方をしていたが、ここではイヌ一般を表す「a dog（イヌなんか）」を使っている〕。そして私はついに、すべてを見渡すことができた。

それから私は二階に上がり、私たちのベッドで眠っていたエリンの隣に横になった。幸いにも、それがエリンであることを認識できた。二、三時間してから、テレビ番組を見終わったキアンウェイが部屋に入ってきた。それが彼女であることも認識できた。

翌朝になると、仕事でEメールを送ったときに、言葉遣いの間違いがかなり増えていることに気づいたが、それ以外はほぼ正常な状態に戻っていた。また、前日のできごとを正確に思い出せた。ちなみに、このイヌのできごとの記述は、そのときのノートの記録からとったものだ。とても興味深いエピソードなので、通話記録を調べたり、映画館を出て車に乗るところから実際に道のりをたどり直してみたりしながらすべてを検証した。

少なくとも私たちは笑うことができる――苦痛とユーモア

脳震盪症者はひどく落ち込むこともあるが、人を笑わせることもある。最初に前者の例をあげよう。この例は、誰も考えたくない脳震盪症の苦痛に関するものだ。そのあとで、それとは逆の側面を取り上げ、滑稽にさえ思えるほど風変わりな例を紹介する。

痛み

脳震盪症者にとって痛みは三つの形態でやって来る。思考によってもたらされる頭と首の痛み、吐き気、そして感覚入力の過負荷による激しい痛みの三つだ。

私の場合、頭痛は頭頂に始まり、頭蓋の両側に広がっていく。首の激痛は、頭蓋の基部の下に始まり、肩に結びついた厚い筋肉に沿って拡大する。それは、未分化のずきずきする痛みとして感じられ、いつまでも続く。

事故後の一か月間、私は朝起きてから寝るまでずっと頭痛を感じていた。頭痛のために夜間目覚めることもあった。その年の後半になると、思考しなければ頭痛は覚えなくなった。だが、私の仕事が「考えること」であるのは言うまでもない。それに対処するために、私はイブプロフェン〔鎮痛剤〕の大きなびんを手元に置いていたが、そのためにやがて軽い胃潰瘍になった。

幸いなことに、私は痛みには耐えられるほうだ。たとえば、数年にわたり何本かの歯に詰め物をしたが、ノボカイン〔局所麻酔薬〕は使わず、瞑想テクニックで痛みをこらえた。

しかし脳震盪症による頭痛は激しい。だから私は、帳簿の整理をしたり、ドーマー〔屋根についている窓〕を増設するために図面を見たりする際には、まず近くのセブンイレブンに行って、袋詰めの氷を買ってくることにしていた。シンボルの操作を要する、（単純なものであれ）計算などの認知的な負荷がかかる作業を行なうと、五分以内に頭痛と吐き気を感じ始めた。一〇分が経過する頃には、頭痛は非常に激しくなり、作業を続けるのが困難になる。二〇分が経つと、作業によっては、私は歯をかみしめ、汗をかき、震え始める。それにもかかわらず、やり遂げねばならない仕事をしているときには、無理に続けなければならなかった。

私は作業中、バスタブを冷水で満たしておいた。そして痛みがひどくなって作業が続けられなくなったときに、氷をバスタブにぶちまけ、服を脱いで氷水につかり、頭部と首と背中の上部の筋肉を冷やした。そうすると、少なくとも気休めにはなった。氷水につかるのは、……あまり都合のよいことではない。慣れることもない。だがそれでも、頭痛に耐えるよりはましだった。

前述のとおり、目をコントロールする筋肉と身体の結びつきは複雑で、頭の向きを少し変えただけでも、環境に対する安定性を維持するために目の動きが調節される。思考を働かせると（たとえば、暗算で掛け算をする、いとこの名前を思い出すなど）、目はそれに反応して動く。これらや、類似のフィードバックシステムが損傷を受けると、身体へ送られる信号が混乱し、筋肉の動きが縛られる。

私が経験していた苦痛の少なくともいくつかは、三次元空間における聴覚（身体はこの能力を用いて背骨を操作し、目標物に向けて頭を動かす）と、三次元視覚（この能力も、空間内で目標物を同定し、背骨、首、目の筋肉の動きを微調整してそれに焦点を合わせる働きを持つ）の統合に関わる問題によって引き起こされた可能性があることが、のちに判明した。これら二つのシステムの協調が失われると、互いの発する筋肉への信号が競合し、その結果筋肉の動きが縛られる場合がある。

脳震盪症者が経験する二番目のタイプの苦痛は吐き気で、さまざまな原因によって起こり得る。たとえばこれまで見てきたように、心の内部で視覚化を必要とする思考を働かせるとき、二つの課題を同時に遂行しなければならないとき、視覚に過度に依存してバランスをとらなければならないときなどに、私は吐き気を催しやすい。どれくらい長く作業を続けられるかは、吐き気に対する私の耐性に依存する場合が多い。

三番目のタイプは吐き気より激烈で、経験のない人に説明するのは非常にむずかしい。それは認知や感覚の過負荷によって生じ、抑制することのできない生《なま》の感覚入力に起因するケースが多いが、それ自身非常に高度な視覚プロセスである、思考の働きのみによっても引き起こされ得る。私の場合、最悪の原因には次のようなものが考えられる。一つは、聴覚入力の流れを思考のシンボルに変換する際に意味の視覚化が求められる、話し言葉などの聴覚入力である。他には、店の棚の商品を見分けるなどの複雑な視覚パターンの分類、複数の課題の同時実行などがあげられ、さらに言えば単に少し複雑なことを考えただけでも起こり得る。最初の数か月は、まぶしい光も問題だった。また、大きな音（とりわけ高音）はつねに問題を引き起こし、それに対処するために、私はかがみ込んで耳をふさがなければならなかった。極端なケースでは、そのような容赦のない感覚入力の洪水によって引き起こされた過負荷は拷問と化した。それはまるで、目には強烈なサーチライトの光を浴びせられ、鼻には硫黄のにおいをつきつけられて、頭に大きな鐘をかぶせられ、外から大槌で思い切り叩かれるようなものだ。このような事態に陥ると、私にできることといえば、身をかがめて隠れるか、本能の命じるままその場から一目散に逃げ出すことくらいだった。

日常生活で常時苦痛を感じていることが、次第にエネルギーを奪って私を消耗させ、目覚めたときのはつらつとした活力をしぼり取っていたという事実に、脳震盪症から回復してからはっきりと気づいた。私は、そんな悲惨な状態から回復できたことがとても嬉しい。頭部の負傷のために同じ問題を抱えている人に、大きな共感を覚えざるを得ない。

しかし人生がいかに困難になろうと、人生を放棄するより、それに耐えて生きるほうがはるかにマシだ。ネガティブな側面を取り上げるのであれば、ユーモアをもって語れるような側面にも言及すべきであろう。ときに私の症状は、はなはだ滑稽な状況をもたらし、一種の体を張ったジョークを演出することがある。

ルール追従モード

ジェイクがサン・ディエゴに引っ越す前、彼と私は、数週間おきに外で一緒に食事をすることにしていた。一般に外で食事をする際には、「いつどこで落ち合うのか?」「何料理のどのレストランに行くか?」「誰が車を運転し、どこに駐車するのか?」「どこに座って誰が注文をとるのか?」など、あまたの判断を下さねばならない。これは、意思決定能力を失った脳震盪症者には悪夢をもたらしかねない。だから、私の障害についてよく知るジェイクが、一切合財を一人で決めてくれた。私自身も、そのような折にはほとんど何の判断も下さずに済ませられるよう、特定のルールに従って行動する習慣を身につけた。たとえば、料理を選ぶときには、メニューの一番上から見ていき、最初に「それでいい」と思ったものを注文した。そうすれば、何を食べるかを特に決める必要はなかった。*27

ある日の夕方、ジェイクが食事に誘う電話をかけてきたので、その日特に用のなかった私は、ＯＫの返事をした。すると彼は、「よし。じゃあ、デボンアベニューのティフィンに行こう。運転はぼくがする。七時半にきみを拾うから、一時間で準備してくれ。ぼくが二人分注文するよ」と言った。

その日私は、長い一日を終えて疲れ果てていた。私の脳のバッテリーは切れかけていた。だから私は、何かの決断を迫られてにっちもさっちもいかない状況に陥るのを避けるために、ルール追従モードに入っていた。つまり決められた筋書きに従い、ジェイクや私自身の発する命令を受け入れる準備が整っていたのだ。

シカゴのデボンアベニューは、大勢のインド系住民が暮らす地区の中心をなす。そこには、インド特産の色鮮やかな衣類や雑貨、ボリウッド映画〔インドのムンバイで製作されている映画〕のビデオなどを陳列した小さな店が軒を連ねている。街路は、途切れることのないゆるやかな車の流れが引き起こす交通渋滞で窒息し、歩道には歩行者が群がっている。かくのごとく視覚を圧倒する光景が展開するデボンアベニューを歩くために、私は決められた筋書きを厳密に守ることにした。それには、何も考えずに外食時のルールに従うという方針も含まれる。

車を降り、レストランに向かって一ブロック半ほど歩いたとき、私は歩道の真ん中で棒立ちになった。

そこへ、先を歩いていたジェイクが踵《きびす》を返して戻ってくる。

「おいおい。いったい何をしているんだ」と、彼は苛立《いらだ》ちを隠さずに尋ねる。

私は、「あの店に入りたくないんだ」と答え、安物の電化製品がうず高く積み上げられている様子が窓越しに見える何軒かの店舗のうちの一軒を指差す。

「なぜあの店に入りたいんだ?」と、当惑顔でジェイクが尋ねるので、私は「いや、入りたくないんだ! だから入らないよう苦労している」と答える。一心不乱に集中して、懸命にその店を凝視していたが、足は地面に釘付《くぎづ》けのままだ。そして、その店のドアをあごで指しながら、「あれをよく見てくれ」と叫ぶ。

ジェイクはその方向を見る。そこには「どうぞお入りください」と大書した看板が掲げられている。

私は「あの店に入りたくないんだ」と繰り返す。「努力すれば、なんとか入らずに済む。でも、無視して通り過ぎることはできない」。

もちろん問題は、私がルール追従モードに入っていたことだ。そして看板には、「どうぞお入りください」と書かれている。その店に入らないようにするには、私はこの命令を無視しなければならない。それは私にとっては非常に困難なことで、とても無視できるものではなかった。

ジェイクは「どうして黙って通り過ぎることができないんだ!」と叫ぶ。「何たる愚か者か!」

「確かに。自分でもよくわかっている。客寄せのためにあのいまいましい看板がかかっていることも、

＊27 ルール追従モードは、「外食する」などといった、高度に構造化された手順を要する特定の課題にはうまく適用できる。しかし、選択一般を回避するのに有効なアルゴリズムは存在しない。

ただ通り過ぎればそれで済むことも、脳震盪症の影響を受けずにきみと食事ができるようぼくがルール追従モードに入っていることもね。でも、ぼくにはどうすることもできないんだ。あの店に向かう以外に一歩も足を踏み出せない」。

それから私は、いつものように罪悪感を覚え始める。だが実のところ、今度も自分にできることは何もなかった。舞台恐怖症や乗り物酔いに襲われる人々も、自分に何が起こっているのかをよくわかっていながら、症状の発現をどうしても抑えられないのだ。

背中を押すよう頼むと、彼は一生懸命に押してくれた。あまりのばかばかしさに私が笑い出すと、腹をすかせたジェイクは最初こそ余計に苛立ったものの、すぐに笑い出す。そして食事中には、私たちはそれをネタにジョークを飛ばし合った。

このように、私はひとたびルール追従モードに入ると、そこから抜け出すのに多大な労苦を強いられる。それに対し健常者の脳は、まったく努力せずとも一瞬でルール追従モードに出入りできる。

音声信号の処理

聴覚処理速度の低下

私たちが持つもっとも深遠な能力の一つとして、音を言葉に、言葉をイメージに、そして言葉とイメージの両方を意味に転換することがあげられる。私たちのほとんどは、日常生活のなかで、また少なくとも部分的には、眠って夢を見ているときにもこれらを難なくなし遂げる。よく考えてみれば、それは、たとえば「dog（イヌ）」という単語の音（音素）を単語「dog」に、また「d-o-g」という文字のイメージに、そして実際のイヌのイメージに、さらにはイヌの本質を表す概念的な意味に変換する複雑な計算処理であることがわかる。また、その過程で私たちは、文脈に基づきながら、イメージ、情動、履歴、自分との関係などとともに、それがわが家のイヌを意味することをとらえていく。

しかし私たちは、この種の自在な変換処理を思考の働きなしにスムーズに実行する能力を備えている。ただし、脳震盪症者でなければだが。脳を損傷すると、このシステムが働かなくなる場合がある。治療を受ける以前の何年間か、私は、人間の音声処理の詳細のみならず、聴覚と視空間システムの複雑な相互作用を調査するための歩く実験室と化していた。

認知科学の研究によれば、二つの音声ストリームを同時に処理することは、とりわけ一方が記憶からの入力で、他方が実際に耳から入ってくる入力の場合、誰にとってもむずかしい。同時に二つの作業を実行すると、とりわけ大きなストレスを受けるにもかかわらず、聴覚処理のスピードが低下しているために、会話内容をバッファに蓄え、その情報とたった今耳から入ってきた情報の両方を同時に処理することで、会話の流れに追いつくよう強いられることの多い脳震盪症者は、それによって大きなダメージを受けやすい。かくして会話のリアルタイム処理は、脳震盪症者にとって、いつでも重大な問題になり得る。*28

それがどのように起こるのかについて、以下に具体的に説明しよう。

私は誰かの話を聞いている（メディアによる放送を含む）。最初の文を聞き、リアルタイムで何とか処理しようとする。しかし会話のスピードが速すぎて、話し手の意図する意味を表現する象徴的なイメージを取り出す私の能力は、遅れをとり始める。二番目の文が発せられるまでに、最初の文の意味を把握しきれない。そのせいで、文の意味を把握するために音素を分析しながら、最初の文の音を記憶に(「音声ループ」と呼ばれる形態で)一時的に蓄えるか、文を関連する視覚イメージに変換しなければならない。しかし、かくして最初の文を処理しているあいだに、私は入力されてくる第二の文の音声を聞き取らねばならない。

さらに悪いことに、遅れが大きくなるにつれ、失った単語が占めていた場所を埋めるためにエラー修正アルゴリズムを使い始める。これは複雑な処理であり、さらに認知の資源を食いつぶす。つまりこの時点で、少なくとも三つのリアルタイムの処理《タスク》が同時に動いていることになる。音声ストリームを聞き続けるタスク、既存の情報を蓄え再調査するタスク、ダメージを負ったこれら二つの音声ストリームにエラー修正を施すタスクの三つだ。この状況では認知機能の崩壊は近い。蓄えられた情報は手に負えないほど増大し、もはやそれ以上は処理しきれなくなる。

重要なことに、感覚入力を濾過する能力も作用しなくなったため、私は聞こえてくる言葉を無視できなくなり、システムのスイッチを切れない。いかに苦痛がともなおうと、入力情報の処理を止められないのだ。私は吐き気を催し始め、入ってくる単語やフレーズによってもたらされる苦痛は、頭のなかで小さな手榴弾《しゅりゅうだん》が、認知の爆発を起こしたかのように感じられる。こうなると、私は社会人としてまともに振る舞えなくなる。対策といえば、電話を強引に切る、無断で退室する、耳を覆う、話し手に黙るように懇願するなどといった身体的な手段に訴えるしかないからだ。脳震盪症を患っているあいだ、私は何百回と、この種の社会的な失策を繰り返してきた。

私は、音声処理のスピードの変化を正確に測る手段を持っている。事故に遭う前は、ラジオでアナウンスされる野球の試合のスコアを難なく聞けた。通常アナウンサーは、勝ったほうのチームを先にスコアを報告するが（「フィリーズは、本日ホームで行なわれた試合で、11対2のスコアによりレッズに勝利した」など）、ときに順序に変化を加えて報告する場合がある（「ジャイアンツは、パシフィック・ベル・パークで行なわれた本日のカードで、7対0の完封負けを喫した」など）。私の場合、アナウンスを聞くと、ただちにチーム、色、ホーム球場、そしておそらくは所属するスター選手のイメージが湧く。私の心の内部での勝敗のコード化は空間的になされ、勝ったチームは負けたチームより上方に位置する。加えて私は、アメリカ合衆国のメンタルマップ内のみならず、自分が現在占める位置に対しての東西南北の基軸上で各チームを地理的に把握するのが常だった。たとえば、たまたまそのとき自分が北を向いていたとすると、フィリーズとレッズの試合が行なわれた場所として、右手の方角（東）を自然に指せた。ところが事故後は、アナウンサーが一二試合のスコアを読み上げると、三つか四つ目以降は追いつけずに理解できなくなり、また、対応する地理的な方角も指せなくなった。

＊28　とりわけ年配の脳震盪症者に関しては、脳震盪の病理がこの問題に寄与していることが考えられる。脳震盪によって引き起こされたダメージには、軸索（ニューロン間の結合）の損傷に起因するものがある。軸索には再生するものもあるが、（とりわけ四〇歳以上になると）再生された結合は、もとの結合より効率が悪く、それゆえ処理速度が低下すると考えられている。

一方の耳からしか音声が入ってこない電話での会話は、私にとってさらにむずかしい。とりわけ音質が悪い携帯での会話は問題になる。子どもの頃によく聴いた牧師の説教に典型的に見られるような、メタファーに満ちた高度に知的な講話など、特定の認知的負荷がかかるスピーチの聴講も、問題になり得る。

話し方の問題

話し方の特徴は、その人との会話がどれほど困難になるかを決定する大きな要因の一つになる。たとえば私の友人のメアリーは、正確で記述的な話し方をするので（「夕食後の七時半に、アン、ブライアン、サラの三人が私の部屋にやって来た。それからラッソ〔ルネサンス期の作曲家〕のマドリガルを四曲歌った」など）、彼女の話には楽についていける。フランクとの会話は、はるかにむずかしい。彼は読書家で賢く、さまざまな分野に造詣が深い。しかし不正確な言い回しをしたり、あいまいな代名詞を使ったりすることがよくある。これらが組み合わさると、話が余計にとらえにくくなる。たとえば彼は、「ジャズの話をしていたから、それをしなきゃと思ったんだ。店に行って、マイルス・デイヴィスとか、きみの好きなやつを買った。で、そいつをきみに送ったというわけさ」などという言い方をする。事故に遭うまでは、私は話の意味を理解するまで、「それ」「やつ」「そいつ」などの代名詞をためておけたのだが、脳震盪症になってからはそれができなくなった。「それをしなきゃ」までは彼の話についていけても、それを聞いた途端、イメージが湧き上がってくるのをじっと待った状態で固まってしまうのだ。そしてそのあいだ、次々と飛び込んでくる彼の言葉をためておかねばならない。それに対処するために複数の作業を同時にこなすことは、私を極端に疲弊させる。

カリフォルニア州北部に住む母と会話する際には、二つの特殊な問題が生じた。私が実家を離れてから何年かが経った頃、母は食べながら話すようになった。口に食べ物を詰め込んだまま話すと、音声が変化して言葉が聞き取りづらくなる。それでも健常者なら、エラー修正機能が自然に働いて難なく聞き取れるはずだが、脳震盪症者の私は、食べ物によって変化した音声を解析しようとして、だんだん会話についていけなくなり圧倒され始める。家族が集まって話をしているときでも、往々にしてあわてて部屋から退出しなければならなくなり、誰もが気まずい思いをする破目になった。

さらに悪いことに、母は名詞を思い出すのに難を抱えている。いったん口を開いたあとで、言いたいことを表す名詞を思い出そうとして話をしばしば中断するのだ。多くの人は、高齢になってからこの問題を呈し始めるが、私の母の場合、この話し方は、一〇代の頃に落馬して頭蓋を骨折し、脳震盪を被ったために引き起こされた。たとえば母は、「今日の午後は、車の（……長い間合い）ブレーキをチェックしてもらいに行くつもり」などという話し方をする。

そもそも私は、音声処理の障害のために、音声ストリームからデータを集めてシンボルに変換する処理に過度に神経質になっていた。とりわけ、処理の遅さのゆえに失われた、音声ストリームのデータに対応するシンボルの「抜け落ち」は要注意だった。そのため余計に、母が言葉を探して話の途中でつまると、たとえ自分では意図していなくても、また、無理なことが明らかでも、私は「空白を埋める」ために奮闘しなければならなくなる。

問題は、過度に神経質になる必要のある、音声ストリームの抜けがただでさえ無数にあったことだ。そして抜けが検知されると、会話のどの部分が抜け落ちているか、そして何が抜けているかの解明を試みるデーモンが、バックグラウンドで起動される。残念ながら、母との会話のケースに関して言えば、実際には何も抜けていない（よって、ただじっと待っていればよい）にもかかわらず、重要な処理のレベルでそれがわからない。脳震盪症に起因する障害のために、音声ストリームから入力データの一部が不断に抜け落ちていると、判断基準になる差異の検出が困難になるのだ。

この状態が続くと、疲労は激しくなる。だから母と電話で話すと、私は途中でいきなり切らざるを得ない状況によく追い込まれる。私は母に恨みなど抱いていないし、母は話好きだ。（八〇歳の高齢者で、ある日ノンフィクションを読んでいたかと思うと、次の日には三マイルマラソンに参加するためにスポーツジムに通い、そのあと地元の介護施設で「高齢者」のためのピアノリサイタルを開く人が、いったいどのくらいいるだろうか？）。母と話をしたくないと思ったことなど私には一度もないが、母にしてみれば、いきなり息子に電話を切られるのは心外だろう。自分の母親との電話を突然切ることは、よいマナーだとはとても言えない。

私は母に、言いたいことをすべて心のなかで揃《そろ》え、先に考えをまとめてから話すよう頼んでいる。この助言は効果的で、母は進んでそうするようになった。しかしもちろん、脳震盪症者同士の会話で生じる問題のすべてが解決したわけではない。

ジョーク

もちろん音声ストリームは両方向に機能する。私の場合、これは非常に興味深い現象を呈する。一般に私は、話し言葉を理解するのに比べ、発話にはそれほど大きな困難を感じない。このことは、仲間とジョークを言い合う際にはっきりする。難なくジョークが言えるのに、他人のジョークをまったく理解できないことが多いのだ。

ジョークを発することは本質的に創造的な活動である。それには、記憶、創造性、聞き手に対する感受性、タイミングに対する感覚が必要とされる。脳震盪症者は、毎日数々の創意に富んだ工夫を凝らして難局を切り抜けねばならないため、創造性を発達させやすい。

それに対してジョークの理解は、演繹的な推論を必要とし、一度に複数の思考の筋道を比較しなければならない場合も多い。ジョークを滑稽に思わせるのは、特定の文脈下で提示される異なる思考の筋道（しゃれの複数の意味など）の意外な併置なのである。加えてジョークの語り手は、聞き手の言語処理の速度にタイミングを合わせようとする。

脳震盪症になってから、私はジョークについていけないことが多くなり、ジョークの理解には、脳が提供する特定の聴覚能力が必要とされることを身にしみて感じるようになった。

前述のとおり、入力された聴覚信号をシンボルに変換する私の能力は低下し、情報の一部を取りこぼすようになった。しかし一般にジョークは、正確な量の情報が伝わることを前提とする。伝わった情報が少なすぎれば聞き手は何がおかしいのかがわからず、多すぎれば意外性を感じなくなる。

また私は、同時に複数の情報を処理する能力を失っていた。たとえ処理が追いついたとしても、健常者と同じように自然なタイミングでそれらの情報を理解することはできなかった。かくして適切なタイミングが失われ、ジョークが示唆する抽象的な二重の意味を把握できければ、それを理解することは困難になる。また、二重の意味が不適切なタイミングで露呈されれば、ジョークはまったく滑稽ではなくなる。

だから、友人や家族が集まって、食事のあとでジョークの飛ばし合いを始めると、おもしろいジョークを一発かますことは自分にもできるのだが、そのあとは会話にほとんどついていけず、皆が何を言っているのかがよくわからないままに、誰かが笑えば自分も笑うようにしていた。次頁の一覧に、音声ストリームの障害が、ジョークの理解に及ぼす悪影響の例を示しておく。

社会生活における問題

脳震盪症者の社会生活は、非常に複雑だ。一般に人々は、脳震盪症者の能力の限界を理解していない。それにはいくつかの理由がある。そもそも脳震盪症者の多くは、何が起こっているのかを自分でも十分に理解していない。たとえ十分に理解していたとしても、どのみち自分の症状を隠そうとし、できるだけ正常な生活を送れるよう苦心している。それゆえ、まったく正常に振る舞っていたかと思うと、数分後にはまったく何もできなくなるという、他者を当惑させる奇異な症状を、脳震盪症者は呈するのだ。

経験から言って、親友や赤の他人を含めたさまざまな人たちが、私の呈する脳震盪症の症状をまったく不気味であると、あるいはどうにもうっとうしいと見なしていた。正直に言えば、彼らの反応はきわめて正当なもので、私の示す症状は実際に不気味で、社会的に不可解なあり方で私を振る舞わせた。自分に何が起こっているかを他人に説明することは、不可能ではないとしても、非常に困難だった。当然の話だが、人はその人自身の見方に従って、私の奇異な行動を評価する。「酔っている」「意固地になっている」「無作法だ」などと。誰でも、自分の知識に基づいて世界を解釈しようとする。不運にも、そのために私の社会生活に悪影響が及び、ときに非常にまずい状況に陥った。

私が聞いた言葉	子どもが言ったジョーク
What do you eat ...watching movies? →（......）映画を観ているとき、（......）何を食べる？ ...Desert! →デザート！	What do you eat when you are watching horror movies? →ホラー映画を観ているとき、何を食べる？ ...I scream! →叫ぶ！〔「I scream!」、アイスクリームとかけている〕）
What do you eat ...horror movies ...computers? →コンピューター、（......）ホラー映画、（......）何を食べる？ ...Potato Chips! →（......）ポテトチップス！	What do you eat when you are watching horror movies about computers? →コンピューターが出てくるホラー映画を観ているとき、何を食べる？ ... Chips! →チップス！〔「Chips!」、ポテトチップスとコンピューターチップをかけている〕

ラモンのブレーキ

ある日私は、息子と庭で野球の練習をしていた。太陽の光で輝く木々の緑の葉を背景に、白球が飛んでいくコースを目で追いながら予測するのは、非常に疲れる。私の認知と感覚のフィルターは機能しなくなる。だが、息子はリトルリーグに入ったばかりで、彼にとっては練習がとても大事であった。だから私は、無理して続けた。

そこへ、近所に住み、ときおりうちに立ち寄っては政治や町内のできごとについて気軽に話していくことがあった年配の男ラモンが車でやって来て、あとでわかったことだが路地が通りに出る曲がり角の部分に生えているうちの庭の低木を裁断してほしいと言ったらしい。視力が低下し始めたために、車で通りに出る際に、うちの庭の低木が視界を余計に悪くするようになったということらしい。ところで運の悪いことに、彼の車のブレーキは、ひどくきしんだ音がする。音に過敏な私は、彼の話を聞く前に、苦痛をもたらすブレーキの音が聞こえないよう耳をふさぎながら、胎児のような格好で道路にうずくまる。それを見たラモンは怒って、行ってしまう。同じ週に、それとよく似たできごとがさらに二回ほど起こり、その折には立ち去り際に、私に向かって怒鳴っていた。そこで、彼が何を言ったのかを確かめに、私は週末に彼の家を訪ねることにした。

しかし、どうやら手遅れだったようだ。ラモンは土曜日の朝一番に、五年間かけて育ててきた、庭のへりの部分に生えている若木をごっそりと切ってしまったのだ。その部分の木は、例の曲がり角の低木とは何の関係もないにもかかわらず。彼の行為に気づいた私は、窓から顔を出してやめるように促す。すると彼は、子どもたちや隣近所にも聞こえるよう大声で私をののしる。

あとで私は、彼の家まで行って話しをした。彼をなだめ、低木に関して謝ったあと、なぜそんなに怒っているのかを訊いた。視界をさえぎるほどには伸びていなかった（この点には彼も同意した）木を勝手に切り、大声を張り上げて私に汚い言葉を吐きかける理由などなかったはずだ。

彼の顔は赤くなってきた。顔中が真っ赤だったが、彼の妻がそばにいたので爆発を抑えていたようだ。

「あんたが始めたことだ。何であんなに横柄な態度をとるんだ？ あんたが最初に、子どもの前で、赤ん坊のような格好で地面に這いつくばって耳をふさいだときには何とか我慢したが、あんな光景は初めて見た。あんたがまた同じことをしたときには、信じられなかった。甘やかされた子どものように、目を閉じ、耳をふさぐ大の大人がいったいどこにいるんだ。わたしの言うことが一秒たりとも聞けなくなるようなことをわたしがあんたにしたとでも言うのか？ 金曜日の三度目で、我慢も限界に達した。あれで、思い知らせてやろうと決めた。あんたは、ばかなのかね？ 何様のつもりなんだ？」と、彼は私を非難する。

それからラモンは、脳震盪症と、きしんだ音のするブレーキに関する私の説明を、疑わしげに聞いていたが、ほんとうには理解していなかったようだ。彼の指摘によれば、息子にボールを投げているときの私は普通に見えた。木を切ったことに関しては最後に謝ってはいたが、私の説明を全面的に信じたわけではないことは明らかだった。彼は、「よくわからんが少しは妥協してやろう」といった半信半疑のどんよりとした面持ちをしていた。互いに謝罪し合ったとはいえ、その後近所で鉢合わせしたときに彼が友好的に振る舞うことは、ついぞなかった。

ラモンが、気難しい高齢者である点に間違いはない。しかし、彼は基本的に善良な人物であり、それまでの会話を通して知っていた彼の自信と行動力に、私は尊敬の念すら抱いていた。双方にとって、このように最悪の形で友情が壊れてしまうのは実に遺憾なことだ。これも脳震盪症による犠牲の一つと言えよう。

スキャナーのビープ音

地元のスーパーに行ったとき、食料を探し求めて視覚の複雑なパターンマッチングを実行したあとで、レジのスキャナーの耳障りなビ、ー、プ、音を聞くのは、私にとって厄介な問題だった。レジの係員に音量を下げるよう懇願すると、彼らはたいてい、変人であるかのごとく私を見つめ拒絶した。問題は、店員がスキャンしているあいだ手で耳をふさいでいなければならないので、コンベヤーベルトに買った品物を乗せられないことだ〔アメリカでは、コンベヤーベルト付きチェックアウトカウンターが用いられている場合がある〕。さらには、店員が次の客の品物をスキャンし始めると、袋詰めコーナーで商品をバッグに詰められなくなる。[*29]

脳震盪症の症状がひどくなり、二度続けて食料の買出しを中断しなければならなくなったために、数日間何も食べずに過ごしたあとのある晩、地元のスーパーに出かけてレジに並び、またもやスキャナーのビープ音の問題に直面しなければならなくなった。私は絶望的な気分になり、店員に事情をうまく説明できないこともあって、商品をバッグに詰め終わるまで、クレジットカードを読み取り機に通さなかった。店員が次の客の商品をスキャンし始めると、バッグに詰める作業ができなくなるからだ。ビ、ー、プ、音が鳴るたびに、私は苦痛で身をよじらなければならない。運動協調性が劣化して動作が恐ろしく緩慢になっている私がバッグ詰めし終わるのを他の客が待っていることがわかっていたので、私はあせる。

ようやく足を引きずるようにして店の外に出ると、駐車場の配置がまるで理解できない。どこに自分の車を止めたのか、どうやって探せばよいのかを思案していると、突然肩を強打され激痛が走る。驚いて振り返ると、レジで私のうしろに並んでいた男の激怒した顔が目に入る。彼はこぶしを握り締め、今度は頭に一発お見舞いしようとしている。だがそれは思いとどまったらしく、スペイン語で罵声を浴びせたあと、どこかへ立ち去って行った。

八月のある日の午後、私は再び食料の買出しで困難な状況に陥り、二、三の必須アイテムを買っただけで退散した。ゆっくりとした動作で駐車場に止めてあった車に戻る。周囲の光景を把握しながら、左足、右足と一歩ずつ進んでいく。若いOLがすぐそばを急ぎ足で通り過ぎ、少し先に止めてあった大きなSUVに乗り込む。彼女はよりよい視界を得るために、また、バックで弧を描きながら通路へ出る前に、その意図を通行者に知らせるために、急いでいる人がよくするように、五〇センチメートルほど後方へ突然車を下げた。そのとき私は、彼女の車のちょうどうしろを歩いていた。彼女は、大きなサイドミラーで私をとらえて見ている。私がゆっくりと歩いているのを見た彼女は、こちらをにらみつけ、怒鳴り声を発する。どうやら、人を困らせるだけの目的で、私がわざとゆっくり歩いていると思ったらしい。それから彼女は、アクセルペダルを踏み込む。私はこちらに向かって急発進した彼女の車を、どうにか飛びのいてかわし、路面に大の字になる。食料はあちこちに散らばる。そのあいだに、彼女の車はタイヤをきしませながら

＊29　耳栓を試したことがあるが、それによる聴覚環境の変化は私に大きな混乱をもたらした。そのうえ、通常は耳から得ている、空間的な文脈に関する情報の喪失を視覚によって埋め合わせる必要が生じたため、視覚システムに多大な負担がかかった。

去って行った。このできごとも、脳震盪症者の社会的なペナルティー、「脳税」の一例と言えよう。この女性が激怒したのは、私の振る舞いがまともではなかったからであり、彼女は私を攻撃的で敵対的な輩と見なして同じやり方で仕返しをしたのだ。[*30]

教授会

私の仕事にも、やっかいな社会的側面がある。たとえば、私は一人の大学教授として、学会などの会議への参加を要請されることがある。しかしこれは、私にとっては油断のならない仕事だ。

典型例をあげよう。事故の数年後、私は新任教授の選考会議に参加した。二五人の同僚とともにパワーポイントのスライドを追っていたのだが、候補者のプレゼンテーションが始まっておよそ一〇分が経過したあたりで、音声処理速度の低下が生じ、不要な感覚情報を排除する能力が失われ始める。眼前で発表されている新たな研究の内容を、複雑な心的イメージへと変換しなければならず、さらにはその評価もしなければならない。私は、この候補者のプレゼンテーションが専門的な観点から見て劣悪だと感じていたが、この評価はきわめて重要であり、適当に済ませるわけにはいかない。なぜなら、会議の目的は新たな教授の任命であり、この候補者が教師としてふさわしいかどうかに関して、あとで判断を求められるからだ。

こうして、私の限られた認知資源は急速に使い果たされていく。心的な努力は、時間的にうまく配分しなければならない。候補者の評価は私の仕事の一つであり、できるだけ長く会議に留まっていなければならない。しかしあまり長く留まっていると、一騒動起こさずに部屋から退出するのがむずかしくなる。候補者にとってプレゼンテーションがいかに大切かを考えてみれば、そのような騒動を起こすわけにはいかない。選考会議の進行を止めて、誰かに退出を手伝ってもらうのも、耳をふさいでよろめきながら退出するのも、同様に具合が悪い。

問題は、いくつかの象徴的な思考の流れを同時に処理しなければならないことから生じる、認知への過負荷と、不要な感覚入力を排除する能力の喪失にある。私は、話し手の発する言葉を聞く。話し手がすでに発し、耳には到達した言葉でも、まだ処理待ちの状態に置かれているものもある。隣の椅子のきしみを耳にする。音声修正のために候補者の言葉を眼前に見る。候補者の能力を評価する自分の内なる声を聞く。私ならこうするだろうと、候補者のプレゼンテーションを心のなかでわかりやすく書き直す。床に伸びる影を、そして人々が着ている衣服の色を見る。壁にかかっている時計の音を聞く。こうして私は、頭痛と吐き気を次第に感じ始め、椅子に座りながら何とかバランスを保とうとする。だが、これらの処理を止めることも、生《なま》の感覚入力を遮断することもできなかった。

やがて私は、その種の会議をうまく切り抜けられるようになった。たとえば、後方の座席に座って、ひそかに耳栓をし、目を閉じ、感覚入力を遮断することを覚えた。また、こっそりと退出する際によりか

＊30　これは、緊急事態に反応してとっておきの資源を使わねばならない、「緊急アドレナリンモード」の一例である。しかし、それには代価を支払わなければならない。このできごとのあと、私は数人の買い物客に手伝ってもらい、散乱した食料品を集めて車に戻った。それから運転できるようになるまで、車のなかで長いあいだじっとしていた。ようやく家にたどり着いても、食料品は車のなかに置き去りにするしかなかった（数日後に確かめたときには、すでにいたんでいた）。そのため、その週は、結局食料なしで過ごさねばならなかった。

かってバランスをとれるよう、壁の近くに席をとった。ビデオは、あとで見るようにした。会議が始まる前に、途中で抜けるつもりであることを、発表担当者になるべく前もって伝えておくようにした。

通常、十分に休養をとれていれば、状況が悪化して歩けなくなるまで、およそ二五分は発表を聞いていられた。

奇妙な併用

自分の振る舞いを説明すべきか、相手を完全に怒らせるリスクを冒すかを始終気にしていなければならない点は別としても、私は悪辣な輩につけ込まれる可能性を心配しなければならなかった。というよりも、実際にその手の人間に出会ったことがある。どのような方法で騙《だま》されるかを正確に予見することは無理だし、有効な自衛手段を見つけられたわけでもないが、私はいつのときにも用心を怠るわけにはいかなかった。それと同時に、私が日常生活で無事に生きていくために利用できる唯一の方策は妥協で、しかも子ども同然の無力な状態に陥ったときには、やみくもに他人を信用して助けを求めるしかなかった。これら二つの戦略の併用、すなわち一方では心身の回復を待ち、他人を信用し、受け入れながらも、他方ではいつのときにも無力を感じ、他人をつねに警戒していなければならないという二つの矛盾する生き方の実践は、私にとって知性面でも情動面でも非常に複雑でやっかいなものだった。

さらに言えば、協業が求められると、自分も含め誰もが、私の役割を決めるのに苦労した。「私にその作業がこなせるのか?」が、つねに問題になったのだ。知能が高い脳震盪症者として、私には次のような矛盾した側面があった。一方では、私は無力で愚かだった。ごく単純な計画ですら立てられなかったのだから。他方では、朝起きたときから夜寝るまで、一日を無事に過ごすためだけにも、すぐれた創造性を発揮し、実に巧みに振る舞っていた。だが、最後に決定を下す段になると躊躇《ちゅうちょ》した。これは脳震盪症者にはよくあることだ。

事故の瞬間に凍りつく

サン・ディエゴに住むジェイクを訪ねたとき、私は書棚でたまたま見つけた、七〇年代から八〇年代にかけての拷問の犠牲者を取材した、ジョン・コンロイの著書を読んだ。この本のテーマの一つは、犠牲者のインタビューに基づきながら拷問の長期的な影響を論じることだ。文化や生活は異なるが、私は拷問の犠牲者に強い共感を覚え、そこから大きな洞察を引き出せた。

私の経験は、拷問を受けた人たちの悲惨な体験に比べれば無に等しいが、ある一つの側面では共通するところがあり、この本に聞き分けられる被害者の声は、その点において私の経験を代弁してくれる。この本に取り上げられている事例では、拷問の事実は暴露され、当事者は、少なくとも公的には責任を問われている。事件は明るみに出たのだ。

もちろんこの事実は、被害者にとって非常に重要な意味を持ち、カタルシスになる。彼らのおぞましい経験は、それまで何年も公的に黙殺されてきたのだから。しかしその後、奇妙な事態が生じる。騒動が静まると、誰もが問題は解決したと思い込み、拷問の執行者を含め、何事もなかったかのように振る舞い始める。

しかし被害者はそうはいかない。

彼らが受けた苦痛が社会的に認知されたとしても、また、彼らの怒りが静まっても、神経学的なトラウマは以前と同様の強さで残ったままだ。彼らは、毎時間、毎秒、寝ても覚めてもそれに対処しなければならないのである。

私もそれと同じように感じていた。周囲の世界は、私の脳の障害を小ぎれいに包み込み、何事もなかったかのように振る舞う。しかし、私の脳の奥深くに横たわるニューロンの配線は、無事ではない。神経学的に言えば、私は、一九九九年九月の事故の瞬間に凍りついたままなのだ。

その後私は驚くべき回復を遂げ、事故で負ったトラウマから解放されたという事実は、私が受けた二重の治療が（あとで見るように、それらのいずれもが、認知の根本的な特質に働きかける）、身体的、神経学的な損傷を脳に引き起こし得る深い情動的なトラウマを抱える犠牲者にも有効であることを示していると、私は考える。もしかすると彼らも、何事もなかったかのように暮らしていけるようになるかもしれない。

身体の変化

感覚フィルター

脳への情報の出入りはすべて、身体という媒体を通して行なわれ、そのため脳と身体は高度に統合化されている。見方によっては、それらを分けて考えることはできない。しかし脳震盪症者に関して言えば、脳と身体の関係は変質しており、そのために異常で当惑を強いられる経験をすることが多々ある。

私はよく、認知的なストレスがかかると、感覚フィルターが変質するという経験をした。感覚フィルターには、「目下の文脈に無関係な入力情報を大量にふるい落とす」「残った情報を集めて意味を形成する」という二つの主要な機能があり、これら二つの処理は協調して実行される。もっとも単純化すると、このようなフィルターは二〇のレベルにわたり存在すると考えられる。そして各レベルで濾過され凝縮された入力信号は、脳の高次の領域へと伝達され、その過程で意味を付与される。しかしそれと同時に、信号は高次の領域から低次の領域（もとの感覚領域）へと逆方向にも伝達され、より初期段階の層によって実行される濾過処理に影響を及ぼす。かくして、生の入力データがボトムアップで伝えられるだけでなく、「いかなるデータに注目すべきか」を教示する高次の情報が、トップダウンで随時伝達される。このような方法により、私たちは、目下の文脈や、すでに部分的に決定された意味には無関係な入力シグナルをつねに排除しているのだ。[*31]

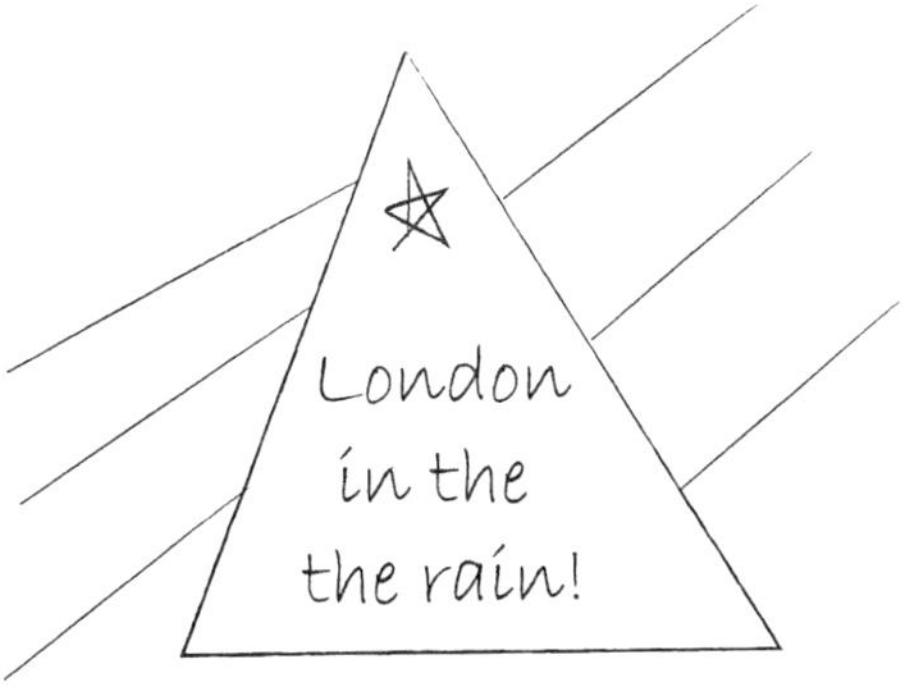

図1　雨のロンドン！

　脳はまた、身体と協調しながら、姿勢、（さまざまな網膜システム間のバランスを含めた）目の基本属性、覚醒度、ホルモンバランスなどの、私たちが環境を評価する方法に影響を及ぼす特性を変え

＊31　意外なことに、濾過の対象となるボトムアップのフィードフォワードシグナルを伝える神経経路より、トップダウンのフィードバック制御に寄与する神経経路のほうがはるかに多いことが、最近の神経科学の研究によって判明している。

ることで、入力情報を収集する処理をコントロールできる。

一例として、次の「雨のロンドン（London in the rain）」課題を考えてみよう。私は、学部生向けのＡＩ講座で、学生が教室に入ってくる前に、ホワイトボードに以下のように書いておき、講義が始まってから何と書かかれているかを尋ねた。

学生たちは、当然のように「London in the rain（雨のロンドン）」と答えた。そこで文字通りには何と書かれているかを訊くと、やはり「London in the rain」と答える。一五分ほどが経過すると、四〇人の学生のいらいらは私をリンチにかけんとせんばかりの勢いになってきたので、叛乱《はんらん》を避けるために、私は語数をカウントし手でホワイトボードを指しながら彼らの間違いを指摘した。まさに彼らは、目の前に書かれている文を、文字通り見ることができなかったのだ。

この例では、学生たちの知覚が閾域下でのエラー修正処理、すなわち感覚フィルターによって変化したのである。これは、脳が情報の断片を集めて、脳の期待に沿って意味を形成する例の一つと見なせる。

脳震盪症になったあと、脳が疲弊すると、感覚フィルターの効率が低下することが多かった。これまで見てきたように、そうなると生《なま》の感覚情報（世界の断片情報）が洪水のように流れ込み、全体的な意味が形成されなくなる。だから周囲の世界を理解するために、形状、色、音などの属性を持つ断片的な生の情報をつなぎ合わせながら、一から意味を構築する必要が生じる。

身体／感覚の認知と脳のインフルエンザ

視覚、およびバランスシステムの機能の低下のゆえに、思考の内的シンボルを構築する手段の一つとして、部分的にせよ、ときに私は身体感覚に頼らねばならなくなる。入力情報に意味を見出せないときには感じとろうとする。これを言葉で説明するのはむずかしい。なぜなら、私たちは通常、それについて考えることなどないし、直感的に理解できるものでもないからだ。とはいえ、それは私にとって、周囲の世界に関して推論する際に役立つ重要なメカニズムであり、おそらくは私たちの誰もが、気づかぬうちに多かれ少なかれ動員している能力なのである。

私は通常、たとえば「対立（conflict）」などの概念に対して視覚的、幾何学的な表象を保つ。仮にこの概念の表象は、「左側の青いチームが、右側の赤いチームと押し合ったり、引き合ったりしている」というものだったとする。しかしその日は、視覚システムの疲労のために、私はこの概念を「見る」能力を失っている。それに対し、身体や情動を司るシステムは正常に機能する。さて、視覚システムの欠陥を埋め合わせるために、自分の身体にまだはっきりと感じられる情動を表す、はるかに抽象的な概念、たとえば「パトス（情念、強い感情）」「望み」「達成感」を代用するとしよう。これらの用語をさまざまな方法で組み合わせ「対立」を表現するのだ。「青と赤がともに目標Gを望むなら、赤が目標Gを達成すれば、青はパトスを感じる」。このような場合、青と赤は対立関係にある」などというように。かくして私は、失われた視覚的なシンボルの代わりに身体の表象を用いて、「対立」に関する論理を操れる。たいがい私は、身体に由来する情報を用いて周囲の世界について推論できる。

脳震盪症者として私は、一日中身体感覚を用いて、周囲の様子をチェックしたり、バランスをとるのに役立つ手段を駆使したり、あるいは外界の問題に対応づけられなくなった、その他の象徴的な表象をそれによって代用したりした。しかし走ったあとで疲労困憊《こんぱい》して筋肉痛を感じているときや、かぜをひいているときには、身体感覚は変化し、そのために認知的な問題が引き起こされた。

一例として試験の採点をあげよう。私は、このところかぜをひいている。二、三の答案を採点したあと、「対立」を含め内的な概念を視覚化する能力が失われ始める。また、かぜのために、私の身体はほてっている。これは「パトス」の感覚に類似する。そのせいで、私は普段と同じようにこの情動を感じとることができない。通常の「パトス」の感覚が失われれば「対立」の概念も失われ、それがなければ、答案に書かれている「もっとも効率的なアルゴリズムと、もっとも適用範囲の広いアルゴリズムの対立」などの表現がまったく理解できない。

私の場合、かぜをひいたりインフルエンザにかかったりすることは、健常者も経験する身体の問題ばかりでなく、日々の生活を無事に切り抜けるのに必要な思考のシンボルを形成するための、さまざまなバックアップメカニズムを失うことで引き起こされる、はるかにやっかいな認知的問題も生む。

次のように考えてみればよい。私の認知的、感覚的な心的風景は頻繁に変化し、固有の象徴的な意味を欠いた、理解するには思考力を行使しなければならない見知らぬ環境と化す。それに対し、私の身体の状態は比較的安定しており、したがって私はたいがい、根本的な自己受容感覚や他の身体感覚を動員して、推論や問題解決を可能にする非視覚的なシンボルを形成できる。しかし病気や疲労のために、身体感覚の基盤が失われると、このような方法で非視覚的なシンボルを形成することができなくなる。こうなると私の内的な風景は、濾過されていない外部の感覚刺激と同様、まったく見慣れないものと化す。

これは、やっかいな弱みになり得る。私はよく、「自分のどこがおかしいのか？　単なるかぜで、なぜこうも何もできなくなるのか？」と自問したものだった。

発作や他の奇妙な現象

脳震盪症になると、認知の変化以外にも奇妙な身体的欠陥が出現することがある。私も、それらのいくつかを経験した。

線、とりわけ平行線や同心円状の環状線、あるいは境界線として知覚し得るはっきりしたへりを持つ図形の幾何学的な回転を把握しようとする際に生じる、ある種の認知的な負荷を受けると、私は軽い脳の発作を起こし、全身が左右に震え始めた。以下の記述は、その様子を示したエピソードを私のノートから抜粋したものである。

二〇〇四年九月

UPSストアでその日のうちに大量のコピーをとらなければならなくなった。さまざまな資料の山が混ざらないよう注意しなければならない。コピーは、一連の資料を分類しながら両面に印刷された頁を片面にコピーし、などといった具合にかなり複雑な作業を要する。上下、裏表など心のなかで印刷物を回転させる際、視覚的な判断を下さねばならず、私はすぐに疲労困憊し始める。確実に今日中に作業を完了しなければならないため、いかに体の具合が悪くなろうが、認知の深層バッテリーを使い尽くそうが、無理して作業を続けなければならない。背後には他の客が並んでおり、プレッシャーがかかる。

幾何学的な視覚処理を無理して実行し続けたため、上半身全体が前後に震え始める。コピー機が紙を処理する際に出る音にまごつく。やめるわけにはいかないので、それでも作業を続け何とか完了する。しかし傍から見ると、私がコピーをする様子は、ぎょっとするようなものだったらしい。店のオーナーにいたっては、救急車を呼ぶ必要があるかどうかを訊いてきた。家に帰る際にも、私は悪戦苦闘する。発作はやがて静まり、三日後には完全に収まった。

規模の大小にかかわらず、私はこの種の発作をおよそ三〇回は経験した。かなりあとになってから気づいたことだが、発作は必ず視覚が原因で生じている。そして、数時間から数日続く。私は、それが神経学的な機能の差し迫った大崩壊の前兆ではないかといつも心配していた。しかし休息すれば、つねに状況は好転した。いずれにせよ、そのような危険な事態に陥らないよう、発作が起こり始めたときには、それを「休息せよ」という警告としてとらえるようにしていた。

すでに回復期に入っていた二〇〇八年三月、自信が徐々によみがえりつつあった私は、科学に対する好奇心が私の心を支配し始めるのを感じていた。そして次の事実を発見した。発作が起こったときの体の動きを意図的に模倣すると、発作に似た症状は呈しても、数分間疲れを感じるだけで済んだ。それに対し、幾何学的な図形を見ることで発作が引き起こされた場合、数日間続くことがあり、筋肉の疲労は感じなかった。比較的ストレスを感じていないときに実験してみたところ、紙に同心円を描くだけで、四分以内に発作の突発を引き起こせることがわかった。まず小さな円を、それからその外側にさらなる円を描き続け、五つか六つの同心円を描いたところで、その隣の空間に同様な同心円、もしくはときに同心の正方形を描き続けるのだ。

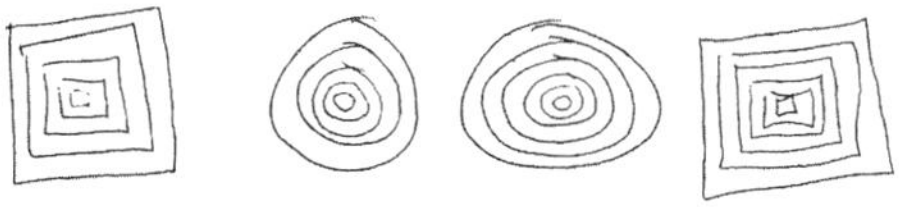

図2　手で描いた同心円や正方形

こうして、およそ九〇秒をかけて同心円（または正方形）を二列ほど描き終わる頃には、効果が現れ始め、描いた図形を凝視すると、それらのなかに「落ち込んでいく」かのように感じられた。半ページ分書いてから立ち上がってリラックスしていると、発作が生じ、およそ二〇分間続いた。

話したり、ものをつかんだりすることはできたが、つかむ際には落としたり、カウンターやテーブルにぶつけたりしないよう注意を払わねばならなかった。歩行も影響を受け、ひざを必要以上に伸ばし、足を踏み込むのではなく放り出すようになり、足取りは重くなった。

おそらく同心円を五、六ページにわたって描き続けたら、それによって引き起こされる震えは、数日続いたのではないかと思う。

＊

意外に思われるかもしれないが、ある意味でもっとも恐ろしい脳の配線の問題の一つにかゆみがある。

事故後しばらくしてから、私は、背中のかゆみが生じている場所をうまく特定できなくなった。かゆいところをかくことができなければ、かゆみは消えない。かゆいと思ったその場所をかいても、かゆみはとまらないのだ。だからたいがい、背中、肩、上腕とそこら中をかきまくって、ようやくかゆみが消えていった。だが、この種のかゆみには、いわば「スイートスポット」が存在しない。かゆいところを直接かいてかゆみをとめることができず、そのような状況は気分がよいとはとても言えない。(くしゃみが途中で止まったときの気分を思い出してみればよい)。

これはたいした問題ではないように思えるかもしれないが、そこら中をかきまくればやがてかゆみが消えることに、私は何度も感謝したものである。どこをいくらかいても、背中の「幻瘙痒《げんそうよう》」が消えなかった場合のことを考えるとぞっとする。この「幻瘙痒」がいかに恐ろしい現象であるかを示す例をあげよう。この症状を持つある患者は、ほとんど発狂しかけ、抑えようのない絶えざるかゆみを癒すために、頭蓋を貫いて脳に達するまで頭部をかき続けた。[*32]

＊

二〇〇一年八月のある日、私は一時的に視力を部分的に失った。姉の家族と私の子どもたちと遊園地に行ったときのことだ。バランスの問題のゆえに、通常以上のG力がかかる乗り物は避けたかったのだが、子どもの一人が乗りたがったために、大人の随伴が必要なジェットコースターに同乗せざるを得ない社会的状況になった。そうすべきではないとはわかっていたものの、結局私はジェットコースターに乗った。

しばらくして、私は右目の視力を失った。目の前が真っ暗になったのではなく、右目から入ってくる情報を処理できなくなったのだ。まったく何も見えなくなり、これまで経験したことのない頭痛を覚えた。私は恐怖を感じた。しばらく回復しなかったため、視力が永久に失われたのではないかと恐れた。幸いにも、およそ一時間後に、視力は回復し、頭痛も徐々にひいていった。

ランニング：身体はいかに脳に従うか

この頃の長距離ランニングに関する私のノートは、私たちの生活や身体をコントロールしている視覚化の重要性を示唆する独自のデータを提供してくれる。それには重要な意味があると、私は考えている。

私の経験がなぜそれほど重要なのかを明確化するために、ティモシー・ガルウェイの著書『新インナーゲーム――心で勝つ！――集中の科学』を紹介しよう。[*33] 著者はこの本のなかで、自らの成功を見ることが、自己の能力を改善するための重要な要素だと論じている。また私たちは、マイケル・ジョーダンやジャック・ニクラウスらのスポーツスターとの数々のインタビューを通じて、身体のトレーニングを補完するために、自己の目標の強いイメージを形成し、その目標を心のなかで予行演習することの重要性を理解できる。

私は、事故の二年後の二〇〇一年にランニングを始めた。身体を良好な状態に保てば、脳への血流が改善され、回復の可能性が高まるのではないかと考えたからだ。いずれにせよ、それまでの二年間も、無理をして毎日歩くしかなかった。だが無理をするのは、本質的に高度に象徴的な行為に関してのことであり、

*32 Atul Gawande, "The Itch," *New Yorker*, June 30, 2008 (http://www.newyorker.com/reporting/2008/06/30/080630fa_fact_gawande).

*33 W. Timothy Gallwey, *The Inner Game of Tennis: The Classic Guide to the Mental Side of Peak Performance* (Random House, 1974).（W・T・ガルウェイ『新インナーゲーム――心で勝つ！――集中の科学』後藤新弥訳、日刊スポーツ出版社、二〇〇〇年）

私の足自体に問題はなかった。低下したのは、目標に向かって自分が前進しているところを「見る」低次の作用であり、日々の鍛錬を必要としていたのは、まさにこの視覚化（動作を駆動するエンジン）の能力であった。[*34]

無理にでも足を動かし、疲労を無視し、目標をはっきりと視覚化し、何があってもそれを達成することを目指す鍛錬は、長距離ランナーの活動とも共通する。彼らは、マラソンに参加するために、厳しいトレーニングを毎日行なう。私の場合、部屋を横切り、廊下を歩き、駐車場で自分の車を探すためだけにでも、毎日激しい訓練をしている。

ひとたびランニングを始めると、最小限の身体的訓練を行なうだけで、私は長距離を走れるようになった。ときにはひどい能力の低下に抗いながらも、何年も毎日鍛錬を重ねることで、最終的にはマラソンに参加できるようになるまで、脳と身体のシステムの準備を整えられると、私は確信していた。

そのような心の鍛錬の効果は絶大だ。仕事と子どもの養育のために、自由に使える時間はわずかしかなかった。たまたま空いた時間に走るしかなく、一週間に三回以上走ったことはない。通常は、それよりはるかにまれにしか走れなかった。それでも、毎日の心の鍛錬の成果は、あちこちに現れ始めた。たとえば、二〇〇三年の秋の土曜日、その日は子どもの面倒を見る必要がないという絶好の機会が得られたので、私は走れる限り走り続けた。かくして八時間かけておよそ六五キロメートルを走った。二〇〇七年には、一月から七月にかけての七か月間に数キロメートルを四回しか、また八月と九月には長距離を合わせて二度しか走る機会がなかったにもかかわらず、数週間後のシカゴマラソンではフルマラソンを完走できた。[*35]脳震盪症を患っていた八年間で、フルマラソン、もしくはそれ以上の距離を、合計一二回完走した実績が私にはある。私の「トレーニング」はいたって気ままなもので、走っているときの私の体験は、日常生活と変わらない。左足、右足、左足、右足……。

きりもみ状の急降下

現行医療の限界

病院での難儀な経験にもかかわらず、私は最善の治療が受けられるよう努力を重ねた。しかし何年かが経過するうちに、現代の医学が提供する治療によっては、回復は見込めないのではないかと思い始めた。

事故の三年後には、シカゴ地区に住む二人の著名な神経科医に相談した。そのうちの一人は、世界的に有名なスポーツ選手と巨額の契約を結んでいた。この契約は、長引く脳震盪症の症状を十分に考慮したあとで結ばれたものだ。また、この神経科医は、他にも国内で有名なスポーツ選手と契約を結んでいた。彼は私の状況に対して思いやりを持ち、少なくとも私の症状を理解してくれた。もう一人の神経科医は、何

＊34　脳の視空間処理と運動のあいだの強い結びつきは、次のようにしてわかる。次にランニングをする機会があったとき、ペースをギリギリ維持できる速さで走りながら、頭のなかで、単純な算術、もしくは論理的な問題を解いてみる。これらを同時に行なうことはほんとうに困難であることがわかるはずだ。問題を解けるよう立ち止まるか、通常の自然なペースまで走る速さを落としたくなるだろう。というのも、これら二つの課題の遂行は、同一の視空間能力を求めて競合し合うからだ。

＊35　レースは猛暑のために中断されたが、そのあと私はグランドパークで一時間走り続け、所定の距離を満たした。

も質問せず、結局ほとんど何も言わなかったが、前庭系の問題のいくつかを診断し、その原因を説明してくれた。いずれにせよ、彼らの考えでは、私の脳は恒久的な障害を被《こうむ》ったために、改善の余地がなかった。確かに三週間後、半年後、一年後、そしてときに二年後に段階的な改善はあり得るが、それを過ぎればその余地は残されていない。だから、永久に低下した能力とうまく折り合っていくための方策を見つけ出さねばならない。それが彼らの見解だった。

評判のよいリハビリセンターで、一連の高価なテストを受けたこともある。だが強調しておきたいのは、そこで受けたテストが脳震盪症には不適切なものであったことだ。(事故の数週間後に)最初に会った神経科医にテストを受けたときと同様、私はいくつかの認知テストで最高レベルの結果を出せたが、テスト終了後、話しをするのが困難になり、歩けなくなった。手もうまく操れなくなった。心的努力を要する作業を行なうと苦痛を感じ、感覚フィルターは機能しなくなった。これらの症状について報告すると、「そんなことは、参考にならない」とぶっきらぼうに言われた。

私が重要だと感じていた認知の崩壊を示す兆候は、ことごとく無視された。テストが繰り返されれば、おそらく私は最低のスコアを記録したはずだ。その点を指摘すると、またもや「それは関係ない」と言われた。つまり、ストレス下における認知の変化がまったく考慮されていなかったのである。それこそが、脳震盪症の特徴の一つであるにもかかわらず。

さらには、各患者間に存在する、認知能力の基準値《ベースライン》の違いに対する考慮がなかった。平均と比べれば、私は依然として心的操作のテストで高いスコアを得られたが、テストの遂行には大きな努力を要し、脳震盪症になる前に比べると非常にむずかしく感じられた。この事実はまったく考慮されなかった。*36

テストは高価であったにもかかわらず、使われていたコンピューターは古く、時代遅れのOS上で動作するソフトウェアにいたってはそれに輪をかけて古かった。このときにも、脳震盪症の治療法が存在しないゆえ、医学界ではそれに対する関心が薄く、研究のための十分な資金を調達するのが困難な状況にあるのではないかという強い印象を受けた。

テストの結果、私は脳振盪後症候群の診断が下された。これは法的には、「disability」ではなく「impairment」として扱われる〔両者とも日本語では一般に「障害」を意味するが、前者はおもに機能的側面の、後者は構造的、生理学的側面の障害を意味する〕。治療手段はほとんどない。プロザックなどの選択的セロトニン再取り込み阻害薬（ＳＳＲＩ）を服用すれば、脳の再活性化を促進できる場合もある（私には効き目がなかった）。

ストレス

事故当時、私は研究をはかどらせるために、講義の内容を前もって準備していた。個人生活でも風向きがよくなってきたと感じていた。長いあいだうまくいっていなかった最初の妻とは、その四か月前に別れ

＊36　脳震盪症者が遭遇するもう一つの問題に、先に行なわれたテストがあとのテストに影響を及ぼす可能性が考慮されないことがある。たとえば、脳震盪症者は、パターンマッチングテストでほぼ完璧なスコアを獲得した数分後に、認知の機能不全を引き起こすことがある。それから、記憶テストを課されると、本来は記憶機能に問題がなくても、前のテストによる疲労が原因で、成績が大幅に落ちる。テストを実施している神経科医にこのような説明をしたとしても、「それはテストには関係がない」と言われるのが普通である。

た。しかしはっきりしたスケジュールを立てても、仕事の忙しさにまったくついていけなくなっていた。ところで私は、どんなことをしてでもつねに仕事を完成させようとするタイプの人間だ。そして事故後もしばらくは、そんな自分のまま毎朝目覚められると思っていた。だから自分のどこが悪いのかがよくわからずに、つねに同じ基準を自分に課していた。頭部を負傷したことについては何も考慮せず、とにかく普段の仕事に戻りたかったのだ。しなければならないことを次々にあきらめなければならなくなると、ストレスとフラストレーションはたまる一方になった。

六週間が経つと、どこが悪いのかがわかるまで「しばらくは、もっと休みをとる必要がある」と認識し始めた。依然として脳震盪症の何たるかはよくわからなかったが、意図して生活パターンを変え、一時的にせよ当面の目標のいくつかを進んで断念することにした。「どのみちできないのなら、気にしないことにしよう」などと、ときおり考えるようになったのだ。たとえば、すべてのEメールに返信することはあきらめたし、請求書の記載額の間違いのせいで損をしても気にしないようにした。知人全員の誕生日を覚えておくこともあきらめた。

事故から二年が経過した頃のことだが、例によって私は、わが家の居間で椅子から立ち上がれなくなった。そのときふと、「よくなることは未来永劫《えいごう》ないのではないか」という思いがよぎった。「それまでの自分の人生はまさに順風満帆だった。自分の抜け殻から何か残りものを発見できたら、それはまさしく掘り出し物だ」などと考えたことを覚えている。さらには、父が自分の死をいかにいさぎよく受け入れたかを思い出し、同様に自分も自らの「部分的な死」とうまく折り合えるはずだという洞察を得た。

それから私は、「そうか。自分はもう、もとの日常生活には一分一秒たりとも戻れないに違いない。真の人間にも戻れないのだろう。神との対話も、研究の出版も無理かもしれない。大学もクビになるだろう。音楽の研究も、レコードの整理さえもあきらめなければならないのか」と思った。

その瞬間、私は現実をありのまま受け入れることにした。自分のよく知る人生の終焉を受け入れたのだ。だがこれは、すべてをあきらめたことを意味するのではない。それは実のところ、ある意味であきらめとは正反対の態度であり、妥協とでも呼べるものであった。つまり人生に対する感覚を、一から構築し直したのである。

こうして私は、怒りに駆られて自分の頭を壁に叩きつけるような真似はしなくなった。遂行不可能な要求は、その旨はっきり述べて断るようにした。自分に受け入れられる要求の限界を定め、また、たいして意義が認められないにもかかわらず数分以上がかかるものごとについては、自分に対して「ノー」と言うすべを学んだ。こうして、子どものニーズに応えることと仕事に、エネルギーを集中投下することにした。

このやり方は、いくつかの問題を引き起こした。たとえば、私は留守番電話をうまく操作できなくなったので、切っておくことにした。留守電を残したい人は、これを無礼な行為と見なし、私がわざと意地悪をしていると思い込んだ。だが、私にはそうする他はなかった。いずれにしても、無理をしないことは、ストレスの大きな緩和をもたらし、私は現状に合わない責任を負わずに済ませられるようになった。

このように自ら自己の責任を制限することで、それ以後は現状を維持するに足るだけの機能性を取り戻せた。そんな折、二〇〇四年に新たな子ども（エリン）が誕生した。そのため私は、彼女の親としての義務を果たすために、能力の限界まで自分を追い込まなければならなくなった。

おしゃべり好きの娘

二〇〇六年には、私は事実上、三人の娘のフルタイム・シングルファーザーになっていた。そのなかには二歳になったエリンも含まれ、さらには当時一一歳のポールの親権者にもなっていた。おしゃべり好きの性格を遺憾なく発揮し始めたエリンの世話をすることで、私の心が完全崩壊する寸前まで至ったのは、事故の七年後にあたる、この頃のことであった。

子育て経験のある人なら誰でも知っているように、子どもの養育は非常に疲れる。加えて、フルタイムの仕事をしながら一人で何人もの子どもの面倒を見るとなると、余計に大きな負荷がかかる。シングルファーザーとして私は多忙で、四六時中子どもの要求に応えていなければならないため、ただでさえ疲れる。しかし子どもは順応する能力を持ち、遺伝的、文化的に家族のニーズに応えるようプログラムされているので、私の障害にうまく適応できる。だから概して言えば、私たちは何とかうまくやっていけた。たとえば、ネルの宿題を手伝ってあげねばならなくなると、私は夜遅くになってから、また場合によっては数日をかけてそれに対応し、次の朝彼女が読めるよう説明ノートを残しておいた。もちろん、私にも限界はある。仕事をしているときに、たとえ一〇分でもそれを中断して算数の宿題を見ることはできない。なぜなら、その一〇分のあいだに、算数の宿題に必要なシンボル操作を心のなかで実行していると、夕食の準備さえできない状態に陥る危険があるからだ。

だが二歳児は、事情が異なる。もちろん二歳児も環境に適応できるが、その範囲は限定される。彼らはたった今何かがほしいのだ。だから長期的な計画には不向きで、待つということを知らない。

とはいえ、その二歳児の間断のない要求でも、一点を除けば私は何とか対処できた。そもそも二歳児の養育は、すでに三回経験していた。健康な二歳児は、自分で計画を立てることはできないが、一般に行動の予測が容易で、賢明な大人はそれに応じるべく対策を立てられる。ベビーシッターの家で数時間遊んで帰ってきたときには、彼らの機嫌がどうであれ、あやしと食べ物を必要としていることに間違いはない。そのニーズに応えなければ、いかなる事態になるかは推して知るべしであろう。あるいは、彼らにあと片付けを教えたければ、自分がまず手本を示すよう心掛けるべきだ。そうすれば、遊びと同じで、彼らはあなたを真似るはずである。

このように、二歳児の通常の行動は問題ではない。

だが、エリンにも私にもコントロールできないことが一つある。それは、絶えずおしゃべりをしようとする彼女の生物学的、認知的な欲求で、彼女の場合この欲求はとりわけ強い。エリンは、かつても今も賢く詮索好きで、すぐに何かに夢中になるたちだ。そして社交的で、つねに何かを考えている。しかも、何かが頭のなかに浮かんできたら、それを口に出さずにはいられないのは、この年齢の子どもならごく自然なことであろう。

乳幼児の話し言葉を処理するためには、脳の資源を余分に動員しなければならない。彼らは四六時中何かを尋ね、会話の途中で発音練習をしたりする。また、賢い子どもがよくするように複雑な文を組み立てようとするときには特に、ゆっくりと途切れがちに言葉を発し、袋小路文《ガーデンパス》〔構造をとらえにくい入り組んだ文〕を混ぜていったん後戻りしながら言い直したりする。それはまるで、自分の考えていることをとにかく口にし、音声の助けを借りて確たる考えを形成しようとしているかのようだ。このようなコミュニケーションは、私にとってはとりわけ大きな負担になった。前述のとおり、疲労の速度は、相手の話し方によって大きく変わった。

　エリンと話をしていると、私は、耳から入ってくる音声情報を濾過できないという、いつもの機能不全に見舞われた。望もうが望むまいが、感覚入力はそのまま脳に伝達されるようになり、私の脳は、彼女が発した言葉を無差別に象徴的な意味に変換しようとし始める。私にそれを防ぐすべはない。すると、二つの課題を同時に実行しなければならないという、脳震盪症者にとっては致命的な状況に陥る。私は、エリンが何を言っているのかを理解しようと努めながら、それ以外のあらゆることをしなければならなくなったのだ。こうして、他の作業をしながら、のべつまくなしに発せられるエリンの言葉を意味に変換しようとするうちに、私の認知の速度はますます遅くなっていった。

　以下に、エリンのおしゃべりの例を日記から抜粋しておこう。

> おとうさん、（……）どうしてクモは人をかもうとするの？　クモは人をかむのが好きなの？　うちにもいる。一匹見た。そのクモも人をかむのが好きなの？　このあいだ、（……）おとうさん、このあいだおかあさんのセーターのうえにクモがいたの。そのクモ、おかあさんをかもうとしていたのかな？黒かった。セーターのことじゃないよ。おかあさんのセーターは赤かった。（……）とてもきれいなセーター。それはおかあさんをかもうとしていたの？　人間って、おいしいの？　チョコレート味？ねえ！　おとうさん。ストロベリーある？　ストロベリーを持ってきてくれない？　ねえ、おとうさん。ポールにも違う色のタオルを買ってあげたの？　あれはポールの新しいタオル？　あのタオルの

模様は虹なの、それともただの縞模様なの？[*37]

こうして、リアルタイムで話し言葉を濾過し処理する能力の欠如と、エリンのおしゃべりへの欲求が組み合わさることで、私は認知の大崩壊をきたす寸前まで追い込まれた。数か月にわたって毎日この問題に対処していたために、脳の疲労が極限に達したのである。[*38]

エリンの言葉の爆発に一年半つき合ったあと、私はとうとうどうにも我慢ができなくなった。これはやっかいな事態だ。何しろエリンの世話をあきらめるわけにはいかない。彼女にとって保護者として頼りになるのは私しかいないのだから。彼女の母親は、家にはめったにおらず、しかも一年のかなりの期間、仕事で中国に出かけていた。また、すでに二世帯をサポートしなければならなくなっていた私に、常勤のベビーシッターを雇えるほどの経済的余裕はなかった。とはいえ、もはや仕事とエリンの養育を両立させることは不可能になった。それにもかかわらず、私は依然として、能力のかなりの部分を失っても、教授としての職務を果たし、誰もの面倒を見、自分の子どもを養育し、家を建て直すことができる完全無欠の

＊37　この日記は、実際には二歳より若干あとの頃のものだが、二歳時の彼女の話し方を典型的に表している。

＊38　この問題に対処するために、エリンと私は次のような対策を立てた。私たちにできたことと言えば、このくらいしかなかった。二年以上にわたり、毎朝目覚めてから四〇分ほど、レコードをかけ（交響曲、弦楽四重奏曲、ピアノ協奏曲、ジャズ、オペラなど）、ダンスをした。それから二時間ほどレコードを聴きながら、私はコンピューターの前に座って仕事をし、エリンはダンスをし続けるか、机の前に静かに座って絵を描いた。

男たろうとしていた。しかし実際には、その男はもはやどこにも存在しなかった。

私は現実を直視せざるを得なかった。これまでの生活のペースには、もはやついていけなくなった。何かを変えなければ、すぐに大学を辞める破目になり、ひいては家を維持し家族を扶養する経済力を失い、家族全員の医療保険を解約しなければならず、おそらくは年長の子どもたちと会えなくなっただろう。効果的な治療を求めての努力は、結局資源を食いつぶしたにすぎず、明るい展望をまったくもたらしてくれなかった。それでも、今や崖っぷちに立たされたからには、背水の陣をしく以外になかった。

このような状況に置かれていた二〇〇八年一月、私は最後に残った緊急用の貯金をはたいて、二人目の家政婦ヘザーを雇った。彼女の最初の仕事は、私の症状について詳細に説明する手紙を書き、脳の障害を専門にする、二〇人（箇所）の研究者（本人には無理でも、私の治療が可能な人物を知っていそうな人も含める）や施設に送ることだった。送り先を選択する際、私はとりわけ脳の可塑性という最新の概念を有効活用している人々に注目した。だが、よい返答は戻ってこなかった。事実、数か月待っても、「申し訳ありません。今は無理ですが、考えておきます」という主旨の返答が一通戻ってきただけだった。それ以外は、まったく何の返答もなかったのだ。[*39]

さて、それではどうしたものか？

やがて、ヘザーは敬虔《けいけん》な仏教徒であることがわかった。どうやら彼女のそばにいると、幸運がめぐってくるらしい。手紙を送ったあとでのことだが、彼女はあるパーティーで、脳に損傷を負った人の認知の再構築を専門にする地元の療法家ドナリー・マーカスの治療を受け、その効果を激賞する女性に出会った。翌朝、私はマーカス博士（今後は、彼女を知る誰もが呼ぶように、敬意と愛情を込めて「ドナリー」と記すことにする）に連絡をとった。まさにこの瞬間に、私をもとの正常な暮らしに戻してくれる脳の変容が始まったのだ。

＊39　脳の可塑性に基づく研究をしている人々に着目するようになったのは、ノーマン・ドイジ博士のすばらしい著書『脳は奇跡を起こす』（竹迫仁子訳、講談社インターナショナル、二〇〇八年。原書は二〇〇七年）を読んだからだ。返ってきた唯一の手紙とは、彼からのものだった。彼は洪水のようにやって来るEメールによる相談に圧倒されているらしく、すぐには治療方法を思いつかないとのことだった。ただし親切にも、今後も苦境が続くのなら、もう一度知らせてほしいと書かれていた。いずれにせよ、返事をもらう頃までには、ヘザーと私はドナリー・マーカス博士を発見していた。

第3部　戻ってきた私の影

ドット博士との出会い

初めての電話による短い会話からも、ドナリーが啓発的な人物であることがよくわかった。彼女は、私たちがときに見かける、活力に満ち、思いやりと善意にあふれた人々の一人だ。情報を交換したあと、私は彼女のホームオフィス〔自宅を仕事場として使うこと〕に行くことにした。

ドナリーは、神経科学を臨床に応用する認知再構成法の専門家である。認知再構成法とは、違った方法で世界を見、思考することができるよう脳を配線し直す治療法をいう。この目的を達成するために、彼女は思考の低次の構成要素を変える独自の視覚パズルを開発した。そして、三〇年を超える経歴のなかで、私と同様、脳の外傷に起因する障害を持つ患者を中心に、何百人もの治療を行なってきた実績を持つ。NASAやロスアラモス国立研究所などの著名な機関で、知能の最大化をテーマとするセミナーを開催したこともある。さらには、オンライン知能促進パズルを開発し、何冊かの本を書き、テレビ番組に何度も出演している。

ドナリーは現在、普通の人ならすでに引退しているはずの年齢に達しているが、依然として毎朝五時に起床して仕事を始める。その様子は、まだ二〇代の活力を維持しているかのようにすら見える。彼女に会うときにはつねに、「ダイナモ」という言葉を思い出す。彼女に魅了されない人はいないだろう。

事故から八年以上が経過した二〇〇八年一月三一日、私は、彼女が外科医の夫と住む美しいハイランドパークの家を訪ねた。私は彼女の案内で地下のオフィスに入り、机の向かい側の椅子に腰掛けて話し始める。周囲には、目を惹く色とりどりのオブジェクトがたくさん置かれている。キャンディのビンもあり、そのことから彼女が子どもも診ていることがわかる。さらには多数のファイルキャビネットがあり、引き出しには無数の認知パズルが収納されている。ドナリーと私は、私の症状の一覧と、事故前の私の認知やパーソナリティーの長所短所を列挙した一覧を見ながら話し合う。

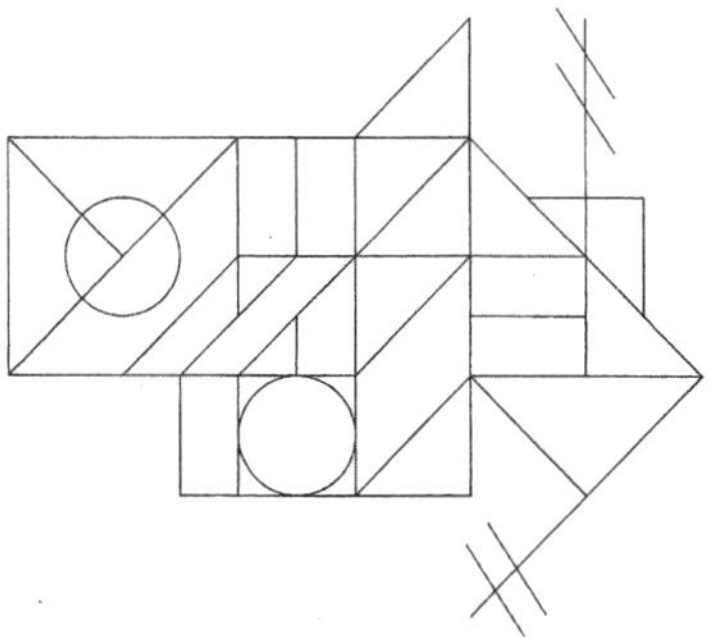

図3　図形が複雑に組み合わされた線画

これらの一覧は、事前に用意しておくように言われたものだ。私は自分のひどい状況を説明し、最善を尽くしたにもかかわらず限界に達したことを話す。驚いたことに彼女は、エリンの絶えざるおしゃべりを濾過する能力を失ったために、私が対処不可能な認知的負荷を受けるようになったことをたちどころに理解した。

カラーマーカーで絵を描くという予備テストをいくつか行なったあと、ドナリーは私をテーブルに座らせ、図3の線画を模写するよう促す。

この線画を見て何が起こるかを正確に予見できた私は、このような単純な図形の模写は普通の人には何でもない作業でも、私の場合には数分のうちに悪影響が出始めるであろうと彼女に警告する。それでも彼女は、私がこの課題にいかにアプローチするのかを確かめたいと言う。要するに、それは彼女の診断ツールなのだ。そこで私は、抽象的な線画を白紙に模写する作業にとりかかる。

一分以内に、筋肉の正常なコントロールが失われ始める。手と上半身は次第によじれていく。次の五分間で、症状は着実に悪化する。私は、目を皿のように大きく開き、頭を横にねじり、テーブルからおよそ一五センチメートルの位置まで体を丸くして用紙のうえに覆いかぶさる。このときの私はきっと、外からは正常に見えるジキル博士が、皆の目の前でおぞましきハイド氏に変身するかのごとく、神経系の大崩壊を引き起こす寸前に見えただろう。私は、「見て」理解しながら模写するために、線画をじっと見つめる。単純な線や円を規則正しく模写するうちに、動作はどんどん遅くなる。そしてついに、スローモーションビデオを見ているかのような遅さになる。腕、首、顔面、背中および臀部《でんぶ》の筋肉が硬直するにつれ、私の動作は、まったく個々バラバラなものと化す。押さえていた左手がねじれてきたために、用紙はしわくちゃになり始める。課題を終えたときには、私は少しばかり舌足らずな口調で、「さっきも言いましたが、いつもこうなるんです。だから、なるべくこういうことはしないようにしてきました」などと冗談めかして言った。

のちに聞いたところでは、ドナリーは私が作業をしている姿を見て仰天したのだそうだ。そんな光景は一度も見たことがなかったとのこと。その場にいたアシスタントのマラが、救急車を呼ぼうとして、私には見えないよう手で合図してドナリーに確認をとろうとしたが、私が落ち着いて話をしていたので、しばらく待って様子を見ることにしたらしい。

症状は続いていたが、ドナリーは私にもっと単純な課題を与える。それから、紫、マジェンタ、青緑など、さまざまな色のサングラスを試すよう促す。[*1] 意外にも、紫と青緑のサングラスが、私の神経学的な症状の緩和に役立つように感じた。運動協調性とバランスは改善し、テストのストレスによって引き起こされた消耗から少しばかり回復したのだ。彼女は、二つのサングラスを持ち帰るよう勧める。

二時間テストをしているうちに、ドナリーは、とても賢く思いやりがある魅力的な人物であることがわかった。仕事もてきぱきしている。そして神経科学を臨床に応用するのに必要な知識を十二分に持っている。彼女は、私が抱えている問題をあっという間に「把握した」。彼女の仕事のやり方でもっとも際立つのは、患者に細心の注意を払っていることだ。彼女は、相手をじっくりと観察し、必要な質問をして話をよく聞き、よく考えたうえで、脳内で何が起こっているのかを示唆する小さなヒントを発見しようとする。テストの結果はあとで報告するとのことだった。私は彼女に感謝の言葉を述べてから、オフィスを出た。その際、オフィスのドアを通り抜けるのに悪戦苦闘し、奇妙な旋回をしながら階段を上る私の姿を見たドナリーは、またしても「いったいどうなっているの?」とでも言いたげな驚愕の表情を浮かべていた。私は基本的な自己受容感覚を動員することで周囲の様子を「見よう」として、壁にしがみついて頭を横に

*1　これらのサングラスは安価に購入できる。イーベイで「Color Therapy Glasses」とタイプして検索すればよい。ただし、ドナリーの指摘する効用とはまったく関係のない、さまざまな治療効果が書かれているのを読んだ際には、少し注意したほうがよいかもしれない。

傾けながらねじり、視野の一角をじっと見据え、天井や壁からの攻撃を防ごうとするかのごとく両腕を上方に突き出していたのだ。彼女は、単純な診断テストによって私がそのようなひどい状況に陥ったことに驚いていた。私は、「これはいつものことで、万事うまくコントロールできるから、心配ご無用」という主旨のことを言って、彼女を安心させた。

オフィスを出ると、私は落ち着かない気分になる。これまで大勢の医師に診てもらったが、結果はいつも同じだった。その後連絡はなかったのである。診てもらいに行っても、結局適切な治療を受けられなかった。それは重々承知していたが、一抹の希望は抱いていた。その反面、ほぼ一〇年も前から覚悟していたように、自分のよく知る人生はほんとうに終わってしまったという事実に、結局は直面しなければならないのだろうとも、私は思っていた。

あとから考えると、ドナリーのオフィスに行って、自分の認知障害の程度について告白したことは実に気まずかったし、もっとも単純な認知テストさえうまくこなせなかったことは非常に悲しかった。明らかに彼女は思いやりをもって接してくれたのだが、私はまたしても人生の屈辱を味わわされたように感じた。『メメント』を観に行ったときの不快な思い出がよみがえり、陰鬱な気分になった。

三歳になったエリンは、その日はベビーシッターの家にいた。だから、私はすぐには家に帰らず、寄り道をして映画を観に行った。映画館では、大きなスクリーンの上で場面が流れていくのを、じっと座って数時間ただ眺めていただけだった。映画の内容はよく理解できず、音楽、会話、場面が、多感覚のモンタージュを構成しながら私を包み込むにまかせていた。

午後も遅くなってから私は家に帰った。エリンを引き取る前に、数分のあいだ寝室で一休みしていたちょうどそのとき、電話が鳴った。ドナリーだった。信じられないことに、彼女は連絡をくれたのだ。

ドナリー　いったいどこにいたの？　午後に入ってからずっと電話していたのに。

クラーク　すみません。あんな状態の自分を見られて気が動転していたんです。だから映画を観に行っていました。

ドナリー　治療に関して、私には考えがあります。何とかなるでしょう。手をこまねいて見ているわけにはいきません。必ず治療できるはずです。

クラーク　何ですって？（私はしばらく口がきけなくなる。彼女の言葉がよく理解できなかったのだ）どう答えたものかよくわかりません。……よく意味がわからないんですが。

ドナリー　どうして？　何を言いたいんですか？

クラーク　過去八年間さまざまな医師に会ってきました。でも、診察したあとで連絡をくれた医師は、一人もいませんでした。

ドナリー　（私の驚いた様子を無視して）私は違います。治療の方法もわかっています。一つ知りたいのは、あんな状態でどうして仕事ができるのですか？　私には、あなたの脳がどんな状態にあるのかがわかります。その種の脳の障害を抱えたまま仕事を続けることはできません。特にその仕事というのが、大学教授であれば。

クラーク　正直に言えば、簡単なことではありません。

ドナリー　わかりました！　あ、な、た、は決して、あ、き、ら、め、な、い、タ、イ、プ、でしょう。絶対に。そうでしょ？

クラーク　（少し考えて）うーん。そうです。それが私です。

ドナリー　絶対に！　絶対に！　絶対に！

二人で笑い合う。

ドナリー　何とか、治療できます。何から始めればよいか、私にはわかっています。次にいつ来られますか？

ドナリー・マーカス博士の言ったことは正しかった。彼女は何をすべきかを確かに知っていた。この会話は、私をもとの生活に戻してくれる、脳の可塑性の奇跡の始まりだったのだ。そしてこの奇跡は、まさしく私の目の前で起こった。

脳メガネ

ドナリーの計画には、彼女の同僚、デボラ・ゼリンスキーとの連携が含まれていた。ゼリンスキーは、ニューロオプトメトリック・リハビリテーションを重視する検眼医である。ドナリーによれば、「私のオフィスに通うだけでも治療は可能だけど、あなたの場合には、デビーに治療に参加してもらえば、もっと早く治るはずです。彼女のところへ行って、指示に従うようにしてください」とのことだった。

そこで私はその翌週、デボラ・ゼリンスキー博士[*2]に初めて会いに行った。ゼリンスキー博士（今後は普段呼ばれているように単に「ゼリンスキー」と記す。これは「バッハ」「アインシュタイン」と呼ぶのと同様、彼女の独自性に敬意を表してのことでもある）は、臨床に従事するとても革新的な神経科学者で、おもに網膜を通る光を調節することで脳にアクセスする手法を用いる。ノースウェスタン大学元教授（数学専攻）やコールデコット賞受賞者（すぐれた絵本に与えられる賞）を含む学問一家出身のゼリンスキーは、ヨーロッパのさまざまな

＊2　彼女は次のような肩書きを持つ。Optometry Doctor; Fellow, Neuro-Optometric Rehabilitation Association; Fellow, College of Visual Department.

国で自分のテクニックについて講演する、あるいは科学に関するセッションに参加したり、ときにはそれを主催したりするなど、定期的に学問的な活動を行なっている。また、二〇一三年には、ニューロオプトメトリック・リハビリテーション関連の賞（Neuro-Optometric Rehabilitation Association Founding Fathers Awards）を受賞した実績を持つ。ちなみに一九九七年には、著名な神経科学者V・S・ラマチャンドランが、この賞を受賞している。彼女は、目の不自由な人、自閉症者、発達障害を持つ人、脳に外傷を受けた人、学習障害を持つ子どもなどを対象に治療を行なっている。さらには、脳の損傷が関わる裁判で、専門家の証人として出廷することもある。

ゼリンスキーは、シカゴ北部で「マインドアイ・コネクション」と呼ばれる機関を運営し、世界各国に講演に出かけていないときには、神経発生に関する知識に基づく、リハビリテーションの技法を駆使する検眼医として患者の治療に従事している。確かに彼女は有能な開業検眼医でもあり、患者にメガネを処方することを仕事にしているが、彼女の治療のおもな焦点が、視覚システムと脳の機能の相互作用、および人間を人間たらしめている高次の脳の処理と視空間機能の統合の理解に置かれていることは、会ってすぐに明らかになった。

マインドアイ・コネクションのオフィスに初めて入ったとき、和気あいあいとした喧騒に満ちていると、私は感じた。ゼリンスキーのオフィスと研究室は、地元のみならず全国の人々、さらには国際的な人々によって構成されるネットワークの情報センターとして機能し、そこでは臨床的な脳科学をめぐって自由な交流が繰り広げられている。私が最初に訪ねた折には、待合室にはメガネを受け取りに来た地元の高校生が座り、展示コーナーではオハイオ州在住の発達障害を抱えた小学三年生がメガネを試し、検査室からはそれまでカリフォルニア州出身の優秀な検眼医見習い《インターン》二人と話をしていた、神経科学を専攻するヨーロッパの大学教授が出てきた。

受付には、ゼリンスキーが翌週に行なう予定になっていた研究プレゼンテーションに関するメモと、ネジの交換が必要なメガネが置かれていた。受付係は、ゼリンスキーの多忙なスケジュールの合間に、自分の子どもの治療時間を確保しようと食い下がるテキサス州在住の保護者と電話で話していた。そして受付係のもう一方の手には、その年の後半に実施する予定になっていたヨーロッパ講演旅行のための旅行案内が握られていた。

やがて別の検査室から、患者のカルテを抱えたゼリンスキーその人が出てくる。彼女は、くだんの神経科学者と学問的な会話を再開したかと思うと、すぐに展示コーナーに行き、そこにいた小学三年生に微笑みかけ、彼女のメガネの選択をほめる。それから私のところにやってきてあいさつし、アシスタントのマーサの手に私を委ねる。

その日は三時間ほどかけて、テストと診断面接を、他の患者とかわるがわる行なった。最初はマーサが、それからゼリンスキー自身が担当した。[*3] 後半は、ゼリンスキーの検査室でフォロプター（患者の顔に合わせながら、レンズを入れ替えていくことのできる検眼装置）を用いたテストを行なう。そのあいだ彼女は、しきりにノートをとりながら、すでに行なったテストの結果を参照しつつ、さまざまな組み合わせのレンズを試し

＊3　ニューロオプトメトリック・リハビリテーションを重視する検眼医の最初の診察は、さまざまなテストを行なうために、一時間半から三時間かかるのが普通である。

ていた。

ゼリンスキーの説明によれば、プリズムを組み込んだ特別なメガネを私のために処方するとのことだった。このメガネは、普通のメガネのように視力を矯正するわけではなく、読書には何の役にも立たない。このメガネをかけたまま車を運転してはならない。それを除けば、私の脳を望ましい方向へと導きたいので、できる限りこのメガネをかけていてほしいと、彼女は言う。当然ながら、回復には自らの努力が求められる。彼女が言うには「変わるのは、そう簡単なことではありません」。

私は、彼女と相談するために症状の詳細な一覧を準備していた。ドナリーに促されたこともあり、脳に特定のストレスを受けると体がよじれ、手足が左右に震える「視覚脳の発作」をとりわけ入念に検査したかった。ゼリンスキーは辛抱強く私の相手をしていたが、そろそろ次の患者に移らねばと感じていたようだ。「症状の一覧は、あなたがマーサとテストしていたときに読みました。それについて話し合う必要はありません。あなたの問題はもうわかっています」と彼女は言う。それを聞いた私は、少し驚いた。さらに彼女は、「治療方法もわかっています」とつけ加えたあと、微笑みながら私に会釈し、次の患者に対応するために歩み去っていった。

事実、彼女は治療方法を知っていた。

数日後、私は最初の「脳メガネ」を手にした。なお、私はそれを「フェーズIメガネ」と呼ぶ。その後数日のうちに、私の認知機能は劇的に、いや驚異的に改善し、八年ぶりに真の人間に戻ったように感じ始めた。この新しいメガネは、ドナリーと始めた作業と相まって、著しい効果をもたらしたのだ。重要な指摘をしておくと、変化は疲労と困難をともなったが、正しいものだと感じられた。

目の背後の音楽

同時に続けていたドナリーの治療を背景に、ゼリンスキーは、一〇日という短期間のうちに、何人かのシカゴの第一線の神経科医と、著名なリハビリセンターが不可能と見なしたことを、つまり私が抱えている症状の回復を、面談とメガネだけで達成したのである。

当然ながら劇的な効果に私は驚嘆の念を禁じ得なかったが、ゼリンスキーはそれを当然のことと見なしていた。もちろん、彼女は私の症状の改善を喜びはしたが、同様なケースをこれまで何度も見てきた彼女にしてみれば、こうなるのはわかり切ったことだったのだ。彼女はプロとして、自分の治療を完璧に理解していた。彼女にとって、症状の改善は当然のことだった。

私の手元には、最初のメガネを受け取ってから二週間後にゼリンスキーに送った手紙の写しが残っている。その抜粋を読むと、私の脳が再構成し始めた、この特筆すべき時期の経緯がよく理解できるので、以下に取り上げる。

クラーク・エリオット

（……）

イリノイ州エバンストンにて

二〇〇八年二月二八日

親愛なるゼリンスキー博士
以下に「非常に奇妙」なできごとについて補足しておきます。（……）私は、オフィスでお会いしたときには、これらの症状について話さないほうがよいと考えていました。というのも、とても奇妙なできごとで、説明しきれないと思ったからです。

しかし、火曜日に目を閉じていくつかのメガネを試してみるよう言われたことと、網膜の非視覚的な処理が関係する「盲視」現象について少し話し合ったことを思い出し、この情報をお伝えしたほうがよいと考え直しました。私の頭がおかしくなったわけではないことを理解して頂けると思います。

およそ一〇日間のメガネの着用と一致して、二つのさらなる大きな変化が現れました。けれども、それらはいずれも聴覚に関連しています。

最初に背景を説明する必要があります。ＡＩの教授になる前、私はイーストマン音楽学校に通い、さらにジュリアード音楽院の定時制の学生として指揮とトランペットの演奏を学びました。どちらの学校でも、私は演奏家としての才能にはもっとも恵まれない学生の一人でしたが、「音」に対する例外的に鋭敏な感覚を持つ学生として知られていました。だから、コンサートを前にした演奏家が私を呼んで、ホールやサウンドステージの音響調節を手伝わせるのがつねでした。

私は、この感覚をさらに研ぎ澄ますために音楽学校を退学し、一年以上にわたり一日におよそ八時間、ピアノを使って最初は一音、やがて二和音、三和音と個々の音を聴きました。それから音楽、とりわけ楽音を、事故後の数年間を除き三〇年にわたり研究し続けてきました。

ここからは先週の話になります。

奇妙な点その1

私は通常目を閉じて音楽を聴いています。先週になって、奇妙な現象が起こり始めたのに気づきました。メガネをはずし、目を閉じていると、四メートルほど前に置かれたステレオスピーカーからやって来る音は、私の目のすぐうしろを基点とする、角度およそ五〇度の想像上の「聴覚空間《ヒアリングスケープ》」の内部に限定されて聞こえてきます。これは「普通」です。

ところが、目を閉じたまま新しいメガネをかけると、音源はすぐに三メートルほど接近し、*4 さらに劇的なことに、「ヒアリングスケープ」のなす角度は、一八〇度に変わりました。つまり、目のすぐうしろから左右両側へ引いた直線の前方に位置する空間のすべてが「ヒアリングスケープ」の範囲に入ったのです。

私のような鋭敏な耳を持つ者にとって、この違いは決して小さなことではありません。

聴覚が異なるとはどういう意味でしょうか？　少し説明しにくいのですが、私は、自分が音を「見ている」ことをつねに知っていたと思います。つまり音を聴いてはいても、視覚的なシンボルとして表象していることを。私は集中して聴いているときには目を閉じていますが、いわば耳を通して視覚

*4　つまり、実際に演奏者から三メートルほど近くに座っているかのように聞こえた。そして音は前方にあるというより、私を包み込むように感じられた。

的に音を聴いているのです。

メガネをかけていると、音の意味を処理する空間が三倍以上に広がります。しかしそれは、「三倍」の増加という表現では言い尽くせない、もっと深遠な感覚を含んでいます。たとえば音楽を聴くとき、私は「聴覚プロセスの中間結果」と自分が呼ぶものを蓄えるために、ワーキングメモリを最大限に利用しています。聴覚情報を「保持」し「見る」ことのできる、この一時的な空間が三倍に増大すると、桁《けた》違いに複雑な音を処理できるようになります。

その結果、量的というよりも質的な側面で、聴覚の深さの劇的な増大がもたらされるのです。（通常より一二〇度広い）一八〇度の「ヒアリングスケープ」は、おもに水平方向に広がっていますが、それより程度は小さいながら垂直方向にも展開しています。

奇妙な点その2

重度の外傷性脳損傷（TBI）を抱えた人と会ったときに、ただちに同意する自己理解の一つに、「私はもはや人間ではない」というものがあります。私の例で言えば、「自分は人間もどきで非常に重要な何かを欠いているが、誰もそれに気づかないよう真の人間のふりをしている」という感覚を持っています。いわば知らないうちに謎のロボトミー手術を受けたかのように感じているのです。先週の中頃から、この問題が改善されつつあることに気づき始めました。昔の友人、かつての真の私の影《ゴースト》が、私をつけまわすようになったのです。

理由は特にありませんが、「その私」は、「一八〇度のヒアリングスケープ」と強く関連しているのではないかと思っています。つまりそれは、貧困化した心のサウンドスケープのなかでは生きていけないから、これまでどこか別の場所に去っていたのだと思います。しかし今や、少なくとも一時的に、かつての私を垣間見られる程度にまで、「ヒアリングスケープ」が回復したのです。

私たちは、心の魔法の目を通して、周囲の豊かな世界の深奥を聴いているのです。

今後もよろしくお願いします。

クラーク

私の影

実を言えば、この手紙は私の経験したことのすべてを書き尽くしてはいない。というのも、頭がおかしくなったと思われたくなかったからだ。必要なデータはゼリンスキーに渡す必要があるとは思っていたが、言い過ぎないようにしたかった。

以下に手紙には書かなかった部分を紹介する。

聴覚の違いは特筆に値する。

私は、真正の「オーディオマニア」だ。わが家のステレオシステムを、すぐれた楽器だと考えているくらいなのだから。このステレオシステムは、特殊な銀線、一九五〇年代後半にイングランドで製造された真空管、そして世界中のサプライヤーから取り寄せた抵抗器やコンデンサを使って、ある孤高の天才と二〇年にわたり協力し合いながら構築してきたものだ。自家製のスピーカーは、特定の音が出るように何十回と組み立て直してきた。私はこのステレオシステムから流れてくる音楽を、音楽愛好家が、ストラディバリウスを手にした名バイオリニストが演奏するブラームスのバイオリン曲にじっと聴き入るかのように聴く。

わが家のステレオシステムが「はまった」とき、装置に関するすべての思考は消失する。システムが再生する演奏以外の事象に注意を向けることは不可能になる。そしてそのとき、システムが正しく機能しているいることがわかる。その意味では、私はCDから出力される、リズムが感じられず粗く平板な音にまったく我慢がならない。だからビニール製のレコードしか聴かない。

メガネを手にしてから一週間が経過したある晩、時間に余裕ができたので、私はレコードをかけて椅子に座り、目を閉じて音の流れに身をゆだねていた。

最初の数小節を聴いたところで、あまりにもびっくりして椅子から立ち上がった。何が起こっているのか？　私は、わが家のステレオシステムに精通している。演奏にも。集中して細部の音に注意深く聴き入れば、小さな変化にもすぐに気づく。しかしたった今聴いている音には覚えがない。これほど首尾一貫した音は、ここ何年も聴いたことがなかった。とても信じられない。音の安定性に影響を及ぼす可能性のあるComEd〔コモンウェルス・エジソン。シカゴ地区に電力を供給している〕からの電力の質に、何らかの大きな変化が生じたのではないかと、私は疑う。装置をチェックしてみたが、いつもと何も変わらない。

私は座りなおして目を閉じ、至福を感じながら徹底的に音楽を楽しむ。信じられないほどの音の首尾一貫性を感じ、また、心の内部の視空間的、象徴的な視野のもとで、自分がきわめて複雑な音の関係性を把握できることを知って驚く。たとえば、飛び跳ねるように下降する主旋律を相殺する、低音楽器のリズムの引き《プル》（伸び《ストレッチング》）を感じ、「見る」ことができた。

しばらくしてから、もっとリラックスして音楽を楽しもうと思い、目を閉じたままメガネをはずす。するとたちまち、この内的視野は失われる。音のマジックは消失し、音楽の光景は過去の記憶と化してしまったのだ。その代わりに私は、不透明なメガネを通して外側から世界を覗《のぞ》き込む傍観者に戻ってしまった。

私は目を閉じてメガネをかけ直す。すると私の心のなかに、この世のものとは思えない音楽の光景が再び「聞こえる」。私は驚愕し、それから科学的な好奇心が芽生えてくるのを感じる。目を閉じているにもかかわらず、メガネをかけると聴覚が劇的に変化するのはなぜだろうか？

メガネをかけていると、私の脳のシステムは、心の内部の広大な視覚的キャンバスの上で、思考のシンボルの操作を可能にするある種の「焦点」へと収斂《しゅうれん》する。ワーキングメモリ、もしくはそれに対するアクセスの効率があがり、何倍も複雑な認知的推論が可能になる。心の作業空間が拡大し、頭部の前方および側方に位置する一八〇度の空間全体を、音楽の視覚化のために余すところなく使える。

メガネをかけるようになってから二週間が経つと、私は誰かがあとをつけているような感覚を覚え始める。それが誰であれ、最初は、私の後方およそ六メートル、肩の右側数十センチメートルあたりのところをつけていた。それから日ごとに、この人物（あるいはもの、ゴースト、影のような存在）は、少しずつ私に近づいてきたが、つねに私の後方、肩の右側あたりの位置にいた。振り向くと、この影は私の背後に回り込み、右肩越しに一目見ようとすると、周辺視野の外へと逃げ去った。

かくして実体を直接見ることはなかったが、私はそれが自分とほぼ同じ身長であるという奇異な「感覚」を覚えた。ただし、感覚能力を備えた存在との遭遇というより、私を取り巻くヒアリングスケープ内で、自分が世界を「感じ」、聴くあり方の、顕著な変化としてとらえたほうが妥当であろう。

これは不気味な体験であった。当時の私は、「ついに自分は認知障害から精神障害の領域へと移行してしまったのだろうか?」「もしかすると統合失調症のような重度の精神病のきざしが見え始めたのではないか?」と疑ったものだった。

しかしそれとともに、このまったく奇妙な体験を経るあいだ、四六時中警戒する必要はないという健全な感覚も芽生えていた。私はやがて、この謎の存在が私をつけまわすのに慣れ、ほとんど仲間であるかのように感じ始めた。たとえて言えば、コンラッドの「秘密の共有者〔『The Secret Sharer』はイギリスの小説家ジョセフ・コンラッドの短編小説〕」といったところだ(ただし、この実体は口をきかなかったが)。

当時は、目覚めていれば、私はこの不思議な存在をつねに感じていた。日ごとに、そしてたった一日でも、背後についたままゆっくりと少しずつ私に近づいてくるのを感じた。

この奇妙な感覚を除くと、私の状態は、他のさまざまな側面で顕著な改善を見た。たとえば、思考は明晰になり、壁にしがみつかずに廊下を歩け、短期間ながら吐き気を催さずに思考でき、講義のあとでも研究室のドアの鍵を開けられるようになった。これらは、もう何年もうまくできなかったことだ。また、たいがい人の話にリアルタイムでついていけるようになった。

ある日の夕方、講義が終わったあと、私は廊下を歩いて研究室に戻ろうとしていた。そのときには、影は依然として私の背後、右肩側にいたが、間近まで迫っていた。

ただちに私は、何が起こっているのかを悟った。影は私自身だったのだ。それは、窓から差し込んでくる太陽の光を浴びて座り、おもちゃのコンクリートミキサーを眺めながら、太陽光線を用いて生まれて初めて角度の概念を形成しつつあった三歳の頃の私であった。それはまた、自転車に乗ってカリフォルニア大学に行き、数学と物理学を学んでいた一一歳の頃の私でもあった。そしてイーストマン音楽学校に通い、何年も音楽を教えてきた私でもあり、働きながら子どもを育て博士号を取得した私でもあった。さらに重要なことに、音楽の繊細さを深く情熱的に感じ取っていた私でもあり、神に語りかけていた私でもあり、さらには思考し感じることのできる私でもあったのだ。

私は、感動的な気分に圧倒された。この私が好きだった。今やその彼が、八年間の追放を経て戻ってきたのだ。私は研究室に入り、たった今起こっていることに驚嘆の念を覚えた。興奮で震え、顔全体でとめどなく笑い、抑えきれない純粋な喜びに浸って涙が机にこぼれ落ちた。

その翌日には、影は右肩の背後から私の内部に入った。私は、長い年月を得てようやく、自分自身を再統合しつつあった。ついに真の私、複雑な私を支えられるだけの脳の力がよみがえり、再び自分の目で世界を見、自分の耳で聞き、自己のパーソナリティーというプリズムを通して世界の意味を把握できるようになったのだ。こうして私は、再び人間に戻ることができた。

第4部　脳の可塑性の科学

それはいかに起こったのか

あっという間のできごとだったので、何が起こったのかが私にはわからなかったほどだ。適応する時間はなかった。まばたきをした瞬間に、八年の夢から覚めたようなものだった。ヘザーがドナリー・マークスについて耳にしてからまだ一か月も経っていなかった。ドナリーとゼリンスキーの治療が効果を発揮したことに、私は驚嘆した。事故後に受けたいかなる治療も、まったく効果がなかったからだ。「魔法のメガネ」をかけ、ドットパズルを解き、そして二週間以内に改善が見られたのである。

二人に会う前は、私は自分には奇跡に思われる治療の基盤をなす科学的な手法を調査する努力を怠っていた。しかし霧がひとたび晴れ、見かけは普通の生活に戻れるようになると、大学教授としての好奇心がうずき始めた。他の治療がすべて失敗したのに、二人の治療はなぜ効果を発揮し得たのだろうか？

次の六か月間、私の状態は改善し続けた。そのあいだ私は、ドナリーから与えられたむずかしい課題を懸命に遂行し、ゼリンスキーが処方するメガネは、フェーズⅡ、そしてフェーズⅢメガネへと移行した。さらに一年後には、フェーズⅣ、Ⅴ、Ⅵメガネをかけるようになっていった。治療が始まって以来、最初の数週間で、私の状況は大幅に改善したが、完全な回復にはまだ時間が必要だった。

改善のプロセスを理解するには、その背後にある瞠目《どうもく》すべき科学を、最初の数週間からその後の数年間にわたる回復の経過に照らしながら、詳細に検討する必要がある。第4部では、認知再構成法の専門家や、神経発生を考慮に入れたリハビリテーションを重視する検眼医の治療がいかなるものなのかを、それを受けた私の個人的な経験に基づいて注意深く検討する。

ドナリー・マーカスと強い心の設計

ドナリーは二度目のセッションの際、次のように言った。「これから治療に取り掛かります。今後治るまで、治療は話をしながら行ないます。ですが私は、〈トークセラピー〉には何の関心もありません。その代わり、神経科学的な原理に基づいて、脳の認知的な側面を再構築することに焦点を置きます。私の研究と訓練は、厳密に認知心理学者としてのもので、臨床的なものではありません」。

「これから、事故で障害を負った認知の基本機能を回復するために、それ専用に開発された一連の演習を行ないます。一からやり直すのです。演習は徐々にむずかしくなっていきます」。

私は再び、彼女の地下のオフィスで、パズルが詰め込まれた無数の引き出しに囲まれていることに気づいた。さっそく私たちは、彼女が考案した計画の実践に取り掛かった。

彼女は、「まずあなたの履歴を精査する必要があります。そして、もとから何らかの認知的な弱点を抱えていなかったかどうかを調査します。たとえば秩序を保てない、規則を守れない、細部にこだわって大局が見えない、などです。そのような既存の弱点は、TBIによる影響を受けて拡大されやすいものです」と言う。

私の家族の履歴には、長らく診断未確定ではあったが、注意欠陥障害（ADD）の兆候が顕著に認められること、また、日常生活ではうまく抑えていたとはいえ、私にも注意力に問題をきたす傾向があることにドナリーは注目した。彼女はこの情報と、一連のテストの結果を参照して、私に合った演習を組んだ。「長所も考慮しなければなりません。私がこれまで診てきた人々の多くと同様、あなたはとても知能が高く、著名な大学の博士号も持っています。これは今後の治療の基準《ベースライン》を設定する際に重要になります。あなたにとっての〈正常な〉機能とは、一般に言う〈正常〉とは違います。だからそれに合わせなければなりません」とドナリーは言う。

それからドナリーは、三〇分前に私が描いた線画を取り出し、テーブルの上に置く。この課題は、オフィスに着いてすぐ与えられたもので、最初の訪問のときに種々のトラブルを引き起こしたもの（図3参照）と類似してはいるが、今回は何本かのカラーマーカーを使って書き写した。課題は何セクションかに区切られていて、あらかじめ決められている順序に従いながら、特定のタイミングでマーカーをとり替えていった。このような手順をとることで、最終結果のみならず、私が課題をどのように遂行したかがわかる。

彼女は、私が最初のカラーマーカーで書き写した大きな図形を指しながら、次のようにコメントする。「治療するには、認知の構成を考慮に入れる必要があります。この線画をもとに、あなたの思考スタイルを考えてみましょう。あなたは、これらの大きな図形に焦点を絞り、それらをつないで大きな構図、つまり概略をまず形作ってから、次に細部を埋めています。ということは、あなたはこの種の課題を、ただちに概念の集合としてとらえているのです。他の人たちは、まず細部に焦点を絞り、小さな図形から書き写し始めるのが普通です。その人の職業や性格によって、スタイルは大きく異なります。たとえば管理者は、大きな構図にまず焦点を置き、細部にはほとんど注意を払いません」。

「私はあなたや他のクライアントを生徒と見なしています。認知の基礎から始め、学習の方法をあなたの脳に教え込む予定です」。

「治療はいくつかのレベルから成り立っています。たとえばあなたのケースでは、事故で損傷した視覚皮質への神経結合を修復することがとても大切です。それから内的なメタ対話（人間を他の動物から区別する、絶えず進行する思考の対話）が適切なレベルで機能するよう調節するための課題を行ないます。もともと注意力に問題を抱える傾向があった点を考え、新たな状況のもとで、どのような認知の規則をいつ適用すべきかについても検討します。そしてそれが確定したら、それに従えるよう一歩ずつ学習していきます」。

それから彼女は、引き出しからいくつかのサンプルパズルを取り出し、私がそれを解いているあいだ、私の目の向き、運動協調性、私のした選択を念入りに観察し、快／不快のレベルを尋ねる。そして最後に、当初の予定を少し変更し、次のセッションまでの宿題として、パズルやその他の課題が印刷された紙の束を私に手渡し、パズルの解き方を注意深く指示した。

私がオフィスを後にしようとすると、ドナリーは、「クラークさん、これから二人であなたの問題を解決しましょう」と言った。

二〇〇八年六月まで、私は二週間ごとに規則正しくドナリーのオフィスに通った。こうして最初の六か月間で合計九回通い、一年後にはフォローアップを行なった。日々の宿題が課され、その成果を次のセッションにまとめて持っていき精査してもらった。

このドナリーとの「脳のレッスン」では、印刷された課題シートをホッチキスで綴《と》じて束にしたものを渡され、つねに鉛筆で回答した。脳が日常生活に支障をきたすほど消耗しない限り、かくして与えられた課題をほぼ毎日遂行した。

手順はつねに同じで、まず指示をよく読み、課題に集中し、定められた目標を達成する。そしてそれを何度も繰り返す。注意、意図、反復練習は、ドナリーが唱えるマントラだ。ごく単純な課題から始め、それが完了すれば、徐々にむずかしい課題に移っていく。つまり足場をしっかりと確立しながら、次第により困難な課題に挑戦していくのである。

あるセッションでドナリーが語ったところでは、「紙と鉛筆を使った課題によって経験を積み、それとともに問題解決のテクニックも学べます。それはパズルを何度も解くことで内面化され、他の認知の問題にも一般化して適用できるようになるはずです」とのことだった。

ドナリーは、私の状態に合わせて毎週注意深く課題を作成し、つねに計画を微調整する準備ができていた。私は、このような治療をそれまでにどれくらい行なってきたのかを訊いてみた。

ドナリーは少し考えながら、「おそらく五〇人くらい、ＴＢＩを抱えた生徒を診てきたはずです。その他にも、原因不明の脳の問題に苦しむ数百人を診てきました」と答えた。

そこで私は、「デポール大学の学生の何人かは、学習に関して何らかの問題を抱えています。彼らと話す際、私は、それらの問題が子どもの頃に経験したあと長く忘れられているか、診断未確定の脳震盪が原

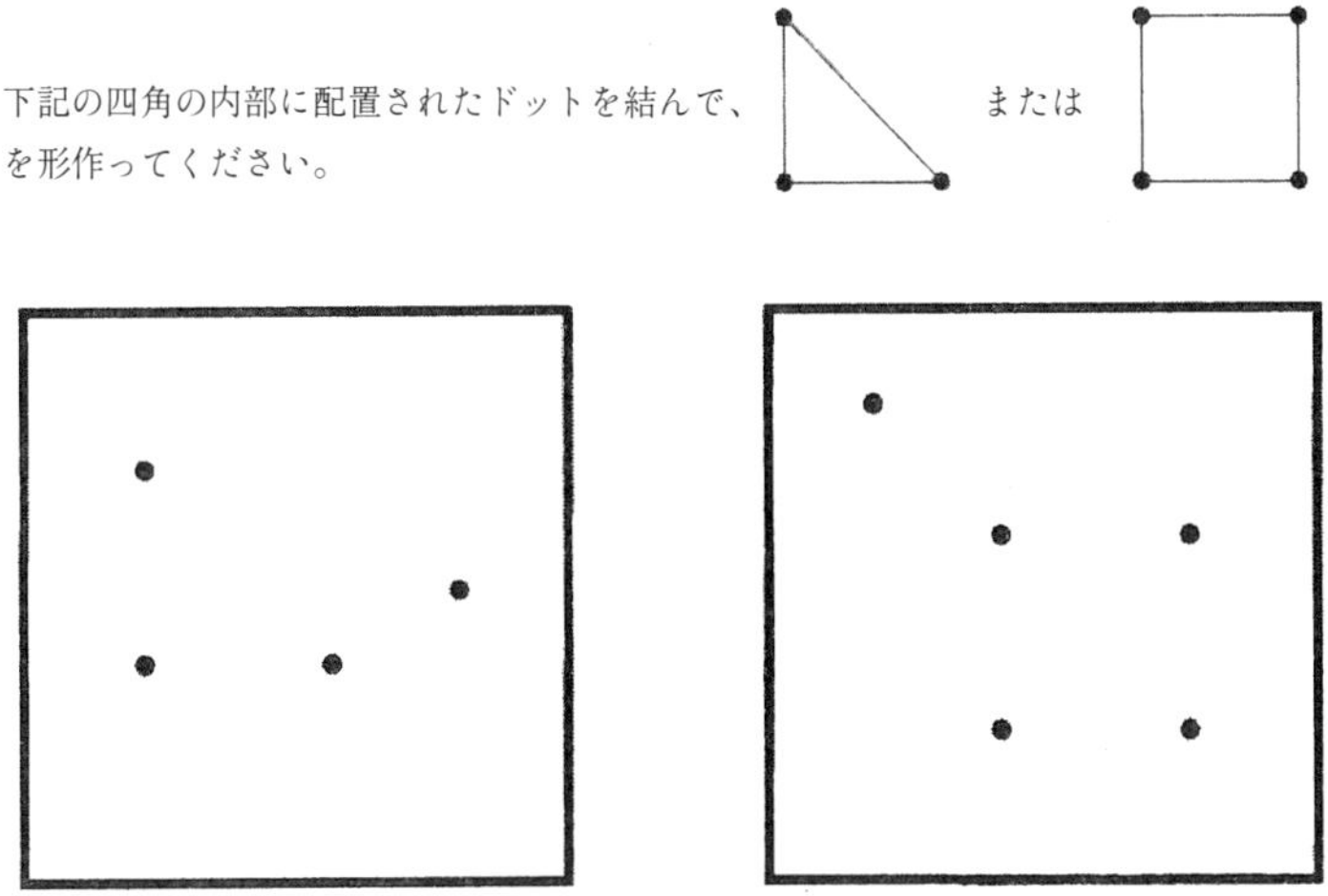
下記の四角の内部に配置されたドットを結んで、
または
を形作ってください。

図4　単純なドット図形

因である可能性はないのかどうかを尋ねるようにしています」と言った。

ドナリーによれば、「その可能性はつねに考えておくべきです」とのことだった。

認知のジオメトリー

ドナリーとのセッションでは、三角形、正方形、台形など、頂点にドットが打たれた二次元図形が描かれたページをまず見た。それに続くページには、ドット、および部分的に線が引かれたドットが描かれており、私は、最初のページで見た図形と同じものを、足りない線をつけ加えて復元しなければならなかった（図4参照）。

この課題は、ごく単純なものから始まったが、複数の図形が重なる、あるいは隠れた図形を特定するヒントが減るなどして、次第にむずかしくなっていった（図5参照）。ドナリーは次のように説明する。

「あなたはここ八年間、いわば足を骨折したままマラソンに参加しようとしてきたのです。それでは治るはずがありません。私たちはこれからゴールを目指しますが、それにはまず一歩ずつ治療のプロセスを進めていかなければなりません。これから行なう最初のドット課題では、ギプスをはめたまま病院のベッドに横たわっている状態にあるあなたを、つま先が動かせるように導きます。痛みを感じずにつま先を動かせるようになったら、次はどうすればベッドの上に起き上がれるようになるかを学びます。松葉杖はまだまだ先の話です」。

数か月後、私は何ページにもわたる三次元ドット課題に移った。最初に三次元図形を見せられ、それからそれに基づいて練習課題を遂行しなければならなかった（図6参照）。最初の課題では、ページ上にドットが散りばめられ、いくつかのドットは結ばれていたが（図形の「辺」に相当）、結ばれていないものもあった。課題は次第にむずかしくなり、最終的には、あらかじめ引かれている線がなくなりドットだけになった。

それから私は、矢印、ダイヤモンド、ピラミッド、四角い箱、八角形のバスドラムなどの図形に取り組む。この課題では、まず一つの図形だけが、次に異なる図形が重ならずに、さらには異なる図形が重なって描かれているといった具合に難度が増す。そしてドットが散りばめられたページが何ページも続き、私はそれらのドットをうまく結ばなければならない。最後には、ドットでページが埋め尽くされ、混沌とした状態に見える課題が与えられた。そのなかから二次元および三次元図形を割り出し、鉛筆を使ってすべてのドットを残らず正しく結ばねばならない（図7、8参照。なお、実際に自分で試してみたい読者は、巻末に掲載したフルサイズのパズルを参照されたい）。

宿題の結果をドナリーに見せると、彼女は丹念にすべてのページのあらゆる形状を確認し、私の脳の状

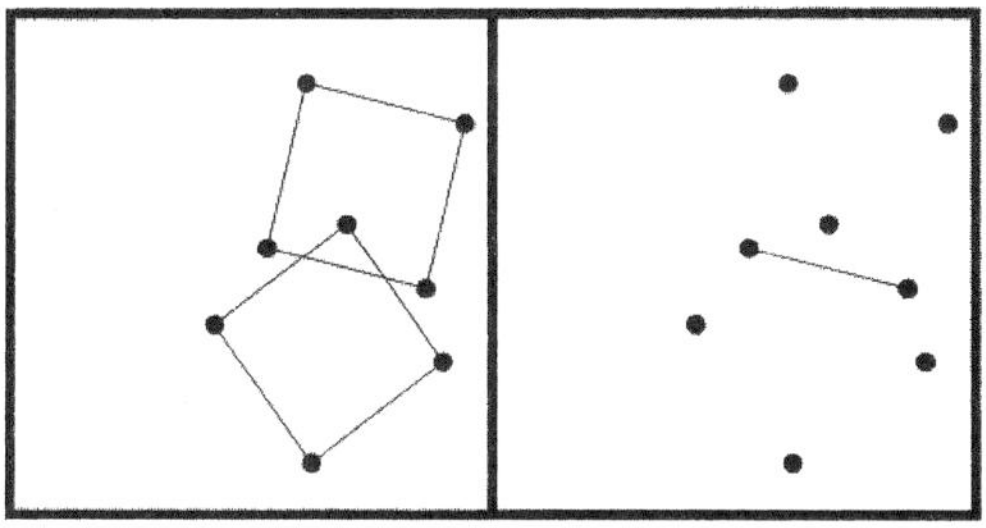

図5　重なりのある単純な図形

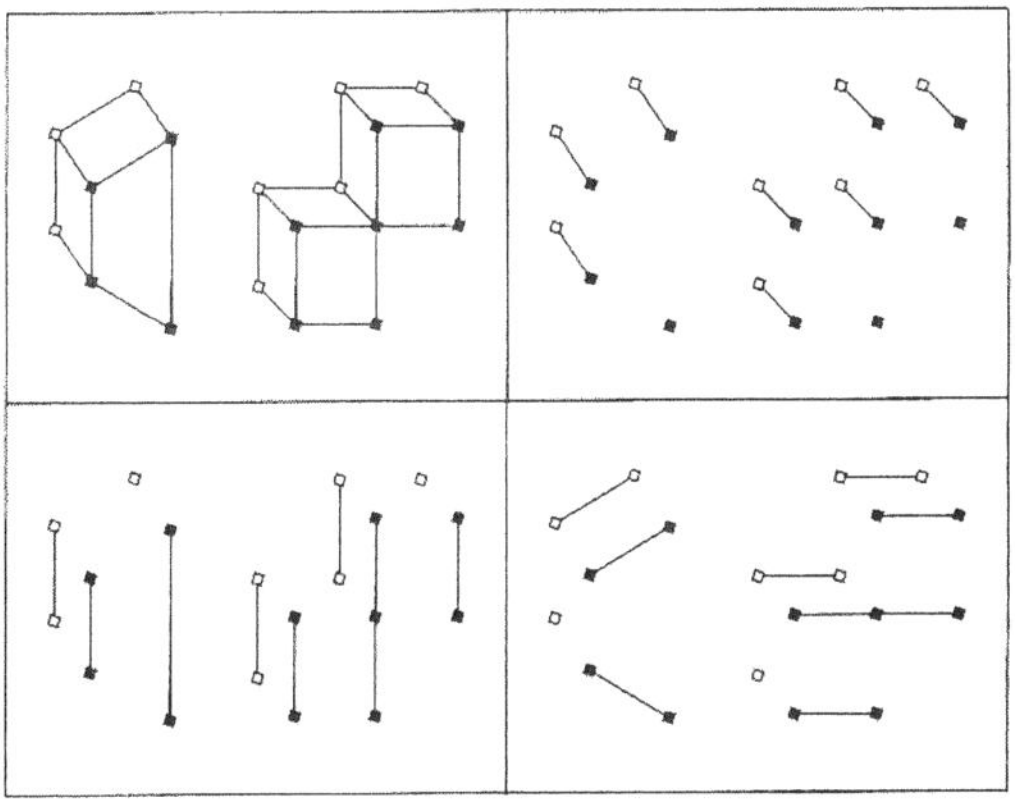

図6　ヒントになる線があらかじめ引かれた三次元図形

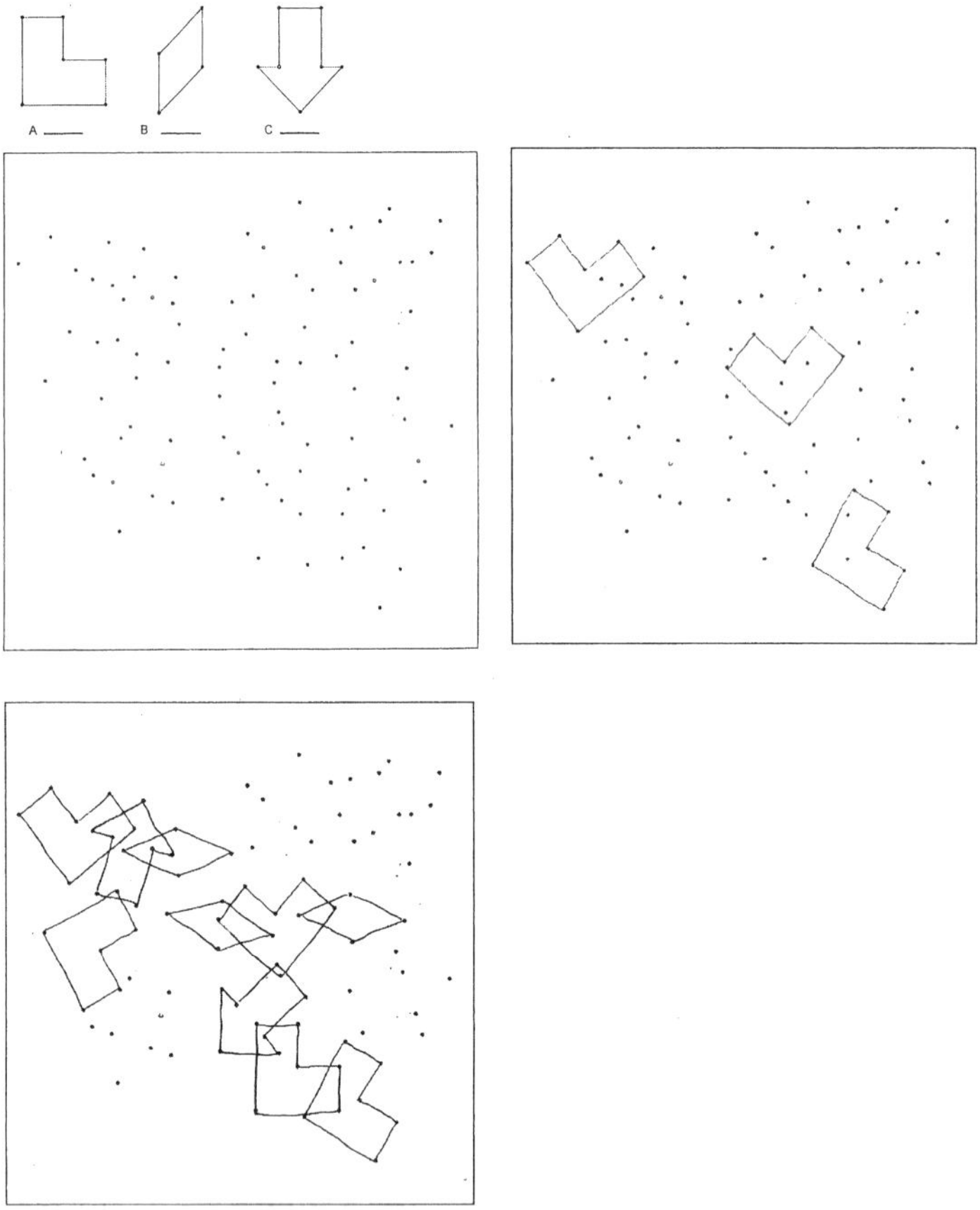

図7　ドットをつないで二次元図形を描き出すパズル

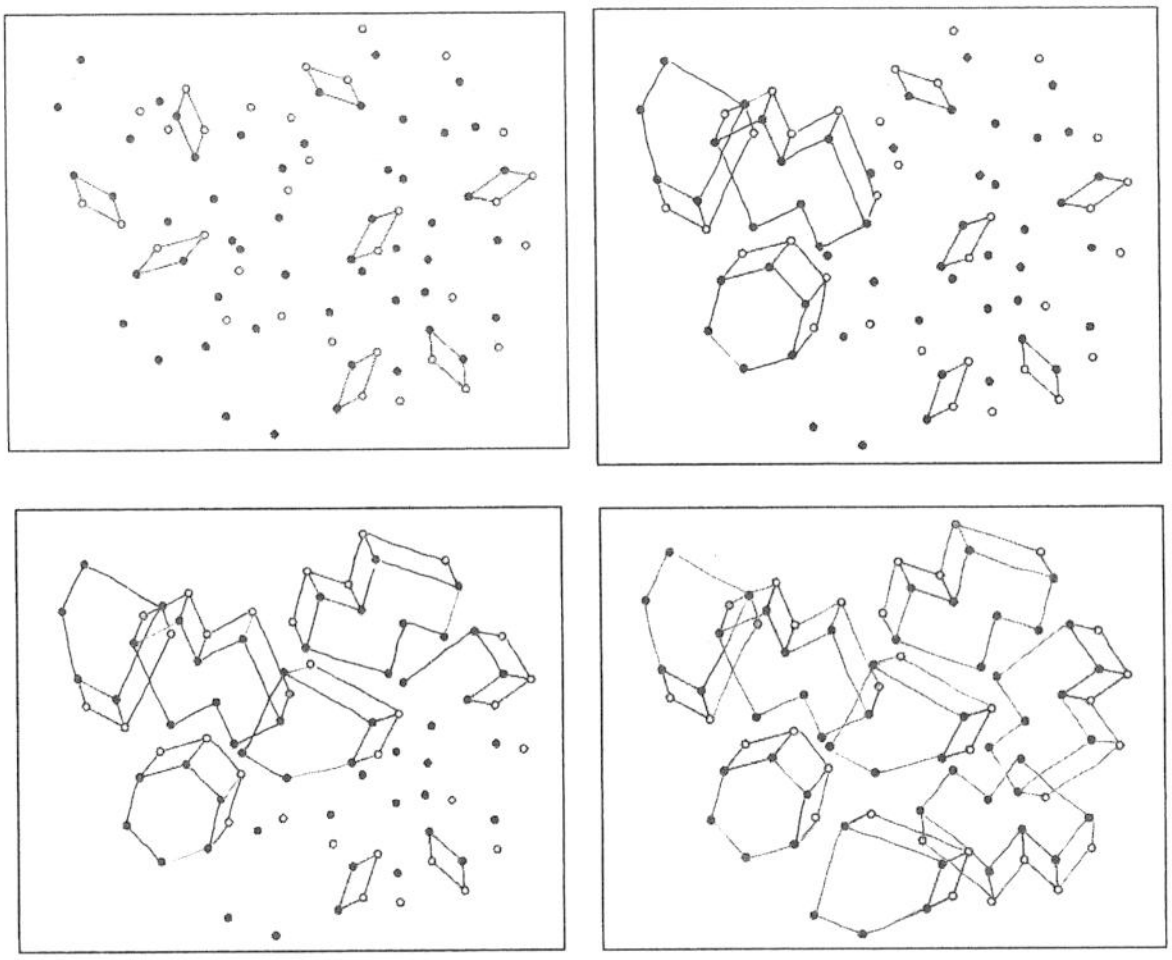

図8　ドットをつないで三次元図形を描き出すパズル

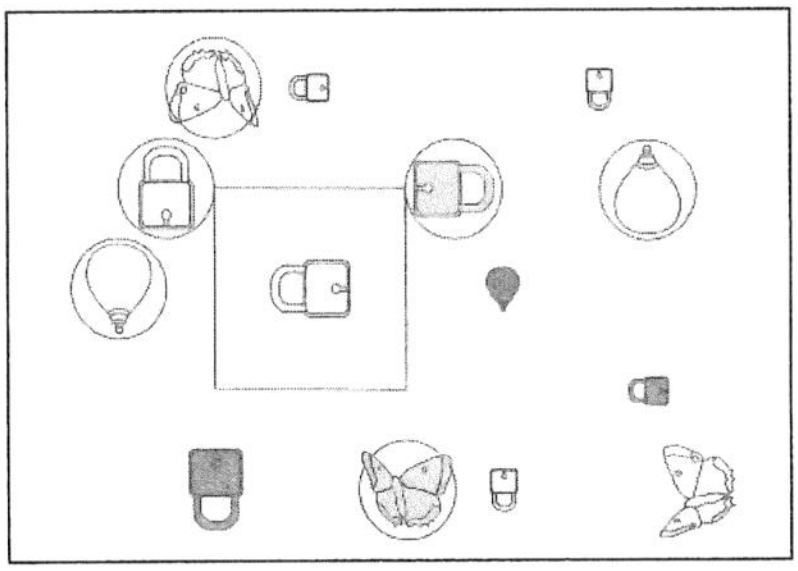

図9　蝶、鍵、風船のルール

態、弱点、宿題に臨む姿勢、手の運動協調性の問題などを示唆する逸脱がわずかでもないかどうかを精査した。

しばらくすると、私たちはドット課題と並行して、風船や蝶などの色のついた単純な物体にルールを正確に適用する課題を始めた。ルールとは、たとえば「このセットに属さない物体を見つけてください」などだ。

一例をあげよう。図9では、四角で囲まれたサンプル図形と同じ色で、かつ形状が異なった図形のすべてが、円で囲まれているか否かを判定しなければならない。(ちなみに答えは「ノー」。色つきの蝶はサンプル図形と同じ色、つまり白ではなく、色つきのカギは同じ色でも異なる形状でもなく、白いカギは異なる形状ではない。したがってこれらは円で囲まれていてはならない。下段右端の白い蝶は条件を満たしているが、円で囲まれていない)[*1]

初めのいくつかの課題では、明示的に指示が与えられたが、難度があがると、サンプル例に基づいて自分でルールを発見し、物体に適用しなければならない。

また、レターサイズ用紙に描かれた、平行線、対角線、円、三角形を含む抽象的な線画(図3のような線画)の書き写しや、他のさまざまなパズルを数多くこなした。

むずかしい幾何学パズルでは、等式における複数項間での足し算や引き算を行なわなければならない(図10参照)。等式は徐々にむずかしくなり、演算項も次第に増えていく。

また、複数の図形が重なる図が与えられ、誤って結ばれている線をチェックしてエラーを取り除くというパズルもある(図11参照)。

いずれのパズルも、階層的、組織的に構成され、特定の認知の弱点に対処して、種々の基本的な認知力

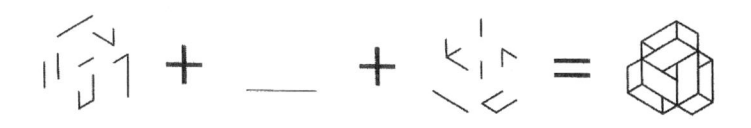

以下のなかから最適なパターンを選んで下線部を埋め、
「等式」を完成させてください。

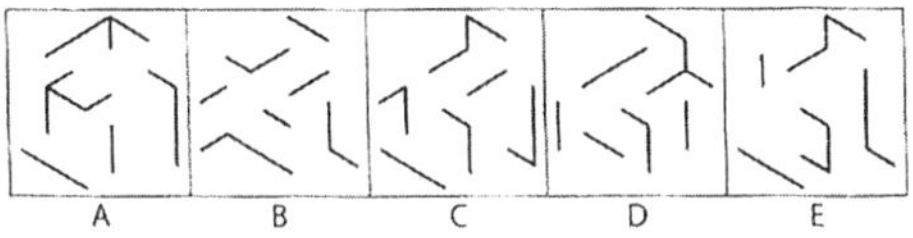

図 10　図形による等式

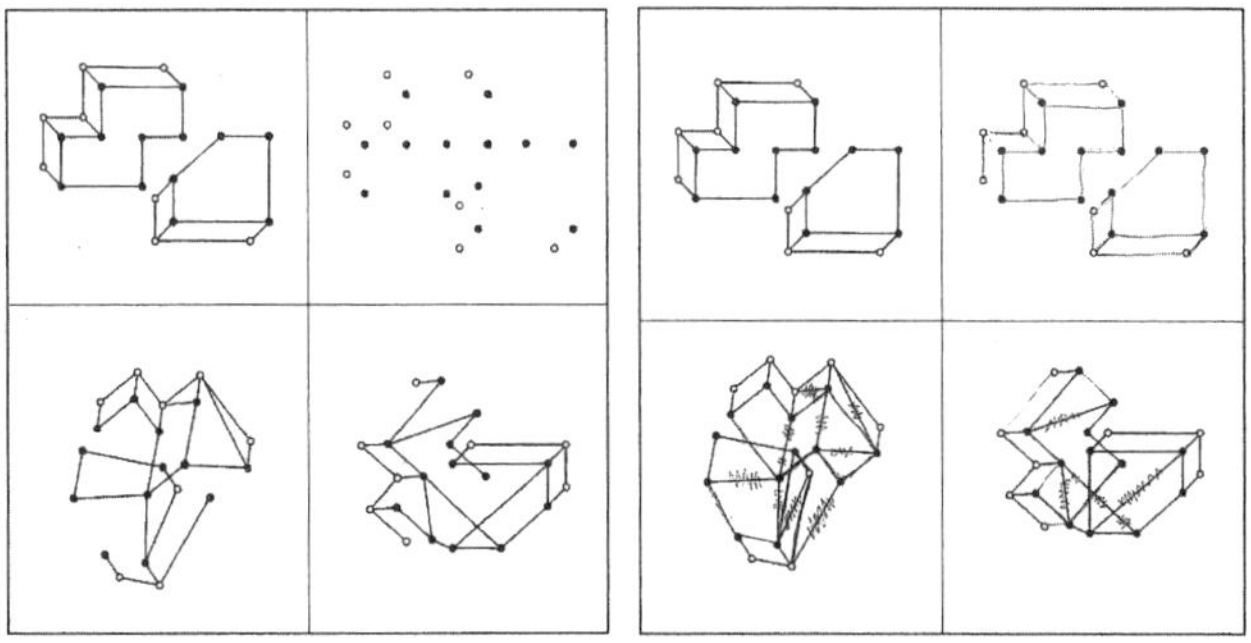

図 11　誤った箇所に線が引かれた図形群

テゴリーに対応する、象徴的な認知機能を正常の範囲内に戻すことを目的に設計されている。なお、ここで言う「正常」とは、非常に知能が高い人にとっての正常という意味である。

高度な心的投影を要する二次元、三次元図形課題（図7、8のパズルなど）を解く際には、散らばるドットのなかに図形を見つけ次第、鉛筆で必要なドットをつなぎ、その図形をページ内に描き込むように言われた。しかし私は、それまで自分が実践してきたやり方に従って、それ以上のことをしたかった。早くよくなりたかったし、よりむずかしい課題をこなせばこなすほど、回復は早まると考えていたのだ。だから鉛筆は使わず、頭のなかだけで課題にとり組んだ。私は心のなかで各図形を視覚化し、同じドットを複数の図形に使わないよう、すでに発見した図形を活性化したまま、次の図形にとり掛かるようにして、まるまる一ページ分のパズルを解いていった。二次元または三次元の図形が一ページに一五個くらいあるケースもあり、さらにそれらの多くには重なりがあった。最終的には、心の視点を図形から図形へと繰り返し移動させることで、七〇以上のドットの海のなかからすべての図形を同時に浮かび上がらせることができた。このやり方は、視覚の照準システムや認知フィルターを鍛えるためのよい練習になった。というのも、心のなかでイメージを「リフレッシュ」するために、各図形に何度も注意を戻さなければならないからだ。[*2]

初めて一ページ分のドットを処理したときには、四五分ほどの注意の集中を要した。心のなかで図形を視覚化しただけで実際に紙に線を引いたわけではないので、同じ課題を何度も繰り返すことができた。ただし、ドナリーに報告するために、ページの下の空白部分に、コード化した表記によって図形の数やタイプを記録しておいた。

また私は、実際に鉛筆を使わずにあたかも実際に線を引いたかのように課題にとり組むというやり方も用いた。つまり、単にじっとページを見つめてドットのなかから図形が「浮かび上がって」くるのを待つのではなく、鉛筆を手に持って図形を描くところを想像したのだ。

生まれつき私は、さまざまな問題の解決にあたり、この種のシンボル／幾何学的形状の視覚化を行なうことにとても長けている。だから、このようなやり方は、私にとって普通であり、さらには、「課題は、その人の認知能力のベースラインに合ったものでなければならない」とするドナリーの信念にも沿う。私の脳にとっては、多くの課題を頭のなかだけで解く真摯な試みのみが、大学教授としての責務を果たすために必要とされるレベルの推論能力の回復をもたらしてくれるように思われた。課題にあまりにも集中しすぎたために、別世界にいるように感じられることすらあった。困難な試みではあったが、私はそうすることが正しいと感じていた。

しかしドナリーは、私のやり方を認めず、「あなたの解釈を実際に描き込んでほしいのです。私はそれを見て、あなたの認知の欠陥をチェックしなければなりません。どのように図形が描き込まれているかを確認することで、脳の状態を示すヒントが得られるからです」と私に忠告した。

それから彼女は、「これまでお話ししてきたように、脳の重要な機能の一つは、認知的なシンボルを用いて、手、腕、尻、背中、首の筋肉の運動制御を誘導することです。あなたがそこに問題を抱えているこ

＊1　もとのパズルでは、色として青、赤、黄が用いられ、もっとたくさんのアイテムが描かれていた。
＊2　のちに見るように、このやり方はまた、図形に焦点を置くために用いられる中心視野と、すべての無関係なドットの排除を可能にする文脈の設定に用いられる周辺視野のあいだの、正しいバランスの維持を強化する。

とを、改めて指摘しなければならないのですか?」と笑いながら言い、さらに「この治療では、内的な視覚表象を、あなたの身体を介して身体的に外界の事物へと翻訳する必要があります。私の課題は、それらの運動機能に働きかけるように設計されているのです！」とつけ加えた。

彼女は反対したが、私たちは妥協した。これまで何度もしてきたように、頭のなかで図形を視覚化しながら、さらには鉛筆を用いて実際に線を引くところを想像しながら課題を解くという私のやり方は維持しつつ、それを何度も繰り返したあとで、最後に鉛筆を使って実際に線を引いてから彼女に提出することにしたのだ。

課題の遂行は順調であるように感じられたが、大幅な進展が見られたにもかかわらず、依然として疲弊をもたらした。とりわけ最初の二か月間は、課題の遂行を終えたあと、私は歩けなくなり、他のことがほとんどできなくなった。だから、依然として多くの困難をともなう日常生活を無事に切り抜けられるだけの認知資源を十分に確保しながら宿題にとり組むよう、時間をうまく配分しなければならなかった。

注意力障害とルールの追従

治療を開始してから二か月後に彼女のオフィスを訪ねたとき、私は「ドナリー。このうっとうしい〈ルールを探せ〉課題はもうこれ以上やりたくありません。それらは何週間も前にすぐに解けるようになって、今ではまったく何のチャレンジにもならないので」と言った。

それらの課題は、ほんとうにうっとうしかった。ドナリーは私に、山のように課題を与えた。ページを開いて指示を読み、ルールを発見し、それに適合しないオブジェクトを特定する。そのような基本的に退屈できまりきった課題に専念するのは、私の性《しょう》に合わない。

　しかしドナリーはそれを却下し、次のように返答した。「続けてください。あなたは注意力に問題を抱えており、すでに家族にその兆候が見られます。あなたのケースでは、事故以前は抑えられていたこの弱点が、今や問題として現われているのです。それに関連する脳の領域を補強しなければなりません」。

「私の経験では、注意力に問題がある人、そのなかでもとりわけ知能が高い人は、ルールに従わなくてもよい理由をつねに見つけようとします。理由はいろいろありますが、たいがい〈このルールはばかげている。従っても意味がない〉に近いものになります。あなたの理由もそうです」。

「事実、たいがいこの戦略は、注意力に難を抱えた人が、ルールに従えないという問題を無意識に隠すために使っています。そのような人は、ルールに従えるほど長く注意を持続できないのです。認知の問題に対処するにあたり、ルールに従うことを学習できるようになれば、彼らの生活はより安楽になり、秩序正しく生産性の高いものになるはずです」。

「あなたにこれらの課題を与えたのは、ルールを見出し、それに従えるようにするためです。ただそれだけのことです。ルールに注意を向けるだけでなく、それに従う意図を形成しなければなりません。そしてそれを何度も何度も繰り返し、ルールを遵守する心構えを形作るのです。ルールを見つけられたかどうか、それに同意するかどうか、あるいはあなたにとって都合がよいかどうかは、まったく関係がありません」[*3]。

　私はそれについて熟慮し、くやしくも彼女の言うとおりだと認めざるを得なかった。私は、あらゆるルールを疑問視し、それが「理解可能な」場合にのみ従う傾向を持つ、知能が高く因習打破的な家庭で育った。両親はどちらもカリフォルニア大学バークレー校出身で、ルールを守ることが苦手だ。ルールに従って時間を「浪費」するくらいなら、その三倍のエネルギーを「愚かな」ルールを回避することに費やすだろう。

「日常生活での秩序の乱れをできるだけなくさなければなりません。秩序の乱れはあなたの心を消耗させます。日常生活を営むのにあらゆる脳の資源を動員しなければならなくなるからです」と、ドナリーは遠慮なく言う。

予期していなかったが、すばらしいことに、ドナリーのパズルを解くことで、堅固な認知能力が一から築き上げられるのを、そしてその成果が実生活で現れ始めるのを感じた。

全体と部分、属しているかいないか、左から右への順序、同じ色か異なる色かなどの、シンボル間の関係を決定するプロセスと、ルールを発見しそれに正確に従うプロセスは、パズルのアイコンを操作しているときでも、現実世界について推論しているときでも、基本的に同様に機能する。どちらの場合にも、対象物と問題解決の手順は、同じ心的アイコンの形態に変換されるのである。

ドットパズルによる、図形および図形間の関係を視覚化する訓練を通して、日常生活においてシンボルやシンボル間の関係を視覚化する能力が徐々に向上していった。また、日常の組織的課題でルールを見出し、それに従う能力、視覚を組織化する能力、そして背景に横たわる文脈と注意の焦点のバランスをとる能力も、改善を見た。さらに言えば、複雑な三次元パズルの解法は、日常生活での複雑な問題を解決するために用いられる、シンボルを操作する推論システムの非常に重要な構成要素をなす空間的機能の鍛錬になったようだ。

とりわけ私の思考能力は徐々に拡大し、それほど疲弊せずに考えることができるようになった。

つまり、ゼリンスキーのメガネによって、脳にアクセス可能な新たな経路が開かれ、ドナリーの課題によって、これらの新たな経路に沿って脳が成長、発達するよう促されたのだ。かくして私は、二人の計画と治療の意図を理解できるようになった。効果は間違いなく現れ始めた。

ありがとう、ドナリー。あなたは私をよみがえらせてくれた！

デボラ・ゼリンスキーとマインドアイ・コネクション

神経発生に関する研究の成果をとり入れた検眼医ゼリンスキーの驚異的な治療を詳しく紹介する前に、その理解に必要とされる、人間の視覚システムの働きについてまず説明しておこう。そのあとで、私のケースでは、回復には脳の視覚システムの治療が必須であった理由を十分に理解するために、そこで学んだことを適用しながら、治癒の過程を詳細に見ていく。

視覚システムの概説

脳内には、三つの網膜処理経路が存在する。それらのうち、中心視野と周辺視野を処理する二つの経路

＊3　長時間じっとしていられない知能の高い生徒に関して言えば、この問題は、クラスの進行自体が遅いと見えなくなる場合が多い〔著者の説明によれば、クラスの進行が遅いがゆえに当人には愚かに見え退屈に感じるルールを破ろうとするのか、本人自身にもともとルール全般を破る傾向があるのかがわかりにくくなる〕。

は、視野に関するもので、脳の視覚皮質で処理される。三つ目の経路は、それらとは分かれて、姿勢制御、睡眠リズム、メラトニンの生成などに関与する他の身体システムによって処理される、非イメージ形成信号（おもに網膜の周辺部から入力される）を伝える。これら三つの経路のすべてが、そしてそれらのあいだの連携が、私たちの健康にとって重要な役割を果たす。

おのおのの目の網膜には、光に反応するおよそ一億の受容体が存在する。しかし網膜から出ていく軸索は一〇〇万本しかない。したがって網膜の幾重もの層は、きわめて高度な感覚フィルターとして機能する。加えて網膜は、光を神経信号へと変える変換器として機能し、入力された光子はレンズから入り、網膜の初期段階の層の化学的なステージを通って、軸索に沿って神経信号を送り出す後期の電気的なステージに達する。軸索は、起点となる網膜の領域ごとに束になり、それによって脳への経路が決まる。これら一〇〇万本の軸索から成る出力線維の束の集まりによって、おのおのの目の視神経が構成される。

視覚信号は分散され、視覚皮質が存在する脳の後部に連絡する、視放線と呼ばれる多数の経路に沿って伝達される。視覚皮質のさまざまな部位によって、まず周辺視野からの情報に基づいて動き、位置、大きさ、形状が、次にそれぞれに少し遅れて、中心視野からの情報に基づいて色や細部が処理される（ただし、二六五ページの注4を参照）。これが、従来「視覚システム」とされてきたものである。

このように、光を意味に翻訳する一連の重要なステップが存在する。繰り返すと、光はまず、目の透明な角膜とレンズを通じて伝えられる。網膜のさまざまな区画が活性化する。軸索に出力される際、光受容体からの信号は集約される。活動は、視神経内のさまざまな軸索の束のあいだで分散される。信号は視覚皮質に伝えられ、視覚皮質によってそれに意味を付与する脳の領域に伝達される。

しかし、それがすべてではない。過去一〇年間の研究によって、網膜からさまざまな身体システムに伸びる、多数の非イメージ形成経路が存在することが明らかにされた。これらの経路は、ホルモン、酵素、あるいはその他のメカニズムによって、身体の「ホメオダイナミクス（恒常性の維持）」に影響を及ぼす。たとえば、甲状腺の機能、瞳孔の拡張と収縮、ドーパミンの生成、アドレナリンの生成に結びついた受容体が存在する。光のサイクルが変わると、私たちは時差ぼけや季節性情動障害を経験することを考えてみればよい。あるいは全盲の人は、非二四時間睡眠覚醒症候群のゆえに、概日《サーカディアン》リズムに関する問題に対処しなければならないかもしれない。次のことを考えてみれば、網膜から入力されるこの非イメージ形成情報の効果の大きさが容易に理解できるだろう。巨大なクモが突然周辺視野に入ってきたとする。すると、意識の働きによってその脅威が解釈される前に、あなたの身体はアドレナリンで満たされ始める。事実、この非イメージ形成網膜信号は、つねに優先権を与えられ、迅速に伝達され処理される。また、身体が大きなストレスを受けていると、私たちは、中心視野で見ている光景に注意を払えなくなることが多い。

さらには、これら各経路に関連するフィードバック信号の複雑なネットワークが、システム全体に継続的な影響を及ぼし、それによって脳に伝わる情報も変化する。

結局のところ、視空間情報の処理は、象徴的思考、身体感覚、運動協調性、記憶、バランス、聴覚などに結びついているので、脳のほぼすべての部位が関わる。視空間情報は、視覚皮質に伝達されるまでに、聴覚、自己受容感覚などの他の感覚システムから入力される信号と統合される。

網膜も、単なる外部からの入力装置とは見なし得ない。なぜなら信号は、認知、（情動などの）身体の状態に応じて目に戻され、それによって、網膜に大きな化学的、電気的な変化が引き起こされて、目の動きと網膜でのフィルタリングがコントロールされるからだ。たとえば、抑うつを抱えている人は、目に戻される信号によって周辺視野に対する気づきを失う（外界を閉め出す）場合がある。それに対しADDを抱える人には、周辺視野に対する気づきが強調されるケースが見られる（外界のあらゆる事象によって気が散る）。このように視覚は複雑なプロセスであり、脳の働きと密接に統合されている。つけ加えると、特に何も見つめずに何かを考えていると、目はそのときの思考に従って、特定のあり方で動く。科学的な観点から言っても、目は、まさに魂を垣間見せる窓だと言えよう。

ゼリンスキーは、二つの視覚システムと、非イメージ形成網膜システムへの入力を変化させながら出力結果をきめ細かく観察測定し、それによって得られた情報を用いて、そのとき脳内で生じた、入力から出力へと至る処理の特徴を割り出すという方法をとっている。

これから見ていくように、ゼリンスキーの治療の背景には、網膜のさまざまな部位を活性化させることで、視覚信号が網膜から視覚皮質に伝達される際に経由する視放線の経路、および視放線の手前で視神経から分岐する、非イメージ網膜信号が経由する経路を変えられるというきわめて重要な考え方が存在する。

光によって脳の働きを変えるために、ゼリンスキーは次の三つの方法を用いる。第一の方法は、投射される網膜の部位が変わるよう光を曲げることであり、それによって軸索の束が活性化される様態が変わってくる。つまり、同じ視空間信号を送りながら、異なるフィルタリングが適用されるよう（網膜の各層を通過するあいだに、一億から一〇〇万に削減される）、また、異なる経路（軸索の束）を通って伝達されるよう調節できる。網膜のおよそ一平方インチの領域に、一億の受容体が集積していることを考えると、光学的な状況がごくわずかでも変化すれば、受容体が活性化する様態が変わることは明らかだ。

第二の方法は、異なる色の光線を用いて、網膜に当たる光の周波数を変えることである。大雑把に言えば、光の周波数が変化すると、メラノプシン（〜四八〇ナノメートルの波長に反応）、ロドプシン（〜五〇〇ナノメートル）など、異なる周波数に反応する感光色素の作用により、網膜の同じ領域でも異なる光受容体が活性化する。したがって光が同一の網膜領域に当たっても、異なる細胞が活性化され、視神経に出力される信号が変わってくる。[*4] この周波数フィルタリングの技術は、「世界を色眼鏡で見る」という言い回しに新たな意味を与えるだろう。

第三の方法は、目の特定の領域に当たる光を遮断もしくは削減する遮眼フィルター《オクルーダー》を用いて、網膜から入ってくる信号を選択的に制限することだ。

かくして、光が当たる網膜の領域、光の周波数、光量を変えることで、信号が脳内のさまざまな経路を伝わるあり方を調節できる。

ここに、現代の脳科学における基盤の一つである、脳の可塑性の概念が登場する。ＴＢＩなどによって脳がダメージを受けると、網膜からの出力信号や視覚皮質に問題がなかったとしても、網膜と視覚皮質を結ぶ経路、あるいは軸索同士が交換し合う経路に沿う領域が損傷を受けている可能性がある。組織の恒久的な損傷のゆえに、それに沿う経路を伝わる信号は劣化する（ノイズを拾う）。ゼリンスキーは、目に入ってくる光を選択的に曲げたり、遮断したり、その周波数を変えたりすることで、視空間信号が損傷を受け

＊4　最近の研究によって、この色に対する反応が、中心視野の錐体《すいたい》細胞のみならず、周辺視野にも適用されることが、したがって脳の処理に対する色の効果が周辺視野にも拡張されることがわかっている。

た経路を迂回《うかい》して伝わるよう調節できる。

視覚に限っても恐ろしく複雑なこのシステムをごく単純化し、網膜から視覚皮質に至る経路が一〇〇しか存在しなかったとしよう。また、それらのうちの二〇の経路に恒久的なダメージを受けたＴＢＩ患者がいたとする。それを察知したゼリンスキーは、信号が視覚皮質に伝達される際に、欠陥のある二〇の経路が迂回され、残った八〇の経路が強調されるよう、目に対する光の入力の変更を試みるだろう。これはたとえば、ある道路が災害で損壊した場合、別の道路に交通を迂回させることに類似する。流れている車両は同じでも、経路が異なるのである。

脳に新たな経路が確立されると、習慣化によって健全な組織が順応を遂げ、脳の可塑性という魔法が効力を発揮する。新しい脳の組織は、視覚皮質への視空間信号の伝達に関わる新たな仕事を短期間で学習する。この組織は健全であるがゆえに、信号が伝達される経路は、再びゆがみのない完全な能力をとり戻す。そしてひとたび脳が新たな経路に沿う信号の処理を学習すれば、新しい経路を「開始」させる、それ以上の治療は不要になる。

この事実は、八年にわたり試してきたさまざまな脳の訓練が、もっとも単純な知的課題を遂行したときでさえ、苦痛や疲労しかもたらさなかった理由を説明する。要するに、そのとき私の脳は、損傷を負った古い経路を通して繰り返し信号を送っていたのである。[*5] それはまた、脳の損傷に対する標準的な対応が、「その状況に折り合っていくすべを学ぶべきである。なぜなら、回復の見込みはないからだ。回復した者などいない」であるにもかかわらず、脳メガネを手にしてから二週間以内に、私の可塑的な脳が再構成を遂げ、健全な経路を経由して視覚皮質に信号が伝わるよう学習し、大きな改善を見た理由をも説明する。

また、科学的な証拠があるわけではないが、私の直感では、大量かつ恒常的に押し寄せてくる劣化した視空間信号を処理すると脳に激しい疲労がもたらされるため、脳の一部がシャットダウンを余儀なくされるのかもしれない。ひとたび信号が整理されれば、かくしてシャットダウンした、複雑な空間認知やシンボル操作を司る脳の部位が復活するのであろう。

神経発生的なリハビリテーションの強調

さて理論的基盤の説明はこれくらいにして、いかにしてゼリンスキーは、イメージ形成、および非イメージ形成網膜システムに関する知識を、脳の機能の改善という実践面に応用できたのかを見ていくことにしよう。その第一歩は、患者の脳の現状を特定することであり、そのために彼女は、長年の臨床経験に基づく直感とともに、種々のテストを駆使する。

ゼリンスキーのオフィスを初めて訪ねたとき、私は一五種類以上の視覚的、神経学的テストを受けた。それらのうちのいくつかは正規のテストとは言えないものであったが、それでもそれらは、私の脳の構成の現状を示唆するヒントを、どんなに些細なものであれ探していたゼリンスキーにとっては、重要な情報をもたらす可能性があった。多くのテストは、以後の訪問の折にも繰り返された。それによって彼女は、私の脳の処理を改善の方向に導くための足がかりを探していたのだ。

＊5　ドナリーは、もっとも単純な形態の初歩的な認知から始め、ゆっくりと難度をあげていくことでこの問題を解決している。骨折した足のたとえを思い出されたい。

自分の現状について最初にゼリンスキーに報告したあとで、私は長い質問票に記入し、自分の習慣や不満について書き記した。[*6]アシスタントのマーサは、私の回答をもとに生活様式についてさらなる質問をし、それに対する私の返答に基づいて私の脳の構造に関する何らかのヒントを探していた。さらにマーサは、私が持参した、TBIの症状について記した数ページのノートを読み、ゼリンスキーに手渡す。のちにわかったことだが、ゼリンスキーは私が持ち込んだものを必ず全部読んでいたらしい。

マーサが最初に行なった検査は、「パデュラ視覚正中線偏位テスト」と呼ばれるテストだった。これは次のようなテストだ。私は、まずまっすぐ前を見る。マーサはバーベキューの串のようなクロム鋼の柄《シャフト》を、水平に保ちながら私の視野の中心に徐々に入ってくるよう上方から地面に向け動かす。そして、「シャフトが目の前にきたら教えてください」と言う。次に彼女は、地面から上方に向けて同じ動きを繰り返す。こうして私の上下の正中線が特定される。そのあと、左から右、右から左へと同じテストが繰り返される。

健常者では、停止位置はだいたい同じで、水平正中線と垂直正中線は、目の前で交差するはずだ。それに対し、TBIやその他の脳の障害を抱える人の場合は、健常者よりも高いもしくは低い位置、さらには左寄りもしくは右寄りの位置に片寄ることがある。言い換えると、内的な三次元空間が、感覚器官から入ってくる外界の様相と一致しなくなるのだ。

このテストを考案したウィリアム・V・パデュラによれば、周辺視覚処理[*7]に関連する正中線偏位を持つ人は、バランスや運動協調性に問題を抱え、視野の詳細を見極めるのに困難を覚えることがある。[*8]周辺視野の非イメージ形成処理の基盤なくしては、たとえば私がショッピングセンターで買い物をしたときに起こったような、外界の断片化が生じ得る。前述したように、そのとき私は、棚に置かれているすべてのアイテムが、それらを整理するいかなる文脈もなしに、悪夢を見るかのごとく、圧倒的な詳細さをもって万華鏡のように突然立ち現れるのを経験した。そのため、外界の全体像《ゲシュタルト》を把握する作業を中心視覚が引き受けねばならなくなったのだが、その作業は中心視覚の本来の役割ではないがゆえに、運動反応が次第に遅くなり、認知の混乱と疲弊が生じたのである。

パデュラ視覚正中線偏位テストの結果は正常であったが、これまでに見てきたように、私は、これらの驚くべき症状のすべてを普段から経験していた。このことは、周辺環境の視覚処理に、正中線偏位以外の何らかの問題があったことを示す。

次の「ヨークトプリズム（同一方向の二つのプリズムが結びつけられている）歩行テスト」では、マーサは、私に厚いプリズムのゴーグルをかけさせ、それから廊下を四回ほど往復させて、私の足どりを観察した。

＊6　あとで知ったことだが、「行の末尾が上がったり下がったりしているか」「認知的な負荷がかかると、語の間隔が変わるかどうか」「ページの左側と右側の書体にはどんな関係があるか」など、ゼリンスキーにとって私の手書きのスタイルは、回答と同程度に重要であったらしい。

＊7　パデュラの言う周辺視覚処理は、次の二つの部分から構成される。一つは、特に姿勢のメカニズムに結びついた非イメージ形成経路の一つをなす部分であり（「私はどこにいるのか？」）、もう一つは、すでに周辺視覚として言及した部分である（「それはどこにあるのか？」）。前者は、より速く、後者は遅い。

＊8　William V. Padula, Stephanie Argyris, "Post Trauma Vision Syndrome and Visual Midline Shift Syndrome," *NeuroRehabilitation* 6 (1996) 165-71.

各トライアルの直前に、彼女はプリズムの方向を調節した。

このゴーグルのプリズムレンズは、「（遊園地の）びっくりハウス」のように、プリズムの方向によって、外界の光景を上下に傾けたり、あるいは上端や下端が左右に大きな弧を描くよう曲げたりすることで、部屋を変形させて見せる。どのケースでも外界の光景は変化するが、プリズムの方向を変えながら廊下を歩く際に発揮する能力は、患者によって大きく異なり得る。私の場合、床が上方に向けて曲がる、下方に傾く、あるいは右から光が屈折すると、わずかに見当識を失いながらも、すぐにそれを調節し廊下を歩くことができた。しかし、光が私の左から屈折すると、完全に見当識を失った。歩くことが困難になり、廊下の側方の壁にぶつかったのだ。ＴＢＩ患者には、このような左右のいずれかの方向に対する問題が典型的に見られる。

ゼリンスキーの説明によれば、ヨークトプリズム歩行テストは、患者が動いている最中の、反射レベルでの身体の全体的な動作、および空間見当識を評価する。このテストは、安定性の低下が、いかに高次の知覚を阻害し得るかを示す。[*9]

左右どちらから光を屈折させるかによって異なる結果が得られたという事実は、とりわけ右方向に体を回転させたときだけめまいがひどくなるという、すでに述べた類似の問題と結びつけて考えると非常に重要である。また、脳が疲弊すると、「右という性質」をまったく理解できなくなり、右方向にまったく回れなくなる現象にも関係するかもしれない。その他にも、たとえば娘とランニングをするときには、自分の身体を彼女の左側に置かねばならず、右側に置くとすぐにめまいがし始めることなども説明する。[*10]

次に行なったテストは「非対称性緊張性頸反射《けいはんしゃ》（ＡＴＮＲ）テスト」で、マーサから次のような指示を

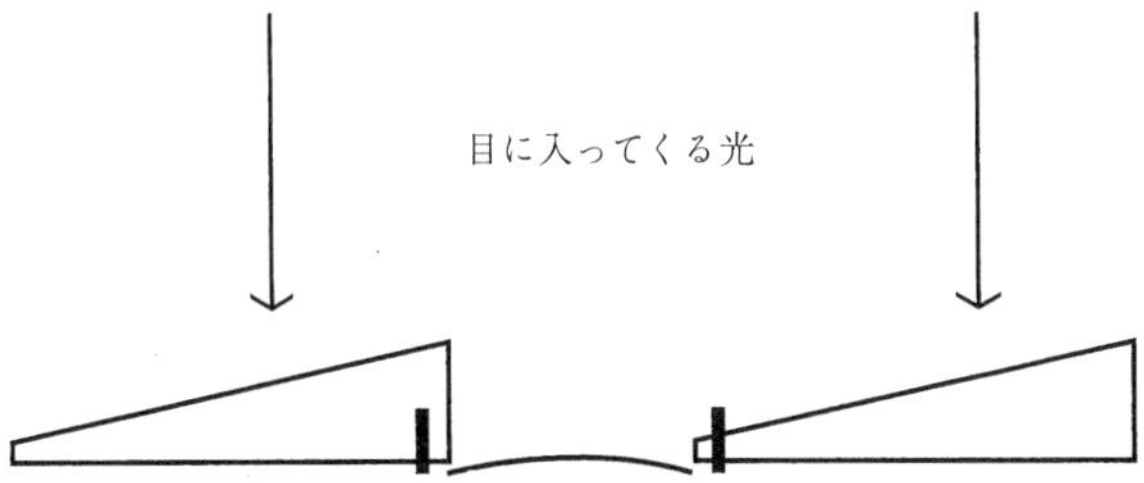

図12 プリズムメガネ――イメージを左方向に変化させるヨークトプリズムを上から見た図

受けた。「立ち上がって腕を前方に差し出してください。フランケンシュタインの怪物のように指を伸ばしながら。……そうです。今度は頭を左に向け、次に右に向けてください」。

ATNRは、乳児に見られる、生存のための先天的な反射反応だが、成人でも、TBIなどが原因で神経システムが打撃を受けると、保護メカニズムとして再発することがある。このテストで、頭をどちらかに向けたとき、反対側の腕が下がると、被験者はこのケースに該当する。私の場合、頭を左に向けると、ATNRが見られた。

マーサは次に、頭を固定したまま、鉛筆の消しゴム側の端を目で追うと

＊9 Deborah Zelinsky, "Neuro-optometric Diagnosis, Treatment and Rehabilitation Following Traumatic Brain Injuries: A Brief Overview," Physical Medicine and Rehabilitation Clinics of North America, Elsevier, 18 (2007) 87–107.

＊10 この事実は、ノートにはっきりと記されている。しかし、ときおり一時的に経験していた半側空間無視は非常に強力だったため、右に回れないことに関する直接的な記録は残っていない。まったく理解できない現象を記録するのは、そもそも不可能だからだ。円を描くようにして方向転換をしなければならないと知っていただけだった。

いう追跡テストによって外眼筋（目を動かす六つの筋肉）を精査した。その際彼女は、大きなHの文字など、鉛筆でさまざまな軌跡を描いた。こうして、私の目の動きに部分的な麻痺が認められないか、また、鉛筆が描く軌跡を予測しての目の動き（周辺視野に対する気づきの存在を示唆する）が見られるかどうかを検査していたのだ。私は、鉛筆の端が描く軌跡を考えずに予測し、目がスムーズに追えるよう外眼筋を調節できるだろうか？　息子と野球の練習をしていたとき、ボールを追うと極度の疲労をきたしたことはすでに述べたが、それでもこのテストで、目で鉛筆を追うことには何ら問題はなかった。なお、追跡テストの結果は、のちに行なわれたテストの結果を解釈する際に重要になる。

　次に行なった検査は、鼻梁《びりょう》に鉛筆を近づける「輻輳《ふくそう》近点テスト」と、立体視と奥行きの知覚をチェックする「ラングステレオテストⅡ」で、結果はいずれも正常だった。

　マーサが行なった最後の検査は、二ページにわたって書かれた一桁の数字を読む「キングデヴィックテスト」であった。一方のページには単に白地に数字が書かれているのみだが、他方のページに書かれている数字のあいだには線が挿入されている。このテストの目的は、ＴＢＩの標識になり得る、目の断続性運動《サッケード》（両目が同方向へ意図的にすばやく同時に動くこと）の欠陥を検知することである。この種のテストは、フットボール選手や他の運動選手が受けた脳震盪を、サイドラインの外側で迅速かつ客観的に診断するために用いられている。テスト結果は正常だった。

　ゼリンスキーは、他の患者に対応しつつ、その合間を縫って、マーサと一緒にやって来て、マーサが集めたデータをチェックしていた。一時間後、ゼリンスキーは彼女の検査室に私を呼び、フォロプターが装着された椅子に座らせ、今度は彼女自身の手でテストを行なった。

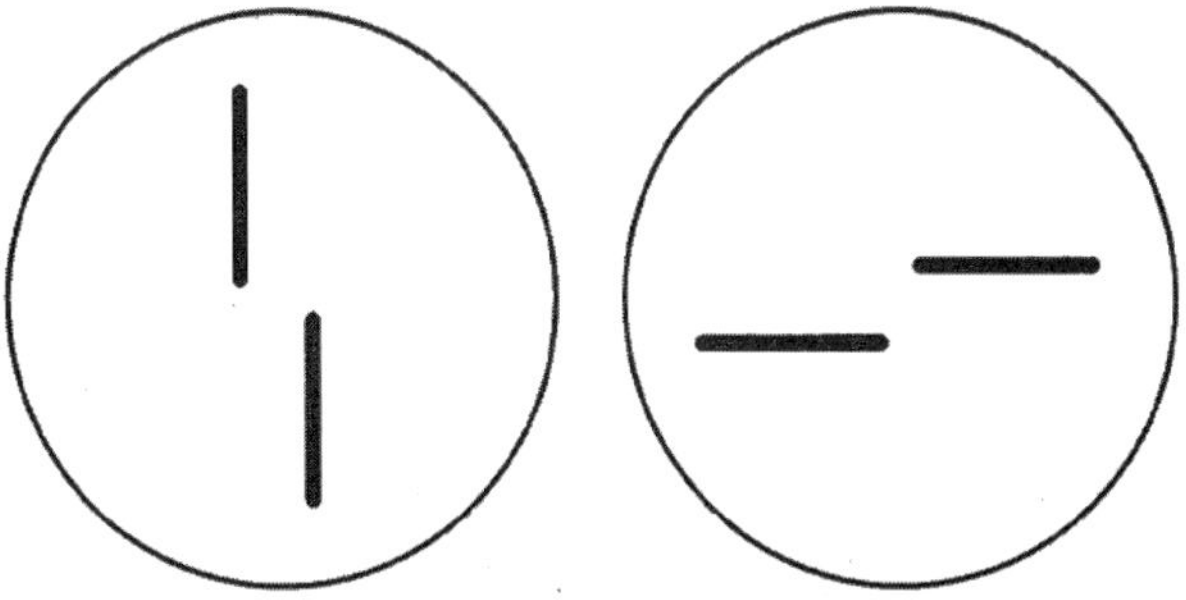

図13 固視ずれテスト

そこで最初に行なった検査の一つは、考案者のセルウィン・スーパー博士[*11]の名前をとって「スーパー固視ずれテスト」と呼ばれるテストだ。固視ずれは、立体視の二つの要素がずれると生じる。

と言っただけではわかりにくいので、固視ずれの測定方法を説明しよう。図13の左側の円を見てほしい。円の内部には上方に一本、下方に一本、計二本の垂直方向の線分が引かれている。オクルーダーを用いれば、おのおのの線分が一方の目によってしか見えないように調節できる。固視ずれは、これら二つの線分が互いにどれだけ大きくずれて見えるかによって測定される。ずれの検査は、右側の円が示すように水平方向の線分によっても行なわれる。[*12]

ある程度のずれが生じるのは、立体視システムの一部として有用である。外界を見る際、おのおのの目で見られた対象物がずれていれば、通常は両眼視覚システムが、それらを一致させるので、複視

＊11　肩書きは次の通り。Doctor of Optometry, Fellow of the American Academy of Optometry, Doctor of Philosophy.

＊12　Selwin Super, "The Clinical Testing of Fixation Disparity," http://www.professorselwynsuper.com/pdf/educator/jbofdarticle.pdf

〔二つの物体が二つに見えること〕は生じない。しかしこの作用は疲労をもたらし、認知の問題を引き起こす。というのも私たちは、一日中近くの物体と遠くの物体のあいだで絶えず焦点を切り替えているため、そのたびに両眼の再調節が必要になるからだ。ゼリンスキーは、それぞれの方向にどの程度のずれが生じると、二セットの入力データから単一の立体イメージを合成する能力が失われるのかを調査する。

ずれの幅が恒常的に大きくなると、脳は一方の目から入ってくる信号を遮断する場合があるようだ。この現象が生じると、三次元視空間によって構成される、シンボル操作を基盤とする「内的世界」の認知機能が低下し、ひいては複雑な推論や問題解決を実行する能力も減退し得る。

ゼリンスキーが行なった次の検査は、「フォングレーフェ斜位テスト」である。スーパーテストに類似するこのテストは、両目の視線が収斂する固定点を欠いて、それぞれの目が内側もしくは外側を向く習慣的な傾向を測定する。斜位〔視線のずれ〕は、両眼視に、さらには両眼からの信号の解釈にかかる潜在期間に影響を及ぼす。テストはフォロプターを用いて、一方の目に対するイメージを固定したまま、別の同一イメージをゆっくりと動かし、両者が重なった時点で被験者がその旨報告するという方法で実施される。

自由空間で実行される〔つまり前述のたとえで言えば、網膜から視覚皮質に至る一〇〇の経路のすべてを利用できる〕スーパー固視ずれテストでは、私の目の習慣的な位置が、正常の範囲内ではあれ、やや外側にずれていることがわかった。しかし、周辺視野の大きな部分を遮断する〔前述のたとえで言えば、五〇の経路しか使えない〕フォングレーフェ斜位テストでは、私の目の習慣的な照準が乱れていることがわかった。もう少し具体的に言うと、遠方に照準を合わせるときには内側に、近くの物体に焦点を置く際には外側に大幅にずれていた。これは、疲労をつのらせる認知の遅れをもたらす。複視を避けるために、絶えず視線を調節しなければばならないからだ。二人の友人の会話を追おうとして、話し手が替わるたびに視線を向け変えているうち、音声の聞き取りが話者の口の動きから一、二秒ほど遅れ始め、話者の動作に合わせて会話を聞き取れるよう悪戦苦闘せざるを得なくなるとどうなるかを考えてみればよい。

次にゼリンスキーが行なった検査は、「ビジュアル・ローカリゼーション・テスト」である。このテストは、眼前およそ五〇センチメートルの位置に、消しゴム側がこちらを向くよう鉛筆をかざすという、非常に単純なものだ（ただし私のケースでは、最終的に大きな意味があった）。テストを始める前に、「鉛筆を見てください。それから目を閉じて手を伸ばし、指先でさわってください」という指示があった。

ゼリンスキーは鉛筆の位置を変えながら、何度もこのテストを繰り返した。何回かは、鉛筆の位置とは反対側にある手を、身体を交差させて伸ばし、鉛筆にさわるよう求めた。非常に簡単な課題に思えるが、目を閉じると、鉛筆がいかなる位置にあっても、先端がどこにあるのかがまったくわからず、私は指をむやみに動かして偶然にぶつかるまで、それにさわれなかった。

一般に、鉛筆にさわる能力の欠如は、次の三つの問題によって引き起こされる。一つは、単純に鉛筆がどこにあるのかがわからない場合があげられ、中心視覚ではそれを見て、それが何かがわかっていても、周辺視覚によって自分の身体との空間的関係のなかで対象物をとらえられないのである。第二に、周辺視覚に問題はなく、鉛筆がどこにあるのかはわかっていても、自分の手の位置がわからない場合が考えられる。たとえば、鉛筆が自分の右側にあれば、どちらの手でもそれにさわれるのに、左側にあるとさわれないケースでは、視覚処理に問題があるものと考えられる。また、鉛筆がどちら側にあっても一方の手でしかそれにさわれない場合には、自己受容感覚を通して身体から送られてくる信号の処理に問題がある可能性が高い。あるいは最悪のケースでは、これら二つの問題をともに抱えていることも考えられる。

私の場合、視覚皮質に伝達される信号（したがって視野）には問題がなかった。ならば、筋肉からの信号、すなわち「自分のいる場所」に対する感覚に問題があることになる。要するに、身体の正確なイメージを形成するのに必要な信号が、脳に正確に到達していないのだ。ゼリンスキーは、この問題を解釈するのに役立つヒントをもう二つ得ていた。一つは首と肩の激痛で、これは損なわれた運動反応によって、首や腕や背中のさまざまな筋肉に対して、互いに矛盾する信号が送られていることを示唆する。もう一つは、マーサが行なったテストの結果によれば、首を回した際にATNRが見られることで、これは首が肩と独立して機能していないことを示す。

ゼリンスキーは引き続き「対座法視野検査」を実施した。このテストでは、彼女は、私の頭の左側、周辺視野の外側に自分の手を差し出し、「右目を覆い、私の目をまっすぐ見てください。そして、私の指が動くのが見えたらその旨教えてください」と指示した。それから自分の指を小刻みに動かし、それと同時に私の中心視野に向けて手をゆっくりと動かし始めた。彼女の指が見えたことを伝えると、今度は反対側で同じテストを行なった。ゼリンスキーは、このテストによって、私が注意を払える空間の大きさを調べ、それから視覚システムに入ってくる信号を測定することで、網膜神経節細胞に損傷を負っていないかどうかを確認したのだ。

鉛筆で描かれたHを追跡するテストで、健常者と同様、鉛筆の動きを予測できたこと、またキングデヴィックテストの結果は正常であったこと、さらには対座法視野検査では周辺視野に対する正常な気づきが得られたことに鑑みて、おそらく視覚システムそのものが問題なのではないと、ゼリンスキーは判断した。

最後にゼリンスキーは、独自のZ－ベルテストを実施した。このテストを初めて受けた人は、必ずやほとんど魔術的とすら言えるほど奇妙な感覚を覚えるだろう。テストを始めるにあたり彼女は、検眼椅子に座る私に、「目を閉じてください。そしてベルの音が聞こえたら、手を伸ばしてそれにさわってください」と指示した。私が目を閉じると、彼女は、左右高低さまざまな位置で、音の高さの違ういくつかのベルを鳴らし始めた。私にはこのテストは非常に奇妙に思われた。というのも、目を閉じているために何も見えず、目を「使って」いないように思えるにもかかわらず、閉じたまぶたに当たる光を変化させるために用いているレンズ、音の高さ、オクルーダーの種類によって、手が無益に動きまわるだけの場合もあれば、ベルの位置が正確にわかり、それにすぐにさわれる場合もあるからだ（これは、映画『スター・ウォーズ』の「パワー・オブ・ザ・フォース」を思い起こさせる）。

このテストを理解するには、次の事実を知っておく必要がある。被験者の目が閉じていると、視覚イメージはまったく生じない、すなわち何も見えないが、それでもかなりの量の光線が、まぶたを通って網膜に達している。ところで、非イメージ形成網膜システムは、わずかな光量でも作動するので、目を閉じてもその影響を受けない。ゆえにまぶたは、簡易的なフィルターとして機能する。つまり目を閉じれば、二つの視覚システムによる干渉を排除して、非イメージ形成網膜システムに対するさまざまなレンズの効果を確かめられる。かくしてZ－ベルテストは、非イメージ形成網膜処理を対象に実施される、一種の「視野」テストと見なせる。これは非常に重要である。なぜなら、このテストによって検眼医は、被験者の三次元聴覚を、周辺の空間を表象する内的な視空間マップに合わせせられるからだ。

ゼリンスキーは、通常はフォロプターを、またときにはハンドヘルドのレンズやフィルターを使ってメガネを微調整する最終段階で、テストを何度も繰り返すことが多い。彼女が試す治療手段には、カラーレンズフィルター、プリズム、レンズの処方（両レンズ間のバランスが、一般のメガネとは異なるケースもある）、半透明のオクルーダー（光線を遮断、もしくは部分的に遮断するためにレンズに装着される半透明のフィルム）などがあり、これらはすべて最後にメガネに組み込まれる。

Z－ベルテストは、自分で受けても、他人が受けているところを観察していても衝撃的な体験が得られる。私は、他の患者がこのテストを受けているところを何度も見てきたが、あるベルに対しては、二〇センチメートルくらい離れたところを指があちこち動き回ってさわれないでいるのに、色調やレンズを少し変えただけでも毎回ベルにさわれるようになる様子を観察することができた。

メガネをかけていない、もしくは通常の軽度の近視用メガネをかけていると、明るい光のなかでも（目は閉じている）、いかなるZ－ベルが左右高低のどの位置で鳴らされようと、私はそれにさわれなかった。この事実は、音を視覚的シンボルに変換する能力の低下、さらには聴覚の極端な鋭敏さを説明する。視空間システムが著しく劣化しているために、私はますます聴覚処理に依存せざるを得なくなっていたのだが、Z－ベルテストが示すように、私の聴覚の三次元空間は、視覚の三次元空間と完全にずれていたために、脳は、解読不可能なほど複雑化した入力データの流れを一日中受け取り、解釈しなければならなかったのだ。（つけ加えておくと、私の特異な聴覚のゆえに、またこれまで長く音と音楽を研究してきたこともあり、他の人に比べ、私にとってこの統合ははるかに重要なものになっている）。

ゼリンスキーはまた、一般の眼科医のオフィスで受けるような目の検査も徹底的に実施し（「AとBのどちらがはっきり見えますか?」)、視力矯正を目的としたメガネの処方も行なったが、これはあくまでも副次的なものであった。

これらの検査の結果、事故に起因する小さな問題（飛蚊症《ひぶん》*13）を除けば、目そのものは正常に機能していることがわかった。また、網膜でフィルタリングを実行する化学的、電気的な「マジック」も正常で、一億の受容体から一〇〇万の軸索への視覚入力の削減は正しく行なわれていた。したがって問題はもっぱら脳にあり、ゼリンスキーは次の四つの治療オプションのどれが最適かを評価した。

1 メガネの視力部分に対する処方によって、目標《ターゲット》（中心視覚、注意）と背景《バックグラウンド》（周辺視覚、気づき）の関係を変える。ターゲットをぼかしてバックグラウンドを強調することもできれば、その逆も可能である。ターゲットとバックグラウンドのバランスは、実行機能（計画、問題解決）に影響を及ぼす。また、視野のどこを見るかなど、意図的な目の動きも変えられる。

2 非ヨークトプリズムを用いて、周辺視野に対する気づきに影響を及ぼし、物体の運動経路を自動的に予測するなどの、先を見越しての目の動きを変えられる。

*13　脳震盪を被った結果、私は両目に飛蚊症（大雑把に言えば、レンズの背後の粘液に半透明の遮蔽物ができる）の兆候が見られるようになった。脳震盪による遮蔽物は右目の中心視野に浮かぶことが多く、これが生じるとそちらの目では文字が読みづらくなる。

3 ヨークトプリズムを用いて、姿勢メカニズムに影響を及ぼし、音のする方向に頭を向けるなどの、向きに関する動作を変えられる。

4 色合いの変更、オクルーダー、涙管の調節（涙は光が目に入る様態を変え、また身体システムの調節に役立つ）などのフィルタリングによって、身体のホメオダイナミクスに影響を及ぼし、警戒によって引き起こされるものなど、反射運動を変えられる。たとえば、網膜と視床下部のあいだの直接的な結合は、情動の状態に影響を及ぼす。

ゼリンスキーの治療が依拠している原理の一つに、患者が不快な経験や困難にどの程度耐えられるかを確認するというものがある。これはおもに、目と脳を結ぶ神経の配線《ワイヤリング》の様態が関与し、この点では本人にはコントロールできない。しかし本人の気質も部分的に関係し、レンズを用いることで新たな神経経路を使うよう脳を仕向ける努力を、どの程度できるかにもかかっている。ゼリンスキーは、治療を開始した当初は「小さな窓をこじあける」ための処方を、そしてそのあとで本格的な治療を行なうために、脳により大きな負担がかかる処方を提供するという手順をとることが多い。被験者の気質によっては、そのような戦略をとってもほとんど効果がない場合がある。

つけ加えておくと、ドナリーの計画と同様、ゼリンスキーの計画も、特定の症状や問題に焦点を絞るのではなく、長期的で包括的な性質を有する。私のケースで言えば、これは脳の損傷に先立って存在していた弱点の矯正も治療に含まれることを意味する。

ゼリンスキーは、事前に手渡しておいた詳細にわたる私の自己報告と、テストで得られたすべてのデータを見渡しながら、治療方針を固めた。重要なことに、彼女は、私がかなりの程度の不快に耐えられると、また、変わることに対する強い動機を持っていると判断した。それゆえ彼女は、意図的に治療の限界まで私を追い込み、脳の再構成のフェーズを、一連の処方を用いて次々に進めていった。また、ゼリンスキーの処方したメガネによる治療と並行して、それによって得られた新たな認知能力を有効活用するために、ドナリーの課題を継続的に遂行して脳を鍛錬した。

私は複数の課題を同時に実行する能力や計画能力を完全に欠いていたので、ゼリンスキーは、実行機能の問題をまず解決する必要があると感じていたようだ。また、とりわけ視覚と聴覚のあいだの感覚統合に関する重大な問題も解決しなければならないと考えていた。彼女は、私の「良好な側」に対処し、光を私の右側から曲げるようレンズを調節した（つまり、右目に関しては鼻側、左目に関してはこめかみ側に当たるよう光線を曲げた）。そのために、ごくわずかに横方向に傾斜したヨークトプリズム（両目ともに左側の部分が厚い、プリズム曲光度〇・五のレンズ）を使った。前述のとおり、この程度の微調整ですら、網膜のどの部分の細胞が光を処理するかを大きく変えられる。フォロプターとハンドヘルドのレンズを使ったZ－ベルテストを行ない、この調節によってターゲットが正確にとらえられることを確認した。これは、強化の対象にすべき良好な経路を特定できたことを、また、それによって視覚と聴覚の同期がとれたことを意味する。

私はもともと軽い近視で、普通ならそれを矯正するレンズを処方されるはずだが、ゼリンスキーは視力を二〇／二〇に矯正するのではなく、背景視野、すなわち文脈を設定する周辺視野を安定させようとした。

そのために、光が網膜の対応するへりに向かって分散するようにレンズを調節し、網膜による背景処理が強調され、ターゲットがあまり強調されないようにした。私の場合、ホーム・デポでのできごとが示すように、ターゲットに焦点を置くと、周囲の光景を組織する能力が失われることをゼリンスキーは知っていた。だから彼女は、文脈に対してより大きな力点を置き、細部にこだわるより、周囲の「より大きな構図」が見えるようレンズを調節したのだ。

この調節は、視覚的場面の詳細に圧倒され、より大きな対象物（ショッピングセンターの駐車場、棚の商品など）の全体的な意味をまったく把握できなくなるという問題に対処するために加えられた。しかし以下にあげる日記の抜粋からもわかるように、この調節による中心視野の減退のために、私は一時的にフラストレーションを覚えるようになった。

こうして処方した最初のメガネをかけ始めてから数日間、そして影《ゴースト》が出現する前後にかけて、身体と感覚に関してあらゆる種類の極端な変化を経験した。強化の対象にすべき脳の健康な組織を見出した私は今や、身のまわりを探索しまわる幼児のごとく、入ってくる感覚信号を解釈する方法を再学習していく。しかしこの変化はまた、その頃経験していたスラッシング（廊下を歩くときなどに、激しく腕を旋回させ、ダンスをするように前進する）や、境界線、出入り口、階段などの環境の様相を把握する際に生じる低次の混乱の原因にもなっていた。それゆえ何をするにも努力を要したが、私は治療の進展に満足していたし、脳が再構成されるにつれ、それらにうまく対処できるようになっていった。

影の出現の他にも、種々の奇妙な現象が私の身に起こり始めた。ちなみにゼリンスキーの助手の一人は、影の出現をシャルルボネ症候群[*14]の変種によって引き起こされたのではないかと考えていた。私はゼリンスキーの治療を受けていた頃、その経緯について日記に細かく記入していた。以下にフェーズⅠメガネをかけ始めた頃の記録をあげておこう。

二〇〇八年二月八日～二五日

このメガネをかけていると、とりわけ左側のヒアリングスケープが大きく広がるのがとてもよい。けれども、このメガネは地獄の責め苦ももたらす！　ずっとかけたままではいられない。かけると非常に疲れ、始終バランスを失いかける。周囲の大きく変わった世界を把握しようとして、思わず「見えない！」と叫ぶことがよくある（たいていは心の中でそう叫んでいるのだが、フラストレーションに駆られて実際に声に出すこともある）。

私はつねに空腹を抱え、とりわけ糖分と炭水化物を絶えず欲している。何度か一時間ほどメガネをはずしていたが、そのあいだに空腹感は消えた。次第に体重が増え始めたが（週に一キログラムほど）、それ以上にカロリーを摂取しているように感じる。

始終、軽い吐き気を覚え、ひどくはないものの見当識を失いやすい。

私は、二四時間（つまり寝ているときにも）メガネをかけていることにした。というのも、私の夢は視覚的に鮮明なゆえに、メガネをかけていないと、目覚める頃には状態が悪化することがわかったから

＊14　グレース・ユーン博士の示唆による。この症候群では、精神的に健康な人が、純粋な視覚的幻覚を経験する。通常、視力の低下にともなって生じ、年齢とともに昂進《こうしん》する。

だ。夜間にもメガネをかけていると、視覚的な疲労をためずに夢を見ることができ、翌朝には良好な状態で目覚められた〔メガネをかけることで、完全に内的な現象である夢によって引き起こされる身体的、心的な状態を緩和できるという示唆は奇妙に思われるかもしれないが、著者の説明では、非イメージ形成網膜経路の活性化のパターンが、メガネをかけることで変わるためではないかとのこと。いずれにせよ、理論的な理由がどうであれ、主観的、経験的事実としては疑い得ないとのこと〕。

心の奥底では、メガネは多くの点で「正しい」と感じられる。しかし、とりわけ初めの頃は、何が原因かがよくわからないまま、叫びたくなるほど大きなフラストレーションを感じたのも確かだ。すべてがうまくいっているにもかかわらず、何もかもが新しいために、いつものようには周囲の世界を理解できない。

このフラストレーションは、針に糸を通すなどの細かな作業、あるいは特定のレコードアルバムを探すなどといった認知・視覚的作業を実行しようとすると、とりわけ起こりやすい。その際には、たとえばカウンターからものを落とさないよう注意しなければならないし、ドアを通り抜けたり、階段を下ったりすることに難を感じる。

また、ものの中心をとらえたり、順序を把握したり、複数の図形の位置関係を理解したりすることがうまくできなくなるのだが、これらの問題は、これまで八年間経験してきた激しい苦痛をともなう困難とはまったく違う。今では、これらの概念の意味を探し当てて取り込むと、好奇心が満たされて歓喜が爆発するかのように感じられる。私の身体が腕を振り回しダンスをしながら新しい世界を探索する様子を誰かが見たら、頭がおかしくなったと思うに違いないと想像して、笑いがこらえきれなくなったことが何度かあった。

不都合な点には、短期記憶に軽微な問題が生じ始めたことと、名詞を思い出せないケースが出てきたことがあげられる。

良い点としては、環境との結びつきの感覚や賢明さをもたらし、世界をより深く見通せるように感じさせてくれる、子どもの頃（三〜一二歳の頃）の視覚記憶に基づく象徴的な記憶空間の全体がよみがえったことがあげられる。子どもの頃に形成された象徴的な記憶（最初に象徴《シンボル》の形態で形成され、のちに複雑な認知処理のために用いることのできた光景）の多くを、再び利用できるようになったのだ。これらは一般に特定の視覚的場面から構成されるが、本質的に抽象的なものであり、今や再び、表象的な思考の中核的な要素の一つとしてそれらを利用できるようになった。

加えて私は、右肩の背後九メートルくらいの位置に、影のような存在を感じ始めた。

［影《ゴースト》だ！］

私は今、わが家のステレオシステムに使っている電源調整器「クワンタムシンフォニー〔商品名〕」について考えている。この装置の機能を説明するのは簡単ではないが、この装置のスイッチを切ると、音楽は「味気ない」ものと化す。これは、脳メガネによる子どもの頃の象徴的な記憶の回復の、秀逸なアナロジーになる。メガネをかけることで得られるシンボル処理能力の強化がなければ、すべてが味気ないものと化す。いわば日常生活から活気が失われてしまうのだ。

とりわけ私は、音楽を聴いているときに、子どもの頃の記憶と「広大かつ深遠な思考空間」に気づく。こうして、音楽をスピリチュアルで意味あるものにする空間に深く浸れるようになった。

また、右側の空間に、依然として（シンボルを形成し操作する能力が十分に及ばない）あいまいな部分が残っていることに気づいた。メガネをかけていれば事態はやや改善するものの、今や爆発的に活気を帯びた左側の空間に比べるとその度合いは小さい。

最近私は、脳メガネに愛着を覚えるようになった。それは認知に圧倒的な変化をもたらし、二週目には古い自己との情動的な再統合を可能にしてくれた。今では、メガネをはずしたいとは思わなくなった。はずすと数分のうちに、脳震盪症に起因する混乱状態に逆行し始める。

二〇〇八年二月二〇日、一二日間フェーズⅠメガネをかけていただけで、マーカス、ゼリンスキー両博士に次のような内容のメールを送ることができた。

以下にあげるできごとのすべては断続的に起こっています。症状は、休んでいるときには（認知的な負荷を受けていないときや、脳の働きを必要とする身体的な作業を行なっていないときなど）後退し、脳に負荷がかかると次第にひどくなります。

1　体を投げ出すようにして移動する。

2　1と関連して、筋肉はややひきつり（ただし心地よくと言うべきか）、立っていると前かがみになる。（……）歩くというより、推進手段として腕を補助的に用いながらすり足で、あるいはジョギングやダンスをするように移動する。

3　大きく振りかぶりながら腕を投げ出すことで、角を曲がったり、方向を変えたりする。

4　ドアを通り抜けられない、階段を下りるために一歩を踏み出せないなどのケースが増えた。外界の形状／境界線とのあいだに低次の結びつきを有する運動を「開始し」、それらに向かって、もしくはそれらを縫いながら歩くことに困難を覚える。また、右に回ることにしばしば困難を覚え、歩くときにはいつも、ダンスをするように左に旋回し始める。ただしこの現象は、以前に経験していた凍りつきや動作開始の困難とは大きくかけ離れている。かつては骨の髄まで疲弊し、エネルギーを回復するのに何週間もかかることがあったが、現在は、あらゆる体験が新たな興味を喚起することからくる、通常の疲労であるように感じられる。あたかも、遊びで疲れ切って床《とこ》に就く子どものように。

5　自分を普通であるように「見せかける」ことが困難になった。腕を振り回し、ダンスをしながら廊下を歩き、頭や目が小刻みに動く様子を正常に見せかけるのは不可能に近い。それでも私は、少し努力をすれば強引にこれらの動作を抑えられた。しかしひとたび気を緩めると、すぐに私の身体は奇妙な動きを開始し、生後四か月の乳児のように手足をバタバタさせ始める。

6 「省略」（［……］）

7 思ったより仕事がはかどる。

8 苦痛を感じることより、奇矯な振る舞いによって他人に迷惑をかけることのほうが心配になる。実際のところ、そのような振る舞いによって、生き返った自分を祝福しているようなものだ。

9 「省略」（［……］）

10 「省略」（［……］）

11 私の目は、ときに動揺しているかのように動き回る。そして部屋に入ると、内部のあらゆる様子を視覚的に精査しようとする。誰かの話を聞いているときには、周辺の物体を空虚な目で「見つめる」。ただしこの振る舞いには、相手の言うことに注意を傾けること以外の機能はない。

12 興味深いことに、両目で見てもグレゴリーのダルメシアン[*15]を見分けられないのに、右目のみだとそれなりに見え、左目のみならかなりはっきりと見える。

二〇〇八年二月二六日、私は再びゼリンスキーのオフィスを訪ねた。そのとき、脳メガネをかけるようになってから二週間半しか経っていないのに、私の脳はすでに、著しく変わっていた。左右両方にプリズムがはめられたメガネをかけていても、バランスを保ちながら楽に歩けた。フォングレーフェテストでは、視線の照準の習慣的な位置は、今や正常だった。遠くに向けられた視線はまっすぐで、近くに関しては、健常者と同様にやや外側にはずれていた〔したがって習慣的な位置から、近くのものを見ようとする場合には、健常者と同様、複視を避けるために視線をやや内側に向ける必要がある〕。私の可塑的な脳が、魔法の力を発揮し始めたのだ。

ゼリンスキーは、目の中央部に光を当て、〔目の照準に関連する〕AC／A比が高いことを発見したが、目の焦点システムの働きをわずかに変えるためにレンズを交換すると、照準システムの働きが大きく変化した。この事実は、焦点システムと照準システムのあいだに強い結びつきがあることを示す。どうやら私の場合、これら二つのシステムのあいだには、わずかな違いに反応する引き金が存在するらしい。ゼリンスキーはさらに、左目より右目のほうが「眼球回旋〔手元の下側を見たときに眼球が内側にわずかに旋回すること〕」の程度が大きいことを発見した。

フェーズIメガネをかけると、Zーベルテストの結果は大幅に改善し、しかも安定していた。ビジュ

＊15 人間の視覚認知におけるトップダウンの誘導を例証する特殊な絵で、心理学者のリチャード・グレゴリーが用いた。

アル・ローカリゼーション・テストの成績もよく、目を閉じたまま簡単に鉛筆の先をとらえられた。

ゼリンスキーは、フェーズⅡメガネに移行する時期だと判断した。このメガネには、ヨークトプリズムを用いて右から光線を曲げる処方は維持したまま、さらに遠近両用《バイフォーカル》の処方、および遠方の目標に焦点を合わせやすいよう、近視用の処方（視力を二〇／三〇に矯正）がわずかに加えられている。すでにうまくバランスのとれていた背景視野に関しては何の調整もしていない。

フェーズⅡメガネにはいくつかの目的がある。第一に、遠方および近くの対象に焦点を合わせやすくすることで、ものを楽に見ることができる。しかしそれと同時に、近くから遠くへとより柔軟に視線を移せるように、さらには、すでに再組織化が自発的になされつつあったことに鑑みて、背景を人為的に強調せず、自ら周辺視野を組織化できるように導くことも意図されている。彼女の考えでは、背景がより快適になったので、そのもとで楽に視線を移せるはずであった。

私はすぐにフェーズⅡメガネに慣れ、バランスがうまくとれているとつねに感じられるようになった。ただし、フェーズⅠメガネによって得られた荒々しく創造的な左側の空間が失われたことは残念だった。フェーズⅠ、Ⅱメガネをかけ、ドナリーのパズルを解くことで、私は、正常な日常生活が送れるようになるまで急速に回復しつつあった。この変化の過程を通じて、いくつかの際立った症状を経験するようになる。また、失われた認知能力の回復に加え、二人の治療のおかげで、事故以前から抱えていた注意力の問題も矯正されつつあった。

メガネに慣れるまで、私は全身に軽いひきつりを感じ、あらゆる筋肉群が、かわるがわるねじれた。ただしこれには、朝起きて伸びをしているときのような心地よさがあった。筋肉のねじれは、波はあったが一日中続き、認知の負荷のために疲労の度合いが増すにつれ激しくなった。ひざとつま先は内側を向き（右より左のほうがひどかった）、そのために内また歩きになった。物体に焦点を置くことに問題はなかったが、頭は、あらゆる奇妙な様態で、肩のうえを旋回し続けることがよくあった。また、軽い横方向の震えがときに生じた。これらの症状が高じると、廊下の歩行は、異なる一群の筋肉がかわるがわるよじれ、コメディアンがダンスを踊っているかのような様相を呈した。最大の問題は、上下動しながら歩く私のしぐさには意外にも優雅さがあったとはいえ、傍からはそれがまったく奇怪に見えたことだ。それを抑えることはむずかしく、隠すことは不可能だった。

数週間が経過すると、幼い時分から頭のなかで聞いていた、禅のような穏やかな内的対話を、私は経験し始める。

私の右側の「暗い」部分が、（完全にではないが）開き始め、フェーズⅡメガネをかけていると、聴覚と、その部分で思考する能力が強調されるようになる。それにつれて、私の状態はより安定する。フェーズⅠ「左側強調」メガネをかけていたときより、私は論理的に思考し始め、夢見心地なところが減退したのだ。必要なら楽に右に回れるようにもなった。さらには心のなかで、自分の右側の複雑なシンボルを、一覧や一連の場面のように見ることができるようになった。確かに、右側にある複雑なシンボルに注意を集中しすぎると疲れたが、それは通常の疲労と変わらなかった。たとえて言えば、骨折が癒えてギプスをとり、まだ腕に力が十分に入らないといったような感覚であった。

これらや他の症状が見られたにもかかわらず、仕事に悪影響はなく、むしろ生産性は上がった。ときに驚きを感じたが、この変化は「正しい」と直感的に感じていた。以下に、その頃に書いた日記を抜粋しておこう。

三月一四日

音楽に、より知的な細部を聞き分けられるが、あまり感興が湧かない。音の構造を聞き分けられるが、深い意味を汲み取れない。フェーズIメガネをかけていたときに比べ、リズムの相互作用をうまく聞き取れなくなった。フェーズIメガネのリズムのほうが、より情熱的な引きが強かったと思う。

とりわけ朝一番に何かを見ると、すばやく振動する奇妙なぼやけが一瞬出現し、それが消えてもその物体に十分に焦点を合わせられないことがある。この効果は、立体画像を浮き出させようといくら試みてもなかなかうまくいかないのに、いつのまにか自然に見えるようになるのと似ている。

文章を読む方法も変わった。普段の私は、あまり速く文章を読めず（一分間に三五〇語まで）、対応する言葉を頭のなかで聞く傾向にある（ただし読む速さは発話のスピードの二、三倍くらいになるが）。昔、何度か気ままに習った速読術では、目の前に言葉を置き、それによって生成されたイメージを見るという「難関を越える」必要があった。それには習うたびに何日もの練習が必要で、努力なしにそれができるようには結局ならなかった。毎回それができるよう努力しなければならなかったのだ。

ところが今や、内的な音声をともなわずに文章をほぼ自然に速読できることに気づいた。直感的に言えば、これは、それまでは日常生活を通して頭のなかで絶えず交わされ続けていた内的対話が減少したことに関係しているように思われる。

三月一七日〜三一日

最近ずっと、状態は安定していて心地よい。エネルギーに満ちている。今日は、ここ一年のなかでももっとも遅くまで寝ていた。夢にもあまり不快を感じなくなった。

依然としてカロリーの摂取を求め、大量にコカコーラを飲んだり、キャンディーを食べたりしている。しかし先月は体重が三キログラムほど増えたが、今月はその半分ほど減った。脳がカロリーを消費しているのだろうか？

性的感覚も変化しつつある。たいていの男性と同様、私は女性の美しさにごく自然に視覚的に惹かれる。キアンウェイを目にすると、これまでより性的な魅力を感じる。彼女の歩き方、香り、声の質は以前より魅力的に感じられる。というのも、彼女をはっきりと「見る」ことが、そして彼女の女性性を「見分ける」ことができるようになったからである。つまり私は、魅力の核心的な要素の一つたる、男性性／女性性という観点から、彼女や他の女性を、私とは本質的に異なる存在として感じられるようになったのだ。

四月一七日

二週間以上日記をつけなかったのは偶然ではない。内的対話は大きく後退し、それにともなってものごとにあまりこだわらなくなった。このケースでは、こだわりとは日記をつけることを指す。

特に気づいたこととしてあげられるのは、イブプロフェン〔鎮痛剤〕を服用し、ワインを飲んだときのように、すべての筋肉に静穏が感じられるようになったことだ。今では、絶えずあらゆることを思考し、それについて頭のなかで対話したりせずに、人々や外界の光景、あるいは人々が織り成す状況を、ただじっと座ったままリアルタイムで見ていることができる。これまでの人生のなかで、これほど長期にわたり心の平穏を保てたことは一度もなかった。

また、ものごとをあまり警戒しなくなった。たとえば、運転時、赤信号で停止しているときに、必要がないのに左右をチェックしたりしなくなった。今では、穏やかな気分でまっすぐ前を見ている。さらには、頭や目を常時動かさなくても、周辺視野からより多くの情報を得られるようになった。広告看板などの、目を引くが運転には何の関係もない道路脇の事物に気をとられることもなくなった。[*16]

私の記憶は、とりわけ名前を思い出そうとすると、目だって誤作動するようになった。一日に二五回くらい、その種の記憶障害を経験している。

また、意図して道徳的判断を下さなければならなくなった。これまではつねに、内的対話が、正しいことをするよう私を「諭して」くれた。しかしその内的対話が減退した今では、私は道徳的なあり方を選択しなければならなくなった。だが、それも今では特に気にならない。以前より自分自身を信じるようになり、正しいことをして自分を証明する必要を感じなくなったからだ。

四月二六日

依然として禅のような内的対話の滅却を経験している。私は非常に敏感な状態にあり、心を始動する必要が生じると、すぐにそれができる。私の見積もりでは、内的対話の量は、これまでの五分の一ほどに減った。視覚化、沈思黙考、心配、判断、結果の予測などに、四六時中、心の目を使うのは有益だとは言えない。

キアンウェイは数か月間中国へ出かけているので、一人で子どもの面倒を見なければならない。ルーシーもポールもエリンも、車で送り迎えが必要だし、週末には宿題も見てあげなければならない。だがそれでも、ドナリーに渡された一連のむずかしいルール遵守課題を毎晩遂行することができる。それが終わった頃には、私は非常に疲れているが、以前のように認知の崩壊をきたすことはない。認知のスタミナは著しく改善した。

ドナリーの課題で、ルールを見つけてそれに従い、求められていることを実行し、それから次に進むことに非常に長けてきた。少し前までは、問題を解くことを急ぐあまり、繰り返しによって過程に対する深い理解を得る段階を飛ばしていた。今では、新たな情報に対してそれほど強い欲求を感じないので、機械的な作業がそれほど気にならなくなった。つまり、課題の遂行自体に満足を感じるようになったのだ。現在では、つねに新たな刺激によって気を紛らわす必要はない。

社会関係においては、混沌とした問題を無理に「直そうとする」より、大局に気づき（大局を「見て」）、別のことにとり掛かり、他の人たちが落ち着くまで静かに待つことを覚えた。そうすれば、最終的によりよい結果が得られることが多いのだが、それには周囲の人々の変化が必要だ。さらには、

＊16　ゼリンスキーのコメントによれば、この心の平穏は、「闘争か逃走か」（交感）神経系（体を活発に動かしているときに活性化する）の活動の低下の直接的な結果であるとのこと。そしてそれによって、「休息／消化」（副交感）神経系（体を休めているときに活性化する）とのバランスが向上したのである。

行動を選択する自由が増したように感じられ、他人の評価や、未来に対する不安に影響されることが少なくなった。*17

マイナス面には、記憶の障害があげられる。これに関しては、人生のあらゆる細かなできごとの記憶をやみくもによみがえらせることなしに、整然とものごとを思い出すすべをいずれ見出せるだろうと思う。

私の現在の心構えは、「よい意味で、もはや（細部に）こだわらない」と要約できる。あらゆることに注意を払うのは疲れる。だから、そうしないことにした。そのおかげで、四六時中ひどく疲れきっているなどということはなくなった。

二〇〇八年五月一日、ゼリンスキーはフェーズⅢメガネの処方のために、視力テストだけを再度行なった。私は彼女と定期的にメールを交換し合っていたので、彼女は、私が比較的大きな認知の変化を経験しつつあることをすでに知っていた。

彼女が言うには、選択肢は三つある。第一に、背景を再び強調できる。第二に、（プリズムを取り除くことで）光がまっすぐ目に入るよう調節し、右からの光を弱められる。それによって、視覚皮質への新たな経路を切り開くために使っていた松葉杖をはずせる。第三に、今度は左から光が曲がるよう調節できる。それによって「悪い」側に対処しなければならない状況に自分を追い込み、新たな信号経路への適応を促進できる。彼女は第二のオプションを選択した。

ゼリンスキーはそれに加え、読書用に近くの目標を、さらには焦点移動の範囲を拡大するというこれまで行なってきた調整を継続して、遠くの目標をはっきりさせるための遠近両用の処方を、そして最後に左目のみ乱視用の処方を加えた。この処方は中心視力を強化したが、周辺視野をゆがめた。以前検査したときには、私はこのゆがみに耐えられなかった。

こうして私は、いくつかの方法で強引に変化を求められた。特に、プリズムを除去したからには、新たな脳の経路を自分で見出していかねばならなくなった。[*18]

ところが、フェーズⅢメガネが届く一週間前に、フェーズⅡメガネをなくすという災厄が生じた。そのとき私は、重要な発見をした。メガネは日常生活に多大な変化をもたらしたが、どうやらそれをかけていないと、効果が持続しないらしいということがわかったのだ。偶然が重なって、短期間脳メガネを一つも持たない状況に置かれたのだが、私の状態はただちに、そして劇的に退行する。そのときの日記を以下にあげておこう。

＊17　この静けさの選好、混乱の回避は、誰と一緒に空き時間を過ごすかの選択に影響を及ぼし、やがて私の人生に非常に深い変化をもたらした。

＊18　これは、脳の可塑性の研究者マイケル・マーゼニック博士が、「使わなければ失われる」として言及している原理、すなわち「可塑的な脳は自身を再構成する」という原理の一形態である。このケースでは、損傷した経路の影響力は、使われないことですでに弱くなっていたので、たとえまっすぐに光が目に入るよう戻したとしても、私は新たに生成された経路を見出せるはずであった。

二〇〇八年五月六日

きのうの午前一一時に銀行でフェーズⅡメガネをなくしてしまった。おそらく、エリンを連れて車を降りようとしたときに、車の屋根に置きっぱなしにしてしまったらしい。そのせいで、ここ三三時間脳メガネをかけていない。フェーズⅠメガネはもう手元にないし、フェーズⅢメガネは今週末まで届かない。

「魔法のメガネ」の効果の「残響《エコー》」はある程度残ってはいたが、認知の退行は著しい。不確かな未来を心配し、恐れるようになった。かつての日々と同じように、一日が終わる頃には、さらには睡眠中、そして朝目覚めたときにも、ひどく疲れていた。またしても生きていくだけで苦労するようになってしまった。

再び人間ではなくなった気がする。ものごとを「局所的に」しか見られなくなり、包括的で大局的な概観を持てなくなった。世界から切り離され、孤独を感じる。

簡単な作業でさえ（テストの採点、その日の予定の決定、ドナリーの課題の遂行など）、とり掛かるのに困難を覚える。「むずかしすぎる」と感じられるから、やらないで済ませようとする。

聴覚も変わってしまった。自分を包む音の光景が理解できないのだ。

目や心がそわそわ動き回っているかのように、不安で仕方がない。

衰弱のゆえに、他者との衝突を恐れ、争いを避けるようになった。

家に帰れなくなったり、自分がどこにいるのかがよくわからなくなったりする。

五月七日

「魔法のメガネ」をなくしたことによる悪影響を受け続けている。文章を読む能力はもとの状態に戻り、再び頭のなかで言葉を聞きながら読むようになった。そのため読むスピードは落ち、読解力も低下した。読書は楽しくなくなり、苦行になった。筆跡はくずれ、文章を書くのにも、多大な努力が必要になった。脳、肩、手など身体全体をひきつらせて、急いで、そして強引に文字を書き下そうとしているかのようだ。次に何をすべきかを考えて疲れ、……他のことを考えずに、たった今行なっている作業を続けることに困難を感じ、……壁に手を伸ばしてバランスをとらねばならず、……不安を静めるのに苦労し、……苦痛がともなう気がして、課題を遂行する気にならず、……頻繁に頭痛を感じ、……陰惨な夢を見がちで、……不安のために目覚めてそれ以上眠れなくなり、……。たとえばベビーシッターに預けているエリン、中国にいるキアンウェイ、ポールの数学、ルーシーの友達、ネルのスケジュール、ピーターのすることのすべてなど、家族のことが、必要以上に心配になる。

五月九日

中途半端に終わる不安な夢を頻繁に見るようになり、私の夢は再び非生産的なものと化してしまった。夢を現実生活に結びつける東西南北の基軸が失われてしまったのだ。

私の障害と回復が本質的に心身相関的なもので、メガネを失った今も、脳の損傷に起因するもとの症状を単に心身相関的に再生しているのだという、ありそうもない可能性を、私は科学者として一概に否定できない。しかし、三日のうちにもとの症状が着実に戻ってきたこと、さらには経験の本質として、いかなるものにせよ心理的な色彩がいっさい見られないことを考え合わせると、この可能性はほぼ考えられない。私の夢は、心身相関的な影響を受けているのか？　自分自身では生み出しようのない、視覚に起因する発作を経験している。ならば、網膜から入ってくる光による刺激が伝達される経路の変更がなされず、そのために視覚信号が健全な経路を経由しなくなり、脳の機能不全が再発したと考えるほうが妥当であろう。

このことはまた、回復が偶然に得られた、あるいは（事故から八年が経過した）今になって、いかなる助力もなしに状況が自然に好転したという見方を否定する。

もとの症状がすべて再発したことに加え、一日をただ無事に過ごすことすら非常に困難になったという過酷な認識が私の心を覆い始めた。今やごく単純な課題を遂行するだけでひどく疲れる。起きてから一時間が経過する頃には、「今日はもうこれ以上は無理だ」とすでに感じている。

五月九日午後

脳メガネをなくしてから五二時間が経った今、ようやくフェーズⅢメガネが手元に届き、それをかけることができた。すると一〇分も経たないうちに状況が好転し始め、一時間後にはほぼ正常な状態に戻った。かくも短期間に、私の視野はまったく別のものに変化したのだ！

大きな安堵《あんど》を感じる。

全身に平穏を感じる。これは薬剤の投与によって得られるたぐいの感覚ではなく、「深く心地よい静かな平常性」といったタイプのものだ。心は静まり、穏やかな幸福を感じる。そして、これからの人生が楽しみに感じられる。

午前まではひどい気分だったが、今や体中にエネルギーが満ちあふれ、ひたすら直進するロケットになったかのような気がする。

ゼリンスキーのオフィスから家に戻ると、ピアノの前に座り、夢中でビートルズの曲を（暗譜で）弾いた。音楽的な思考においても、あきらかに秩序が回復した。また、心の静寂を強く感じ、音楽による歓喜の表現を、今やよりはっきりと聞き分けられる。

フェーズⅢメガネは、フェーズⅡメガネ同様、視覚世界の右側を強調するが、魔法の世界の境界線はあまりはっきりしない。フェーズⅠメガネは左側の部分が、また、フェーズⅡメガネは右側がはっきりしていた。フェーズⅢメガネも右側がはっきりしてはいるのだが、空間の境界をはっきりと感じることはないし、それを示すこともできない。また、この空間は上方から下方へと拡大し、（認知の）広大な垂直帯域を構成している。

さらに言えば、フェーズⅢメガネは、両目間のバランスがとれておらず、非常に不安定で、慣れるのが困難に感じられる。ゼリンスキーの説明によれば、それには、私の脳に特定の変化をもたらすことが意図されており、今や私の脳は、その変化を受け入れる準備が整ったとのことだ。フェーズⅢメガネは必ずやその効果を発揮すると、私は信じているが、自分にも努力が求められることに変わりはない。

私は大学教授として、メガネをなくした際に起こった現象について考えてみると、めったにない観察機会が得られるはずだと思い、しばらくメガネをかけないで過ごし、かくして認知機能が退行するあいだに起こる変化を、毎日注意深く測定し評価したらどうかと、ゼリンスキーとマーカスに提案した。要するに、『アルジャーノンに花束を』的な状況を一時的にわざと作り出して症例研究をしようと考えたのだ（『アルジャーノンに花束を』はダニエル・キースのSF小説。知的障害を持つ青年が脳手術を受けて一時的に天才的な能力を獲得するが、手術の問題のために再び知的障害者に戻る）。それを聞いた二人は、そのような危険をあえて冒そうとするのは頭が混乱しているからではないかと思ったのか、ひどく仰天していた。二人は第一に、患者を治療する臨床医であり、科学者としてはいかに大きな興味を覚えたとしても、調査研究に対する関心に基づいて患者にその種の危険を冒させることは、彼女ら自身の職業倫理が許さなかった。非常に貴重な研究データが得られる点に鑑みて、私は二人にデータを記録する機会を提供することに一方的に決めて（つまり自分の責任でメガネを一時的にはずすことにして）、この件を押し通そうと一時は考えたが、結局二人の意思には逆らえず、また親としての責任も考慮して、自分の脳を実験材料にすることはしなかった。だが、そうしたかったのは事実だ！[*19]

フェーズⅢメガネに慣れるのには、非常に難儀した。たぶん、プリズムを取り除いたからだと思う。新しいメガネは不安定な状態をもたらし、それによってパーソナリティーが変化するのを感じた。以下にその当時の日記をあげておく。

二〇〇八年五月二二日

最近、夢見心地になることが多い。人々の話に耳を傾けるのが困難に感じられる。ぼんやりしているのではなく、話の内容より、話し手のアイデンティティ、外観、声の調子など、別の側面に注意が向いてしまうのだ。

芝刈り機や冷蔵庫、あるいはコンピューターのファンなどの装置がたてる音がやたらに気になる。……ヒアリングスケープは、左右どちらの側も魔法の輝きを失った……。

二人の気難しい人物と、軽いトラブルを起こした。いずれのケースでも、明らかに私は正しく、理性的に振る舞っていた。けれども、フェーズⅡメガネをかけていた頃に比べ、自分が「公正さ」により強く執着し、相手に応戦しようと構えていることに気づいた。フェーズⅡメガネをかけていれば、より冷静に対応し、公正さを欠いた発言にも応戦しようとは考えず、相手の言うことに辛抱強く耳を傾けていただろう。トラブルはただちに友好的な解決を見たが、私は、そもそもそれが起こったことに、そしてそれにわずらわされたことに失望した。

再び筆跡がくずれ始めた。きちんと書こうと努力すれば、フェーズⅡメガネをかけていたときと同様に書けるのだが、自然にそうすることはできない。筆記体ですばやく書こうとすると、再び個々の文字が抜け落ちるようになった。急いで書こうとして、筋肉が普通に動かないのだ。

しかし仕事ははかどり始め、今週はずいぶんたくさんの作業をこなせた。仕事の順番を決められる

*19 それから何年かが経過した現在、順応によって私の脳は再配線され、脳メガネにはそれほど依存しなくなった。

ようになり、すぐにとりかかれない作業はあとまわしにしても、それを気にせずに済ませられるようになった。意図と選択に対する強い感覚が戻ってきたのだ。

五月二九日

ピアノで調性を判断し、一二の異なる調によって暗譜で簡単な曲を演奏する能力が自然に著しく向上した。また、旋律、対位旋律、和音をとり上げる際、音相互間の関係を「見る」ことが、はるかに容易にできるようになった。さらには、各調性の視覚パターンを容易にとらえ、音をより正確にそれに結びつけられるようになった。

フェーズⅢメガネをかけているとよく見えるので、夜間車を運転するときにもかけることが多くなった。フェーズⅢメガネは、あたかも両目のおのおのが違う様態で世界を見ているかのように感じられ、「バランスが悪い」と最初から思っていた。近くから遠くへと、あるいはその逆に焦点を変えるたびに、見ている対象が両目のあいだで一致するタイミングが遅れた。

なくしたフェーズⅡメガネの代わりが五月二七日に届き、それをかけてみるとフェーズⅢメガネより不快感が小さかったので、年度末で忙しかった私は、そちらをかけるようにした。ただし夜間車を運転するときだけは、フェーズⅢメガネをかけた。ゼリンスキーに事情を説明すると、フェーズⅢメガネの処方は正しいとの、またそれに慣れるまでは、二つのメガネを適宜かけかえても構わないとの回答が得られた。

私には仕事が山ほどあり、スケジュールは差し迫っていた。

二〇〇八年の六月後半から一年以上にわたり、私は一日のうち二、三時間だけフェーズⅢメガネをかけ、残りの時間はフェーズⅡメガネをかけていた。それから二〇〇九年八月に、北カリフォルニアの田園地帯にある母の所有地で休暇をとり、仕事の負担が減っていたときに、フェーズⅡメガネをしまって、毎日長時間にわたり、無理にでもフェーズⅢメガネをかけることにした。

二〇〇九年八月二六日

ここ一か月間ずっと、フェーズⅢメガネの「バランスの悪さ」を感じてきた。かけ続けるには努力が必要だが、徐々に慣れてきた。数日前に再度フェーズⅡメガネをかけたとき、責任ある大人からティーンエイジャーに退行するかのような気分になった。より完全な回復を得るためには苦痛に耐えねばならないのは確かだが、もはや退行は望んでいない。成長すべきときがきたのだ！

カリフォルニアでその月を過ごしたあと、私は数か月にわたり、フェーズⅢメガネを常時かけていた。メガネそれ自体と、それを通して見る外界の様子に慣れることは一度もなかったが、それによって私の心にもたらされた影響には満足した。認知の状態は、さらに改善したのだから。

あとでゼリンスキーから聞いた説明によれば、バランスの悪さの感覚は、両目の焦点が、それぞれ異なる度合いで絞られていたから生じたとのことだった。つまり、一方の目が他方の目に比べてわずかに大きく対象を拡大していたため、遠近の焦点を移動させるたびに、私の脳は意図的に両目間のバランスをとらなければならなかったのだ。

二〇〇九年一〇月一五日、一五か月間フェーズⅢメガネをかけたあと、私はマインドアイ・コネクションを訪れ、フェーズⅣメガネに移行するためのテストを受けた。

午前一〇一五分から一一時まで、マーサの手で予備面談と検査を受けた。その際私は、日記に書いておいた経緯を報告し、次のようにコメントした。「よい面では、満足や平穏を感じるようになり、警戒心も薄れました。選択肢は増え、わが家は以前より、きれいに片付くようになりました」。

「よくも悪くもとれることとして、次の二つの奇妙なできごとがあげられます。一つは、人の話を聞くときの質が変わったことです。誰かがその人自身のことについて私に話すとき、ストーリー（つまりドラマ）や背景にはあまり興味がわかず、話す様子や、話し手の人となりを示唆する質的な側面により大きな注意を向けるようになったのです。話し手が語るストーリーとの一体化を余儀なくされるなどということはもはやありません」。

「この事実は、他者への思いやりが減退したという意味では、短所になるでしょう。思いやりを持って接するという方針を選択することは可能でも、強いられはしないという意味では、長所になります。つまり選択肢が増えたのです。ストーリーよりも、その人自身や、その人が今何を経験しているかに注意を払うことは、よりよい形態の思いやりであると言えるかもしれません」。

マーサは、私の話を注意深く聞き、ノートに書き留めていた。私はさらに続ける。「第二に、仕事を完成させるよう駆り立てる、それ自体は正当な圧力に、あまり押し流されることがなくなりました。仕事をしばらく棚上げしても以前より気にならなくなり、結果が悪くても、それはそれで仕方がないと考えられるようになったのです」。

マーサは同じ話を他の患者から聞いたことがあるらしく、「それは、こんな感じですか？ 今日はわが家にみんながやって来る。家のなかの片付けは済んでいるけど、玄関はまだ掃除していない。すべてが片付いているわけではないが、そんなことは気にせず、来客を歓待することにした」と訊く。

「そうです！ まさにそのとおりです」と私は答える。

それから私は、彼女のたとえを次のように拡張訂正した。「実際には、次のように言うべきかもしれません。最初にみんながやって来たときには、玄関の掃除ができていませんでした。これは、よいこととはとても言えません。けれども私の頭は、あまりあれこれと些細なことを心配しなくなりました。また、毎日時間とエネルギーを少しずつ余すようになったので、何日かかけて家を整頓した状態に保てるようにもなりました。このように、ここ数か月間、細かいことを気にしなくなったばかりか、来客があっても、家はつねにきちんと整頓されています。あらゆる目標を達成することは不可能ですが、最終的にはそれでうまくいっているようです」。

マーサは引き続き、私の話を書き留めていた。このノートは、治療のためのデータとしてゼリンスキーと、彼女の同僚のリサ・コワー博士に手渡された。今後の方針を決定する前に、私の経験を詳細に書き留めてもらえるとは、何と嬉しいことか！

次にマーサは、パデュラ視覚正中線偏位テスト、H追跡テスト、ビジュアル・ローカリゼーション・テストなどを実施する。

午前一一時から正午まで、私はマーサのノートを注意深く読んだコワー博士に会い、フォロプター、片目用オクルーダー、視力検査表などを使った、独自の包括的なテストを受ける。彼女の検査の焦点は、もっぱら両眼視と固視ずれにあった。彼女は、さまざまなレンズを使ってテストし、その結果をメモに書いてゼリンスキーに手渡す。

正午から一二時四五分まで、私はゼリンスキーの検査室に行って診断を受ける。

マーサが行なったテストの結果と、彼女がとったノートを見たゼリンスキーは、「満足や平穏を感じる」という私の表現に言及しながら、「よくなっているようですね。あなたの脳は変わりました。うまく順応しつつあります」とコメントする。それから、「でも、Ｚ－ベルテストやフォングレーフェ斜位テストでは、最適な結果が得られなくなっています」とつけ加える。

ゼリンスキーは、コワー博士のノートを参照し、彼女が推奨するレンズを使ってＺ－ベルテストを行なう。そしてその結果を見て、「コワー博士の推薦するこのレンズはピッタリです」と述べる。

しかし、それでも彼女は満足していないらしく、別のレンズを使ってＺ－ベルテストと固視ずれテストを繰り返す。それから彼女は、さらなる変化を引き起こすために私にどれだけのストレスを与えられるかについて、他の患者の診断を差し挟みながら一時間ほどかけてコワー博士と相談する。私にとって楽な処方を選択することもできたが、そうすると私の可塑的な脳が、望ましい方向に十全に発達する機会を失う可能性があった。

コワー博士は、ハンドヘルド機器を用いて私を再テストした。ハンドヘルド機器はフォロプターより扱いにくいが、私の場合にはその使用は必須である。なぜならそれは、フォロプターのように、周辺視野からの信号や、網膜からの非視覚的な信号の一部を遮断し、テストの対象から除外することがないからである。コワー博士による再テストは、一時四五分から二時一五分まで三〇分がかかった。

次にあげるコワー博士と私の会話は、最終的な処方を決定する際に、いかなる条件が考慮されたかをよく示す。この会話は降霊会を思わせるかもしれないが、実際には、私がこれまで発達させてきた、非視覚的な網膜の処理に対する極端な鋭敏さを示すものであり（太極拳で「エネルギーを循環させる」実践を何年も行なってきたことによって強化されたのかもしれない）、さらには、患者から必要な情報を引き出すことに長けたコワー博士の長年の実践経験を反映するものでもある。

彼女はハンドヘルド版の推奨レンズをいくつか集め、それを使ってZ－ベルテストを実施する。その結果を見て彼女は、「おやまあ！　そうだと思っていました！」と勝ち誇ったように言う。ハンドヘルドレンズでは、左右両側ともすんなりとはベルにさわれなかった。彼女はわずかな調整を加えてから、「これでどう？」と訊く。

私　聴覚／シンボル空間は、右側が斜め上方に傾いています。そして、左側より右側のほうがはっきりしています。でも、それで問題はありません。

コワー博士　（笑いながら）視野が偏っていたら、よくはないですよね（……）

コワー博士は、ここで別の処方を試し、「これでどう？」と訊く。

私　斜めの偏りが少し減って、水平に近くなりました。

コワー博士　（さらに調整を加えてから）今度はどう？

私　左側はすべてが開けてきましたが、右側の認知空間は少し狭くなって、前と同じように思考することができなくなりました。

コワー博士　斜めはどうですか？　まだ上方に傾いていますか？

私　いいえ。どうやら水平になったようです。とても楽に感じます。

コワー博士はもうＺ－ベルテストを行ない、その結果をチェックする。何度テストを行なっても、私はすぐにベルの中心をとらえられる。しかしそれでも彼女は、左側のレンズを、わずかに異なるものに取り替え、「これでどうですか？」と尋ねる。

私　ＯＫですが、少し違和感があります。

コワー博士　どんなふうに？

私　言葉では説明しにくいのですが、少し不安を感じるというか、安定感がないというか。

このような調子で、会話はさらに三〇分ほど続く。

コワー博士は、さまざまなレンズを用いてのZ－ベルテストの結果に加え、遠く、あるいは近くに焦点を絞ったときの反応の遅れ、固視ずれの変化などを測定することで、会話によって得られたものと同じ情報を得られたはずだ。だが、私の鋭敏さのゆえに、対話による自己報告のほうが、より効率的だった。

私たちが話し合った「象徴的な作業空間」という概念を理解するために、次のような実験をしてみよう。目を閉じて、目の前で靴ひもを蝶結びにするところを想像し、その様子を声に出して言い表す（これによって、視覚化に加え言語化の負荷があなたの脳にかかる）。その際、順を追って細部にわたり結び方を思い浮かべなければならない。この作業を、一メートル先の左上方、三〇センチメートル先の右中段などといった具合に、八箇所で繰り返す。どの箇所でも同様にはっきりと作業をイメージできただろうか？　あなたの象徴的視野のどの部分も、同様に心地よく感じられただろうか？　私たちのほとんどは、周囲の空間に関して、より好ましい作業域や、ときにはまったく「死んだ」領域を持っている。

コワー博士とゼリンスキー博士は、コワー博士が最後に行なったテストについて話し合った。彼らが最終的に処方したレンズによって、私の視覚「作業空間」は、左のこめかみの外側に端を発する垂線上から、右のこめかみの外側に端を発する垂線上にかけてほぼ一八〇度の範囲で広がり、その内部のあらゆる領域が等しく明瞭になった。ただし、依然として右側上方、左側下方に向けてわずかに傾いていた。コワー博士の言葉を借りると、私の視野はまだ「若干偏って」いたのである。ゼリンスキーもコワーも、この偏りに不満を抱いていたようだが、広い視野を与えてくれる処方は他になかったので、それで行くことに決めた。重要な指摘をすると、ゼリンスキーは、目標と背景のバランスをとる視覚のあり方を変えたかったらしく、よりよく空間に対処できるよう強制的に導くために、とりわけ（乱視のあった）左目の処方に関して明瞭度をやや下げるなど、微調整を何点か行なっている。ちなみに、中心視野の明瞭度の低下によって、フェーズⅣメガネをかけることでのちに私が経験するようになった、「心的なあいまいさ」が引き起こされたのではないかと考えられる。

このフェーズⅣメガネによって生み出される作業空間は、フェーズⅡメガネほどではないとしても、依然として視覚空間の右側を明確に強調するフェーズⅢメガネのそれとは大きく異なる。新しい処方によって、左側の創造的な象徴空間を再び十分に利用できるようになったのはとても嬉しい。

二〇〇九年一〇月二二日

今日、フェーズⅣメガネを手にした。すぐに慣れ、フェーズⅢメガネをかけたときのような困難は感じなかった。

二〇一一年二月五日

これまで一六か月かけてきたが、フェーズⅣメガネはつねに実用的であり続けてきた。現実世界から遊離した平穏というのではなく、まさに現実世界に確たる地歩を占めているという感覚に基づく平穏を感じる。ただ、ぼやけた鈍さの感覚を多少覚える。

二〇一一年六月三日

フェーズⅣメガネは、いつでも心地よく感じられるが、二〇か月が経過するうちに、自分がだんだん年をとっていくかのごとく、思考が徐々に「ぼやけていく」ように感じられるのに気づいた。たとえて言えば、八月の猛暑の日の午後五時に、汚れた窓ガラス越しに外を眺めているような感じだ。また、右側の空間が特に「あいまい」であることに、さらには、そこから入力される聴覚刺激が、矮《わい》小化《しょう》され不明瞭であることに気づいた。加えて、着手した仕事を必ずやり遂げる「仕事師」の感覚を失った。

二〇一一年六月二〇日、私はフェーズＶメガネの処方のためにゼリンスキーのオフィスを訪ねた。全般的な状況は悪くなかったが、私は、とりわけ右側の視野に関して「心的なあいまいさ」を感じることについて不平を言った。その空間ではうまく「思考」できず、右正面およそ四五度の領域で内的シンボルをうまく形成できないのだ。依然として、その領域が強調されているにもかかわらず。ほとんどのテストで、ほぼ正常の結果が得られた。興味深いことに、右目はもはや、視力の向上のために強めの処方を必要としていなかった。

予想どおり、ゼリンスキーは、右目の処方の強度を下げ、左目のそれを上げるなどして、両目の焦点のバランスを変えた。すると心的あいまいさは、ただちに消失し、右側の空間はより明瞭かつ具体的になった。この結果は興味深い。というのも、右側の視野はより不明瞭になったのに、心的表象に関しては右側がよりはっきり見えるようになったからだ。おそらくは、対象がとらえられる文脈が、よりはっきりと強調されるようになったからだと思われる。

およそ一年後の二〇一二年六月九日、フェーズⅥメガネの処方のために検査を行なった。フェーズⅤメガネに対する私の第一の不満は、右側の思考空間が、明瞭ではあれ「生き生きとしていない」ことであった。フェーズⅤメガネは、学問上の難題を解いたとき、もっと一般的には、熱狂的な体験をしたとき、あるいは世の中のできごとにユーモアや新しさを発見したときに感じたいと思っている、生き生きとした悦びを与えてくれないのだ。ずいぶんと神秘的に聞こえるかもしれないが、この頃までには、私は自分の認知空間について熟知するようになっていた。

ゼリンスキーは、「今後の目標を教えてくれませんか?」と訊く。

それに対して私は、「仕事ははかどっています。心は落ち着いています。以前のようにあいまいさを感じることはなくなりました。それでも、右のこめかみに端を発する垂線より前方およそ六〇度の扇状領域には、それより前方および左側の領域と比べて活発さが感じられません」と返答する。

するとゼリンスキーは、「その扇状領域には、みなぎる活気や創造性がかけているように感じますか? 複雑な課題を遂行しているときに、特にそれを感じますか?」と尋ねる。

「そうです」と私は答える。彼女は、私が感じていることをうまく代弁してくれた。

それからゼリンスキーは、フォロプターを用いた、一連の視覚の標準テストを実施した。そしてその結果を参考にして、Z－ベルテストの結果に基づいてすでに決めていた処方の微調整を行なった。Z－ベルテストでは、左上方の高音のベルのみに焦点を置いていた。彼女はどうすべきか、何が問題かをよく心得ており、一応右上方もチェックしたが、彼女の予想どおりそこに問題はなく、それ以上その領域には関心を示さなかった。[*20]

次に彼女は、少しずつ処方を変えながら何回かビジュアル・ローカリゼーション・テスト（「まず鉛筆の消しゴム側の先端を見てください。それから目を閉じて手を伸ばし、消しゴムにさわってください」）を行ない、最終的な判断を下した。

それによってゼリンスキーは、下部が厚い小さなヨークトプリズムをレンズに組み込み、さらにいくつかの修正を施すことで、右側に対する気づきを十分に改善できた。この処方はまた、身体を若干後方に傾かせ、姿勢をより楽にした（身体の角度は、中枢神経系に影響を及ぼす）。

一週間後、オフィスから持ち帰ったフェーズⅥメガネをかけると、フェーズⅤメガネでは失われていた生気がよみがえってきた。この調整が最後になり、私は現在でもこのメガネをかけている。

ドナリー・マーカスとデボラ・ゼリンスキーの治療は、これで完了した。私は今では、バランスと明晰な論理思考を取り戻し、明瞭な心的イメージを形成でき、あらゆる思考にみなぎる活気を感じるようになった。そう、私は自分が正常だと感じられるようになったのだ。

マインドアイ・コネクションでの私の経験は、例外的なものではない。デボラ・ゼリンスキー博士は、患者の健康につねに深い関心を寄せている。彼女は、自分が集めたデータ、つねに記録している症例ノー

＊20　ゼリンスキーの治療を何年も受けているうちに、彼女の立てた複雑な予想がテストによって確証されるというパターンがよくあることに気づいた。

ト、実践を通じて洗練の度合いが増していく技術によって、生産性の高い、より満ち足りた人生を送れるよう多くの人々を導けると信じている。彼女は休むことなく働き続けている。なぜなら彼女は、人々の治療に情熱を抱き、ニューロオプトメトリック・リハビリテーションの持つ巨大な可能性を信じているからだ。彼女の治療を切望する人々に対する、臨床医としての活動が多忙なため、研究者としての活動にあまり時間をとれない状況にあるが、ドナリー・マーカス博士同様、デボラ・ゼリンスキー博士も、脳の可塑性という概念に基づく臨床研究の最先端をひた走るヒーローの一人であることに間違いはない。

エピローグ

ウォバッシュ通り

これを書いている現在、小さな残滓《ざんし》を除けば脳震盪症の症状は見られない。苦痛や吐き気を感じずに、複雑な問題に集中できる。長時間働き続けることも、それなりの効率で複数の作業を同時にこなすこともできる。また、祈りも瞑想も再び実践できるようになった。バランスの問題は無視できるほどになり、方向感覚は戻り、難なく意思決定を下せる。さらには、もとからあった注意力の問題にも治療の一環として対処したので、生活のさまざまな側面で、事故以前に比べてさえ改善が見られる。今では自分の選択をはっきりと見ることができるため、私の住居、生活、人間関係も、少なからず秩序を回復した。

回復に至る過程を振り返ると、ある冬の日、デポール大学で夜の講義を終えたあとで起こったできごとを思い出す。

講義を終えた私は、ルイスセンターの一一階の教室で、壁を見つめながら一時間ほどじっと座っていた。それから苦労してドアを通り抜け、壁に寄りかかりながらなんとかエレベーターの前まで歩いて行く。しかしエレベーターに乗れば、確実に私は歩けなくなるだろう。悪くすれば、立つことさえできなくなるかもしれない。警備員とのトラブルは避けたい。だから私は階段を下りることにする。何度か這うような速度になったり、その場に釘付けになったりしながら、手すりにしがみついて壁ぎわを一段ずつゆっくりと下りていく。

およそ四〇分後、ようやくジャクソン通りに出て、次の通りに面する私のオフィスに向かう。バランスをとるために建物の外壁にしがみつきながら、ゆっくりと前進する。

ウォバッシュ通りには、シカゴのエルトレインの高架軌道が通っており、通りを渡って研究室に戻るにはその下をくぐらねばならない。高架上には線路が数本走り、南のバン・ビューレン方向からの列車は角を曲がってやって来る。そのために、いつ列車が通過するかを、必ずしも前もって正確に知ることができない。また、ちょうど一ブロック北にあるアダムズ駅に停車していた列車が発車し、ジャクソン交差点の上を通過し南に向かうこともある。

軌道は鉄柱の上に敷設されているため（高架の真下にいれば、軌道の合間から空を見上げられる）、通過する列車の立てる音はすさまじい。列車が角を曲がりながらやって来るときには、かん高いきしみを発することもある。突然そのような状況に置かれると、ラモンのディスクブレーキの音を聞いたときのように、私は両耳をふさぎ、身をよじらねばならない。頭を抱えて地面に突っ伏すこともある。歩道を歩いている限り、きまりの悪さを感じるだけで済むが、その日は、予測を誤って列車がきしみを立てながらやって来たとき、私は高架の真下、ウォバッシュ通りのど真ん中にいた。塩分を含んだ濡れた歩道に突っ伏し、胎児の格好をして耳を覆いながら道路上で丸くなったとき、頭が爆発するかのように感じた。

それから列車が頭上を通過した。私の心と体は、今やスローモーションを見ているかのごとくゆっくりとしか機能しない。起き上がる前に信号が変わり、エルトレインの支柱を避けながら私の両側を車が流れ始める。暗闇のなか、私の頭のすぐそばでクラクションの音が鳴り響く。ヘッドライトの光で目がくらむ。そのたびに、濾過されていない生《なま》の感覚情報が私の脳を襲い、認知は崩壊する。ジャクソン通りから南に曲がる車も、角を曲がって入ってくる。私の姿が突然視界に入って仰天したドライバーは、たまらずクラクションを鳴らす。

追い詰められた主人公が悪戦苦闘する、ハリウッド映画の一シーンのようだが、これはほんとうの話だ。同様なできごとはそれ以前にも起こったことがある。それでも私は、やがて車の流れは途絶え、向こう側に渡れるだろうと思っていた。信号機につかまって体を支えながら、こんな遅い時間に知人が見ていないことを願い、そして大きく変わってしまった日常生活に戻っていった。

私の影《ゴースト》は、かくも混沌とした生活のなかで、そして思いやりというより大きな謎に包まれて、わずかな可能性によって私につながれつつ、どこか遠くに潜みながら奇跡が起こるのを待っていたのだ。

＊

本書をドナリー・マーカス博士と、デボラ・ゼリンスキー博士に捧げる。私を窮地から救ってくれたことに感謝の言葉を述べたい。

謝辞

本書を世に問うにあたり重要な役割を果たした、次の人々に感謝の言葉を述べたい。回復の記録のすべてを丹念に検証してくれたドナリー・マーカスとデボラ・ゼリンスキー。私のよき友人で作家のパメラ・ジャニス。ノートの集積を一冊の本に変えた彼女は、当初から本書の支持者であり、その完成の媒介者であった。プロジェクトが始まった頃、寛大にも多くの時間を割いてくれたレスリー・ブリード。この業界で最高の代理人として知られるハワード・ユーンは、寛大さと思いやりをもって接してくれた。この大きなプロジェクトの幾多の側面を、卓越した編集技術と大いなる忍耐を持って切り盛りし、私たちに多大な恩恵を与えてくれたメラニー・トルトロリ。私の娘のネル・エリオット。彼女のひらめきと技術は、彼女が行なった六〇〇〇箇所もの修正とデザイン構成の提案に見て取れる。科学者並みの論理と正確さで文章全体を丹念に整理してくれた編集者マイケル・バーク。すべての図版類を担当したジョージア・ボドナー。カンマの打ち方にさえ悪戦苦闘する大学教授の私を忍耐強く見守ってくれたバイキング社のその他の関係者たち。学部長のヘルムート・エップ、デイヴィッド・ミラー、同僚のゲイリー・アンドラス、アダム・スティール、グレッグ・ブルースターら、私を支援してくれた、デポール大学の寛大なる皆様全員にとりわけ感謝したい。

訳者あとがき

本書は *The Ghost in My Brain*（Viking, 2015）の全訳である。原タイトル中の「The Ghost」とは、冒頭の「著者のノート」で説明されているように、一方ではデカルトの二元論を批判する哲学者ギルバート・ライルの言葉「機械の中の幽霊（The Ghost in the Machine）」を意識してつけられているが（「ホロン」の概念で知られるハンガリー出身の作家・哲学者アーサー・ケストラーに同名の著書があるが、これもライルへの言及である）、本書の全体的な流れからすれば「真の自己、すなわち事故の瞬間に流浪を強いられるようになった〈私〉に対する感覚」というもう一つの意味のほうがはるかに強い。したがって本文中では、「the Ghost」を「幽霊」と訳すのは不適切だと判断し「影」とした（英語の「ghost」は日本語の「幽霊」より意味範囲が広い）。

著者クラーク・エリオットは、人工知能を研究するデポール大学教授である。一九九九年に運転していた車が追突され、以後脳震盪《のうしんとう》症を抱えるようになった。本書は、それに起因する苦難と、脳の神経可塑性を利用する治療によってその状況から回復する過程を描く。ある意味で本書は一種の闘病記であると言えないこともないが、一般によく見かけるエモーショナルな側面が強調される闘病記とは異なる。そもそも脳震盪症は外傷性の脳損傷に起因する障害であり、アルツハイマー、パーキンソン、ハンチントンなどの進行性の神経変性疾患ではなく、ゆえに生命に対する直接的な危険はない（ただし、てんかんなどと同様、本書のさまざまなエピソードにあるように、雪原のなか、あるいは道路を横断中に体がどうにも動かなくなるなど、間接的な危険が及ぶことは十分にあり得る）。第1部、第2部では脳震盪症によって生じた認知の劣化の様態が、そして第3部、第4部ではその状態からの回復の様子が、微に入り細を穿《うが》って克明に描かれ、さらにいずれの部においても人工知能および認知の専門家としての独自の分析が加えられる。

それに関して重要なポイントを指摘しておかねばならない。それは、著者クラーク・エリオットがもともと一般の人々とは異なる特異な能力を備えていることである。まずあげられるのは、一一歳のときにカリフォルニア大学バークレー校に行き、数学と物理学の講義を聴いていた（もちろん正式に入学していたわけではない）というエピソードからもわかるように、彼のIQが非常に高いことで、このIQの高さを背景とする認知、論理思考能力の独自性、特異性は、彼において普通は不可能な次のような離れ業を可能にしている。「一方では、通常は一瞬のうちに生じるがゆえに互いに区別し得ない個々の処理ステップが観察可能になるほど、私の認知のスピードは遅くなる。他方では、これらの処理ステップの記録は、強力な知性のもと、フルスピードで行なわれる。かくして私は、恐ろしく複雑な人間の認知の働きを、生《なま》かつスローモーションで観察し、それと同時に計算システムに関する十全な知識を身につけた熟練観察者として通常のスピードで記録するという、普通は得られない機会を得ることができた」（本書一四二―一四三ページ）。

もう一つあげられるのは、著者の思考が極端に視覚依存的なことで、その程度は「音を見ている」などの表現からもわかるように共感覚に近いレベルに達する（ただし「共感覚」という用語は数回言及されているものの、自分が共感覚者であると明示的には述べられていない）。これに関連して指摘しておくと、著者は「see」

という動詞を多用している。これは、単に「わかる」「理解する」という派生的な意味だけではなく、まさしく「視覚的に見る」という文字通りの意味を持ち、むしろこちらの側面が強調される（「see」の出現箇所の多くは、原文ではイタリック体で強調されている）。よって「see」は、一般的に考えれば派生的な意味の「わかる」「理解する」のほうがフィットするケースも含め、一律に「見る」と訳した。訳者自身は、思考における視覚依存度はきわめて低く著者とは対極の位置を占めるので（したがって言葉だけで何らかの視覚的メカニズムについて説明されるとすぐにわからなくなる）、本書の記述には非常に興味深いものがあった。いずれにせよ著者の持つこれらのような特異な才能は、『脳はすごい』を単なる闘病体験記に終わらせず、健常者を含めた人間の認知の様態を、本書に賛辞を寄せているノーマン・ドイジ（彼については後述する）の表現を借りれば、マルセル・プルースト流の精緻さで克明に描き出すことを可能にしているのである。

とはいえこのような著者の特異性には、裏を返せば「この著者の言っていることは本当なの？」という印象を読者に与えるマイナス面もある。一例をあげよう。著者はＡＩの研究者らしく、独立した複数のデーモン（コンピューターサイエンスでは、「デーモン」とは、バックグラウンドで動作する自立的なプロセスを意味する）が、意識などの心の資源を求めて競い合う場として脳や心をとらえているが、たいていの読者は自分の認知の様態を著者のレベルの緻密さで観察する能力を持たないはずなので、このような説明は「なぜなぜ物語」のように聞こえるかもしれない。

しかし現代の脳科学や認知心理学の知見を動員すれば、著者が無根拠な言辞を弄《ろう》しているわけではないことはたちどころにわかるはずだ。訳者は先般ロバート・クルツバン著『だれもが偽善者になる本当の理由』（柏書房、二〇一四年）という心のモジュール理論を敷衍《ふえん》する本を訳した。ここでその詳細を述べることはできないが、この本の「モジュール」と記述されている箇所を「デーモン」と置き換えれば、すんなりと本書（『脳はすごい』）の主張を理解できるはずだ。クルツバンは専門の神経科学者ではないので、もう一冊拙訳のなかから神経科学者の著書をあげておこう。それはスタニスラス・ドゥアンヌ著『意識と脳』（紀伊國屋書店、二〇一五年）である。この本は意識が生じるときには脳でいかなる現象が生じているかを解明する書であり、本書の著者クラーク・エリオットの抱えていた問題が、認知機能の壊乱という意識（および無意識）の様態に関わる障害であることからしても、『意識と脳』が本書を理解する上で格好の参考書になることがわかるはずだ。ここではモジュール性に言及する箇所を一つだけ引用しておく。

（……）モジュール性が有用なのは、知識のドメインのそれぞれに対して、皮質に独自の調整が求められるからだ。たとえば空間認識のための神経回路は、風景を認識したり、過去のできごとを記憶したりする神経回路とは異なる機能を実行しなければならない。しかし意思決定は、複数の知識の源泉に基づいてなされるケースが多々ある。水を求めてただ一頭でサバンナをさまようゾウを想像してみよう。このゾウの生存は、近くに水場を見つけられるか否かにかかっている。目の届かない遠方の場所に移動するという決定は、心の空間マップなどの利用可能な情報を効率的に活用する能力や、目印や経路を見分ける視覚的な認識能力、あるいは過去に水場の発見に成功したときのことや、失敗したときのことを思い出す能力に依拠して下されねばならない。（……）かくして意識は、現状が要求する必要性に見合ったすべての知識の源を柔軟に活用するための手段として、太古の昔に進化したのかもしれない（『意識と脳』二三六ページ）。

この記述からも、エリオットは、視覚皮質にダメージを負ったために「知識のドメインのそれぞれに対して、皮質の独自の調整」をすることができなくなり、「心の空間マップなどの利用可能な情報を効率的に活用する能力」や「視覚的な認識能力」、さらには過去の経験を「思い出し」それらの一切合財を統合する能力を失ってしまったのだということがよくわかる。たとえば、クリストファー・ノーラン監督の映画『メメント』を観たとき、主人公の時間的な経験が解体されるのを見て、それが自分の経験をみごとにとらえていることに魅了されつつも、まさにそれゆえに気分が悪くなり正視に耐えなかったというエピソードは、この『意識と脳』の記述にあるような時間的、空間的な認知統合力が失なわれたこと（『脳はすごい』では見当識や方向感覚の喪失と記されている）を典型的に表している。

さて本書の最大のテーマは、著者が陥ったこのような苦況に対して、神経可塑性を有効活用する治療が非常にうまく作用し、完全にとは言えないまでも、ほぼ事故前の状態まで認知機能を回復できたという点にある。ところで、著者の抱えていた障害は脳震盪症という外傷性の障害であり、よって進行性のものではなく、前述したとおりそれによって直接生命が危険にさらされるわけではない。しかし神経可塑性に基づく治療は、完全に逆転できるか否かは別として、進行性の神経変性疾患にも有効であることが最近になって判明しつつある。ここで関連図書として、神経変性疾患の治癒もしくは改善に関する種々の例をあげ、その理論的な基盤を解説する格好の類書を紹介しておこう。それは本書にも賛辞を寄せている精神科医ノーマン・ドイジの新刊 *The Brain's Way of Healing*（Viking, 2015）である（なおこの本はいずれ邦訳が出るはずである。また前著も『脳は奇跡を起こす』（竹迫仁子訳、講談社インターナショナル、二〇〇八年）として邦訳されているが、訳者は未読なのでコメントは控える）。この新刊では、パーキンソン病やアルツハイマー病などの神経変性疾患を持つ患者に対して神経可塑性に基づく治療を適用し、成果をあげた例がいくつか紹介されている。一例をあげると、本書にもある、動作を開始することができなくなるという症状はパーキンソン病などにも見られ、その原因や、改善の実例をドイジの著書で知ることができる。『脳はすごい』を読んで神経可塑性を有効活用する治療に興味を持った読者は、ドイジの邦訳が刊行された暁にはぜひとも参照されたい。

訳者あとがきをここまで読んで、『脳はすごい』は、邦題が示すところとは違って実は難解な本なのではないかという印象を持たれた読者がいるかもしれないので、最後にひとことつけ加えておこう。一部にややむずかしい表現が見られるのは確かだが、著者の体験があまりにも突拍子もないものなので、文字通り読んでおもしろい本であることにも間違いはない。訳者は最初にこの本を読んだとき、著者および著者と同様な障害を持つ人に失礼であるとは思いつつも、笑いをこらえきれなくなった箇所がかなりあった。著者自身も、「ネガティブな側面を取り上げるのであれば、ユーモアをもって語れるような側面にも言及すべきであろう。ときに私の症状は、はなはだ滑稽な状況をもたらし、一種の体を張ったジョークを演出することがある」と第2部一七七ページで述べている。

＊

最後に、バケーション期間中にもかかわらず、いくつかの質問に答えていただいた著者クラーク・エリオット氏にお礼の言葉を述べたい。また、担当編集者渡辺和貴氏にも感謝の言葉を述べる。

高橋 洋

二〇一五年八月

索引

添付資料

ドットパズル

以下の２つのパズルについて、指定の３つの図形をすべて探し出してください。すべてのドットを用いなければなりません。

ドットのなかから二次元図形を探すパズル

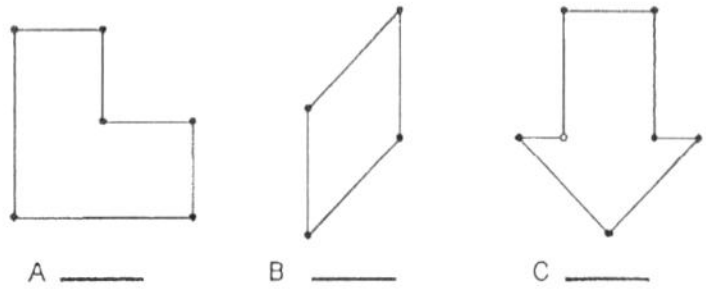

カギ

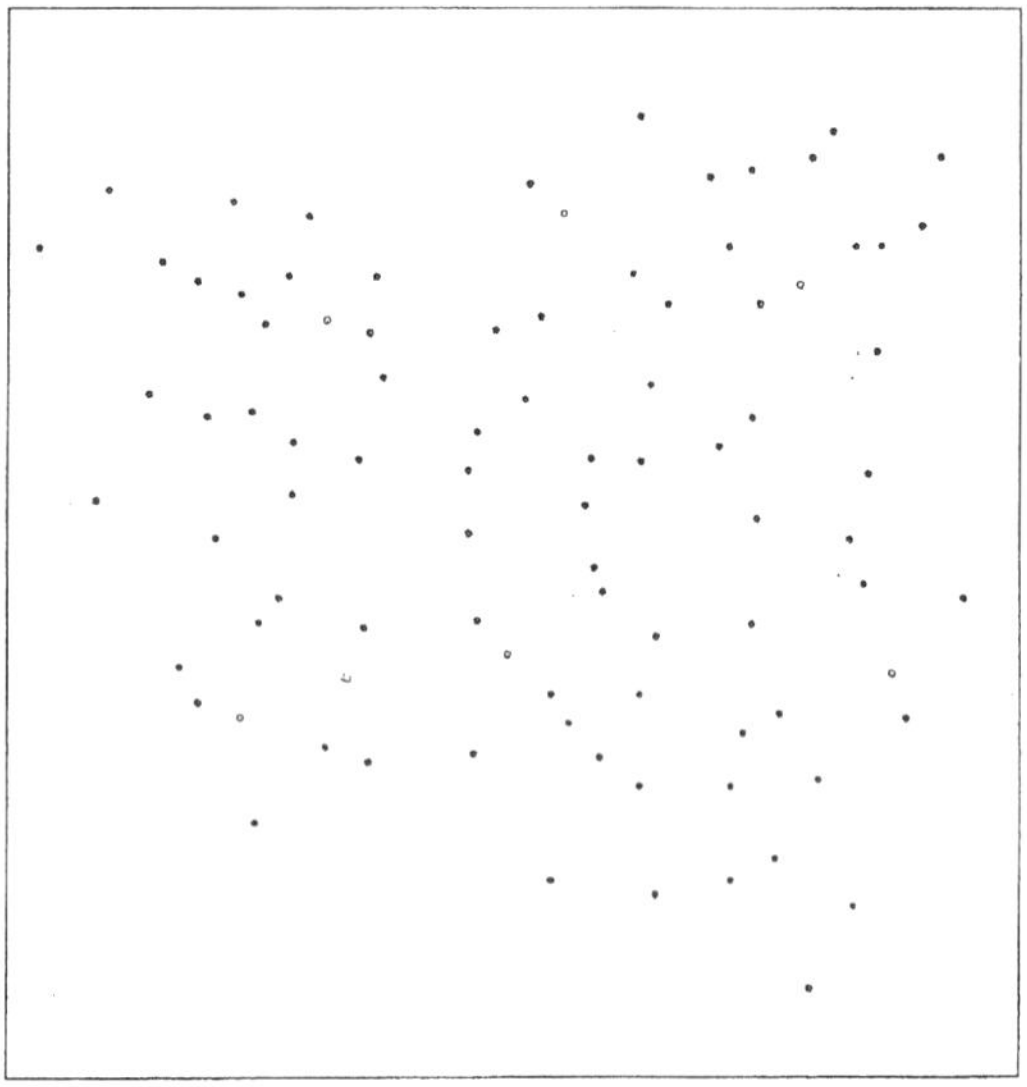

パズル

ドットのなかから三次元図形を探すパズル

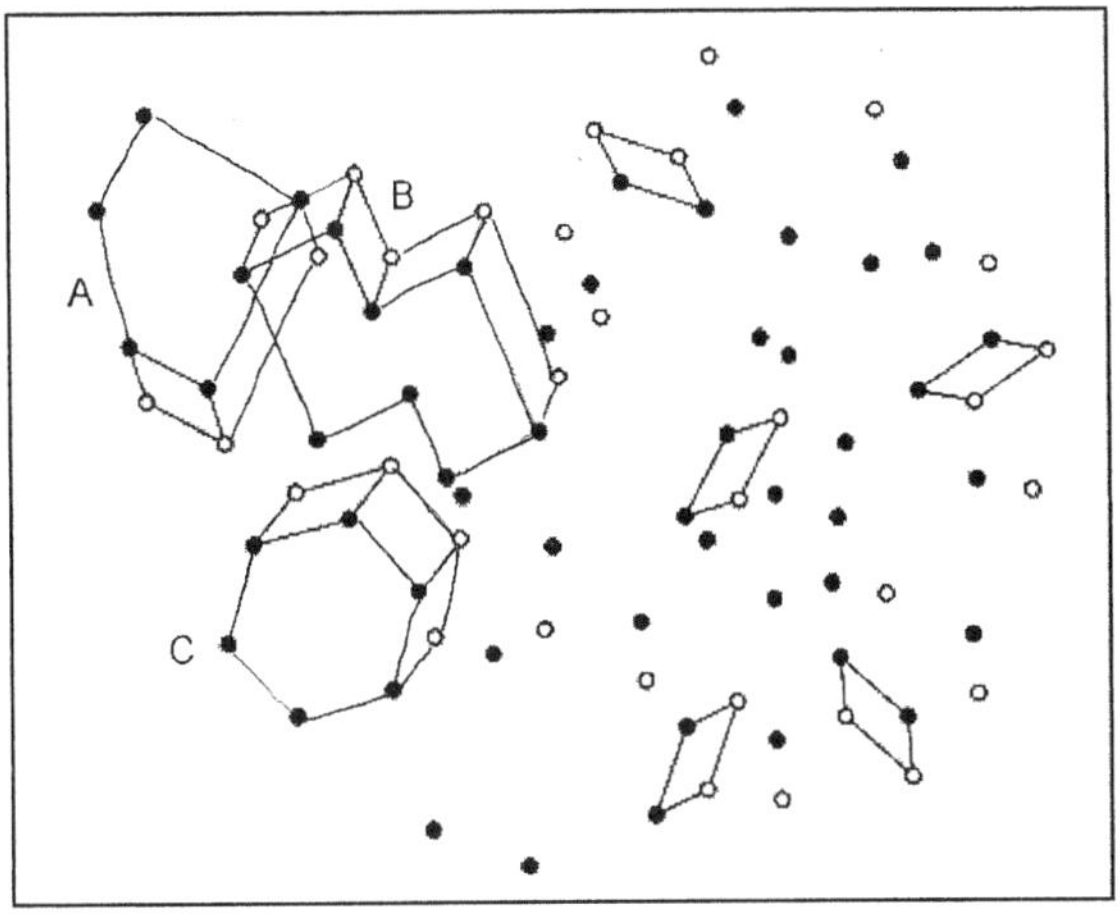

カギ

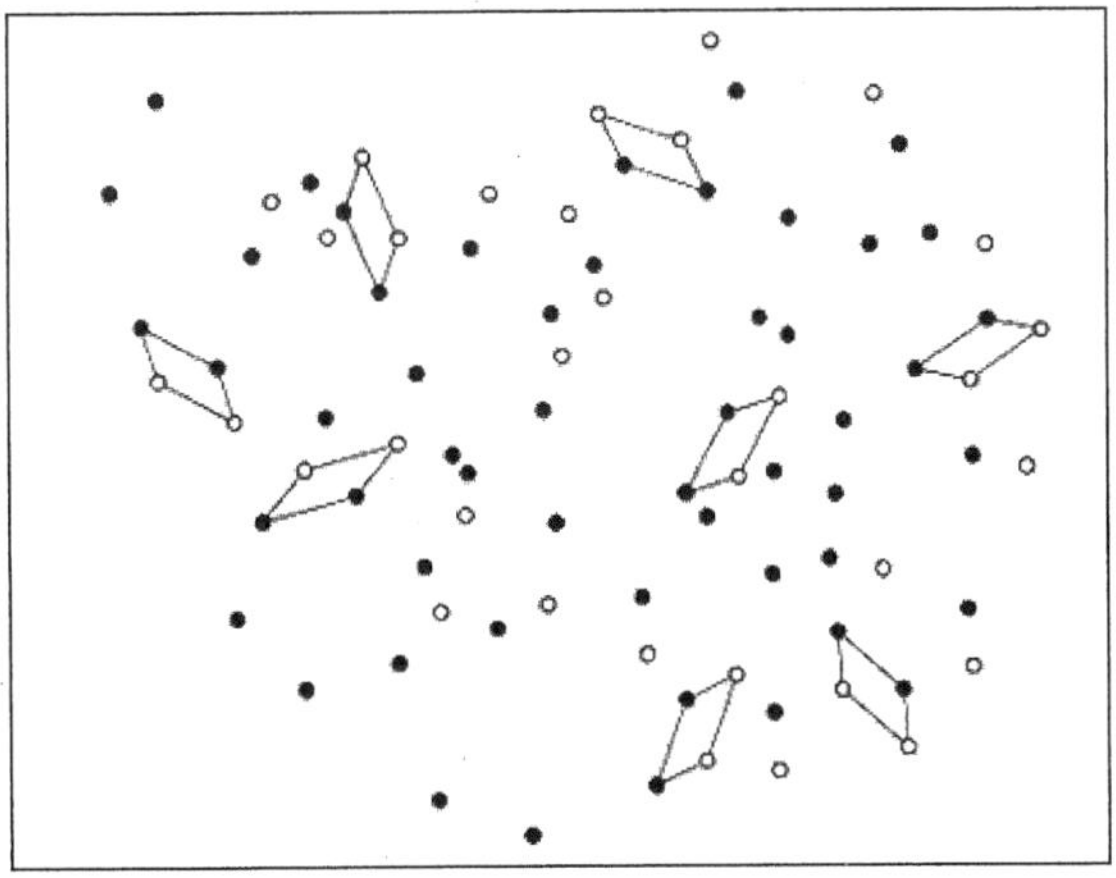

パズル

脳はすごい　ある人工知能研究者の脳損傷体験記

2015年10月 2 日　第1刷印刷
2015年10月16日　第1刷発行

著者　　クラーク・エリオット
訳者　　高橋 洋

発行者　清水一人
発行所　青土社
東京都千代田区神田神保町 1-29　市瀬ビル　〒101-0051
電話　03-3291-9831（編集）　03-3294-7829（営業）
振替　00190-7-192955

印刷所　ディグ（本文）
方英社（カバー・表紙・扉）
製本所　小泉製本

装幀　　岡 孝治

ISBN978-4-7917-6885-1　Printed in Japan